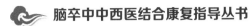
脑卒中中西医结合康复指导丛书

丛书主编◎夏文广

脑卒中吞咽障碍
中西医结合康复指导

主编◎夏文广　马 艳

NAOCUZHONG
TUNYAN ZHANGAI
ZHONGXIYI
JIEHE KANGFU ZHIDAO

U0232747

长江出版传媒
Changjiang Publishing & Media

湖北科学技术出版社
HUBEI SCIENCE & TECHNOLOGY PRESS

图书在版编目(CIP)数据

脑卒中吞咽障碍中西医结合康复指导 / 夏文广，马艳主编.—武汉：湖北科学技术出版社，2021.7

(脑卒中中西医结合康复指导丛书 / 夏文广主编)

ISBN 978-7-5706-1326-7

Ⅰ.①脑… Ⅱ.①夏… ②马… Ⅲ.①脑血管疾病－吞咽障碍－中西医结合－康复 Ⅳ.①R743.309

中国版本图书馆 CIP 数据核字(2021)第 049481 号

策划编辑：冯友仁

责任编辑：陈中慧　李　青　　　　　　　　　　　　封面设计：喻　杨

出版发行：湖北科学技术出版社　　　　　　　　电话：027－87679447

地　　址：武汉市雄楚大街 268 号　　　　　　　邮编：430070

　　　　　（湖北出版文化城 B 座 13—14 层）

网　　址：http：//www.hbstp.com.cn

印　　刷：武汉市首壹印务有限公司　　　　　　邮编：430013

| 700×1000 | 1/16 | 17 印张 | 310 千字 |

2021 年 7 月第 1 版　　　　　　　　　　　　　2021 年 7 月第 1 次印刷

定价：58.00 元

脑卒中中西医结合康复指导丛书

丛书编委会

丛书主编 夏文广（湖北省中西医结合医院）

丛书编委（以姓氏笔画为序）

马　艳（武汉市中西医结合医院）

乐　琳（郑州大学第五附属医院）

华　强（湖北中医药大学附属新华医院）

李　哲（郑州大学第五附属医院）

李　婧（湖北中医药大学附属新华医院）

宋振华（中南大学湘雅医学院附属海口医院）

张文娟（武汉市中心医院）

张　伟（湖北中医药大学附属新华医院）

张阳普（湖北中医药大学附属新华医院）

张凌杰（湖北省中西医结合医院）

张　璇（湖北省中西医结合医院）

林夏妃（中南大学湘雅医学院附属海口医院）

郑婵娟（湖北省中西医结合医院）

龚　瑜（湖北省中西医结合医院）

韩　冻（湖北省中西医结合医院）

魏　全（四川大学华西医院）

《脑卒中吞咽障碍中西医结合康复指导》

编 委 会

主　编　夏文广（湖北省中西医结合医院）

　　　　马　艳（武汉市中西医结合医院）

副主编　李　婧（湖北中医药大学附属新华医院）

　　　　龚　瑜（湖北省中西医结合医院）

编　　委（以姓氏笔画为序）

　　　　王小云（武汉市中西医结合医院）

　　　　孙　瑞（武汉市中西医结合医院）

　　　　严　卉（湖北省中西医结合医院）

　　　　李艳芳（武汉市中西医结合医院）

　　　　吴　晶（湖北省中西医结合康复临床医学研究中心）

　　　　罗蛟龙（湖北中医药大学附属新华医院）

　　　　周　芳（武汉市中西医结合医院）

　　　　徐志鹏（武汉市中西医结合医院）

　　　　徐　婷（湖北中医药大学附属新华医院）

　　　　曹瀚元（湖北省中西医结合康复临床医学研究中心）

　　　　崔晓阳（湖北省中西医结合康复临床医学研究中心）

　　　　章志超（武汉市中西医结合医院）

　　　　彭　景（湖北中医药大学附属新华医院）

序　言

脑卒中具有高发病率、高死亡率、高致残率、高复发率及高经济负担的特点。《中国卒中报告（2019）》指出我国整体脑卒中终生发病风险为 39.9%，位居全球首位。随着医疗技术水平的发展，危重症脑卒中患者的救治率显著提高，但仍有 70%～80% 的患者遗留不同程度的功能障碍，给患者家庭及社会带来沉重的负担，且随着人口老龄化加速，这种趋势将不断加深。虽然现代康复治疗技术发展日新月异，但仍不能满足临床医疗的需求，脑卒中后各种功能障碍仍是神经康复研究的难点和热点。如何优化康复评估及治疗方案，针对脑卒中后运动、吞咽、言语及认知等功能障碍，给予早期、规范及全程的康复干预，提高患者的日常生活能力和生存质量，是我们医者孜孜不倦的追求。

中医学治疗脑卒中有几千年的历史，从《内经》到《伤寒论》，从唐宋以前的"外风"、金元明时期的"内风"争鸣，到清代以后的"内外风"并重，无数医家经过大量的临床实践和钻研，对脑卒中病因病机认识不断深入，治疗方法、方药也日渐丰富。因此，采用现代康复理念和新技术治疗脑卒中的同时，我们也应深入挖掘中医药历史宝库，不断传承和创新中医康复技术，加快中西医融合，建设有中国特色的中西医结合脑卒中康复体系，最大限度地减轻患者的功能障碍，有助于全民健康。

基于以上目的，湖北省中西医结合医院康复医学中心学术带头人夏文广教授积极组织编写了"脑卒中中西医结合康复指导丛书"，本套丛书共包括 4 个分册：《脑卒中运动障碍中西医结合康复指导》《脑卒中吞咽障碍中西医结合康复指导》《脑卒中言语障碍中西医结合康复指导》及《脑卒中认知障碍中西医结合康复指导》。参编者均为长期奋战在中西医结合康复医学领域一线的专家，他们将自己多年的临床实践经验一一呈现给大家，对脑卒中中西医结合康复治疗策略及脑卒中的全程康复管理进行了深入探讨，并详细阐述中西医结合康复研究的最新进展和未来发展的方向，内容深入浅出，既有理论深度，又有极强的可操作性，力求完美展示具有我国特色的脑卒中康复路径，并对脑卒中后不同功能障碍的康复进行规范和指导。

本系列丛书以不同的功能障碍为切入点，内容翔实、可靠，配有丰富的图片，有助于中西医结合康复技术在全国推广和应用，有助于推进和完善脑卒中三级康复医疗体系建立，响应国家"健康中国2030"规划纲要，实现"人人享有健康，人人享有康复"。在浩如烟海的书籍中推荐这套丛书给康复医学科、神经内科、神经外科、针灸科、推拿科的医生、护士、治疗师及其他基层医务工作者学习、参考，虽然它在写作风格上不太一致，有些地方表述不尽完善，存在小的瑕疵，但总的说来，该系列丛书能够快速提升脑卒中中西医结合康复诊治能力和水平，拓宽康复视野。

中国工程院院士

天津中医药大学名誉校长

2021 年 3 月

前　言

随着近年来脑卒中发病率的增高、患者的年轻化，以及急性期救治水平的大幅提升，脑卒中后吞咽障碍的人群在不断增多，对于吞咽障碍的康复需求也不断增大。相较于脑卒中后运动功能康复的诸多理论与治疗技术，吞咽障碍康复的发展显得略有滞后。吞咽功能是维持生命活动最基础的功能之一，而吞咽障碍所带来的营养不良、脱水、吸入性肺炎、窒息等问题已成为脑卒中患者群体严重的健康问题。积极有效的康复治疗是解决这一问题的根本。如何发挥中西医结合康复治疗在吞咽障碍康复中的重要作用，提高吞咽障碍康复的疗效，减少相关并发症的发生概率，进而提高患者的生活质量，是脑卒中后系统康复治疗中必不可少的一环。

为推动脑卒中后吞咽障碍康复相关理论知识的普及，推广相关康复治疗技术的实施，本书从解剖知识入手，深入浅出地阐述脑卒中后吞咽障碍的病理机制，以患者为中心，以实用性为前提，以近 10 年的临床治疗经验为基础，力争为战斗在一线的康复医师与康复治疗师整理并总结出吞咽障碍康复治疗的多种有效手段。帮助他们应对工作中常见的问题、难题。本书共分为 9 章，系统地介绍了脑卒中后吞咽障碍康复诊疗过程中的基础理论、功能评定方法、临床康复治疗技术、并发症的处理，以及专科护理中常见的问题。既有现代康复治疗理论与技术，也包括了中医传统疗法在脑卒中后吞咽障碍康复中的应用。

参与本书编写工作的作者均有着较为丰富的吞咽障碍康复经验，长期从事吞咽障碍康复工作，在编写过程中，力图以病例为切入点，在阐明理论知识的基础上分享有益的实践经验。本书在编写过程中得到了湖北科学技术出版社和各位作者所在单位的大力支持，在此表示衷心的感谢。由于时间仓促，参编的作者较多，写作风格无法做到完全统一，书中介绍的内容不能反映国内外脑卒中吞咽障碍康复方面的所有进展，恳请读者批评指正！

编者

2021 年 1 月

目 录

第一章　吞咽功能的解剖与生理

第一节　吞咽功能的解剖学基础

吞咽活动是口腔、咽、喉部和食管的肌肉和神经共同参与的一个复杂的协调运动过程，在不同的吞咽时期参与的肌肉和神经的作用各不相同，口腔主要参与咀嚼食物、分泌唾液、运送食物。在咽喉部吞咽动作逐渐启动，经过一系列的软腭上抬、喉闭锁、环咽肌松弛等过程，食团进入食管，通过食管的蠕动进入胃部，完成吞咽过程。如果下颌、双唇、舌、软腭、咽喉、食管等器官组织的结构和（或）功能受损，不能安全有效完成吞咽动作就会造成吞咽障碍。

一、口腔

口腔为吞咽功能相关器官的起始部分，由唇，上、下颌，舌，口底，颊，硬腭，软腭，腭垂，腭舌弓等组成，具有咀嚼食物、辅助发音、感受味觉和初步消化食物等功能，口腔的这些构成部分与相邻组织借助肌肉、黏膜形成袋或侧沟，这些沟对吞咽功能而言很重要，当颜面部出现瘫痪时，食物容易滞留在侧沟中。

1. 骨　口腔由上、下颌骨和腭骨组成。前壁及外侧壁由上、下颌骨的牙槽突及牙齿围成。其中下颌骨与颞骨下颌窝组成颞下颌关节，当此关节受累时，张口受限，影响正常进食和咀嚼功能。

2. 肌肉　与吞咽相关的肌肉有咀嚼肌（颞肌、咬肌、颊肌、翼内肌、翼外肌）、口轮匝肌、腭肌、舌肌等，食团在口腔内咀嚼时，首先需要口轮匝肌的关闭与颊肌的张力，以使舌肌运动并推动食物至腭咽弓，颊肌收缩可防止食团在齿龈颊槽沟内滞留。当口腔的肌肉功能受到影响，就必然影响到吞咽功能。比如口轮匝肌和环形肌保持口腔的开闭的功能受阻，就会影响食团的咀嚼和推进。位于腭舌弓的腭舌肌收缩时可将硬腭往前、下拉，使软腭下降与舌根密切接触，可阻挡正在咀嚼的食物掉进咽。腭咽肌肉群收缩时可将硬腭往上拉、往回缩，腭舌肌收缩接近腭和舌后部，可有效关闭口腔后部。

3. 舌　舌是以骨骼肌为基础，表面覆以黏膜构成。舌具有感觉、协助咀嚼、吞咽食物和辅助发音等功能。舌黏膜表面有许多称为舌乳头的小突起，内含味蕾，司味觉；舌下面正中两侧的舌阜有下颌下腺管和舌下腺管的共同开口分泌唾液，有助于食团的咀嚼。舌肌可分为舌内肌和舌外肌两类。舌内肌群包括上纵肌、下纵肌、横肌和垂直肌等不同方向的肌纤维束，且互相交错，收缩时可改变舌的形状。舌外肌群是指起于舌外、止于舌的肌肉，包括颏舌肌、舌骨舌肌、茎突舌肌、腭舌肌等，且与相关的颈部肌共同组成舌外肌群。如：①颏舌肌，两侧颏舌肌同时收缩，使舌伸出，该肌一侧收缩，舌伸出时舌尖偏向对侧。②舌骨舌肌，收缩时牵舌向后下外侧。③茎突舌肌，牵舌向后上方。④腭舌肌，形成前腭弓，上抬舌。

4. 腺体 口腔的腺体主要由唾液腺（腮腺、下颌下腺、舌下腺）组成，另外还有许多小腺体分布在舌、唇、脸颊及口腔顶部的黏膜中。吞咽活动的准备期，食团的咀嚼需要食物与唾液的混合，唾液的润滑和食团的稀释有利于吞咽，脑干内上、下泌涎核的副交感神经纤维调控唾液腺的分泌。

二、咽

咽为前后略扁、上宽下窄的肌性管道，是消化和呼吸的共同通道。与吞咽、呼吸、发声密切相关。可分为鼻咽、口咽和喉咽三部分，与吞咽关系密切的是口咽和喉咽两个部分。

1. 鼻咽 位于鼻腔的后方，向前借鼻后孔与鼻腔相通。在其侧壁上各有一咽鼓管咽口，空气可经此口进入中耳的鼓室。该口的后上方有一半环形的隆起，称咽鼓管圆枕，在圆枕的后方有一深窝，称咽隐窝。

2. 口咽 位于口腔的后方，相当于第3～第4颈椎高度，腭帆与会厌之间，向前借咽峡与口腔相通。在其侧壁上，腭舌弓和腭咽弓之间的凹陷，称扁桃体窝，窝内容纳腭扁桃体。位于舌根与会厌之间的黏膜，形成3条矢状位的皱襞，分别是舌会厌正中襞和两侧的舌会厌外侧襞。三襞之间的凹陷称会厌谷。在正常吞咽时，食物与水可滞留于此。

3. 喉咽 位于喉的后方，会厌软骨上缘与环状软骨下缘之间，相当于第4～第6颈椎高度，向前借喉口与喉腔相通。喉口与咽侧壁有一凹陷，称梨状隐窝，在此窝底可见一横向的黏膜皱襞，称喉神经襞，是喉上神经的内侧支自外上向内下入喉的途径，临床可用此处做神经阻滞麻醉。

三、喉

喉位于颈前正中线，相当于第3～第6颈椎高度，是以软骨为支架，并由关节、韧带、纤维膜、肌群以及黏膜构成。喉的上界为会厌软骨上缘，相当于第3颈椎体上缘水平，下界为环状软骨下缘。会厌软骨是会厌的基础，借舌骨会厌韧带与舌骨连接，会厌软骨基部由韧带与甲状切迹连接；会厌与舌根之间形成的楔形间隙为会厌谷。

1. 喉软骨　喉软骨构成喉的支架，主要有9块。包括成对的杓状软骨、小角软骨和楔状软骨，不成对的甲状软骨、环状软骨和会厌软骨。其中，杓状软骨在吞咽时对于防止误吸具有重要作用。杓状软骨口外侧角呈钝圆突出，称肌突，有环杓侧肌、环杓后肌以及杓斜肌、杓横肌、甲杓肌的外侧部等附着；其前角向前尖锐突出，称声带突，有声韧带和声带肌附着。杓状软骨尖弯向后内，顶端有小角软骨相接。

2. 喉关节　主要有环甲关节和环杓关节。①环甲关节由甲状软骨下角内侧面的关节面与环状软骨相连接处外侧的关节面构成，是车轴关节，能够产生旋转运动。环甲肌收缩时，环状软骨的前部拉向上方与甲状软骨靠近，环状软骨的后部则带动杓状软骨一起向下移动，从而使声带张力增加，配合声门闭合。②环杓关节由环状软骨板上部的关节面与杓状软骨底部的关节面构成，是鞍形关节，能够进行摇摆运动和轻微的滑动运动。关节外展时，杓状软骨的运动使声突向外上方翻转；内收时，使声突向内下方翻转，开闭声门。

3. 喉肌　喉部的肌肉分为喉外肌和喉内肌。喉外肌按其功能分为升喉肌群及降喉肌群，前者有甲状舌骨肌、下颌舌骨肌、二腹肌、茎突舌骨肌；后者有胸骨甲状肌、胸骨舌骨肌、肩胛舌骨肌、中咽缩肌及下咽缩肌。

（1）环杓后肌：起自环状软骨板背面的浅凹，止于杓状软骨肌突的后面。该肌收缩时使杓状软骨向外、稍向上，使声带外展，声门变大。

（2）环杓侧肌和杓肌：杓肌由横行和斜行的肌纤维组成（也有称"杓横肌"和"杓斜肌"）。环杓侧肌起于同侧环状软骨弓上缘，止于杓状软骨肌突的前面。杓肌附着在两侧杓状骨上。环杓侧肌和杓肌收缩使声带内收声门闭合。

（3）环甲肌：起于环状软骨弓前外侧，止于甲状软骨下缘，收缩时以环甲关节为支点，甲状软骨下缘和环状软骨弓之间距离缩短，使甲状软骨前缘和杓状软骨之间的距离增加，将甲杓肌拉紧，使声带紧张度增加。

（4）甲杓肌：起于甲状软骨中央背侧的前连合，内侧部止于杓状软骨声带突，外侧部止于杓状软骨肌突。收缩时使声带松弛，同时兼有声带内收、关闭声门的功能。

（5）杓会厌肌及甲状会厌肌：会厌游离缘两侧杓会厌皱襞及杓区构成喉入口，杓会厌肌收缩将会厌拉向后下方使喉口关闭，甲状会厌肌收缩将会厌拉向前上方使喉口开放。

四、食管

食管是一前后略扁的肌性管道，长约 25 cm，食管全长有 3 个生理性狭窄。

1. 食管的生理性狭窄

（1）第 1 个狭窄位于咽与食管相续处，距中切牙约 15 cm。

（2）第 2 个狭窄位于食管与左主支气管交叉处，距中切牙约 25 cm。

（3）第 3 个狭窄位于食管穿过膈的食管裂孔处，距中切牙约 40 cm。

2. 食管括约肌　食管由两层肌肉组成，内层为环状，外层为纵向。每层上 1/3 为横纹肌，下 1/3 为平滑肌，中层为横纹肌和平滑肌，通过节律性蠕动，推挤食物入胃。食管上、下两端各有一个括约肌，上端为食管上段括约肌（upper esophageal sphincter，UES），与咽相连；下端为食管下段括约肌（lower esophageal sphincter，LES），即贲门，连接于胃，可防止胃内容物反流。

（1）食管上括约肌：包括下咽缩肌、环咽肌和食管近段肌，使咽与食管分隔，在呼吸时防止气体进入消化道，通过防止物质由食管反流进入咽，保护呼吸道。

食管上括约肌是涉及口咽期吞咽的第三处也是最后一处括约肌所在位置。休息时，环咽肌收缩使其关闭。抑制紧张性收缩，使其松弛和括约肌开放，开始口咽期的吞咽并持续到环咽肌又紧张性收缩，从而使食团进入食管。喉的升高（使环状软骨板离开咽后壁）和环咽肌松弛对正常的咽食管段的开放是必要的，有利于食团通过。

（2）食管下括约肌：未吞咽时平滑肌紧张性收缩，在食管和胃的交界处压力升高，形成食管下括约肌。括约肌处升高的压力可阻止胃内容物反流入食管。吞咽时，食管下括约肌的张力被抑制，括约肌松弛，食团进入胃。

在食管和胃之间，虽然在解剖上并不存在括约肌，但用测压法可观察到，在食管至胃贲门连接处以上，有一段长 4～6 cm 的高压区，其内压力一般比胃高 0.67～1.33 kPa。因此是正常情况下阻止胃内容物逆流入食管的屏障，起到了类似生理性括约肌作用，通常将这一处称为食管-胃括约肌。当食物经过食管时，刺激食管壁上的机械感受器，可反射性地引起食管-胃括约肌舒张，食物便能进入胃内。食物入胃后引起的胃泌素释放，则可加强该括约肌的收缩，这对于防止胃内容物反流入食管可能具有一定作用。

第二节　吞咽功能的生理机制

正常的吞咽活动是一个流畅、协调的过程，分成口腔准备期、口腔期、咽期和食管期，通过口腔、咽、食管等上消化道括约肌的序贯收缩和舒张作用，分别在食团前产生正性压力和食团后产生负性吸引力把食团推进食管，完成吞咽功能，其中口腔准备期和口腔期可随意控制，而咽期和食管期则自动完成。

一、吞咽的分期

1. 口腔准备期

（1）基本生理过程：口腔准备期是指食物进入到口腔到完成咀嚼的阶段，此期口面部肌群以及舌的活动起着至关重要的作用，通过咀嚼改变食物性状，刺激唾液的分泌，并将食物运送到合适的位置。食团在口腔内首先需要口轮匝肌的关闭与颊肌的张力以保证食团的不外溢，食团进入口腔后，舌黏膜表面的舌乳头感受味觉；舌下面腺管分泌唾液，在口面部肌群和舌体的灵活协调运动下对食团进行初步加工处理，处理后的食团与唾液充分混合，舌后部的软腭阻止食物流入咽部。舌肌推动食物至腭咽弓，位于腭舌弓处的腭舌肌在收缩时便将硬腭往前、下方拉，使软腭的位置下降并与舌根密切接触，有效关闭口腔后部，可防止正在咀嚼的食物掉进咽部。颊肌的收缩防止食团在齿龈颊槽沟内滞留。当各种原因导致面瘫时，口腔的部分肌肉功能受到影响，口轮匝肌和环形肌保持口腔开闭的功能受阻，就会影响食团的咀嚼和推进从而影响到后续吞咽功能的有序进行。

咀嚼的主要作用是对食物进行机械性加工，通过上、下牙齿以较大的压力相互接触，将食物切割或磨碎，切碎的食物与唾液混合形成食团以便吞咽。当食物触及舌体表面、齿龈和硬腭前部时，口腔内感受器和咀嚼肌的本体感受器受到食物的刺激，产生传入冲动，引起节律性的咀嚼活动。咀嚼活动对人体的进食过程有很多的作用：首先，咀嚼能够粉碎食物、形成食团，具有促进唾液、消化液分泌的作用，咀嚼可使唾液淀粉酶与食物充分接触而产生化学性消化，还能加强食物对口腔内各种感受器的刺激，反射性地引起胃、胰、肝和胆囊的活动加强，为下一步消化和吸收做好准备；其次，咀嚼肌的收缩和下颌的运动，促进颌面部的生长发育；再次，唾液与食物充分混合，刺激味觉感受器，同时挥发了食物中的挥发性物质产生味道，从而加强嗅觉和味觉。最后，咀嚼满足了人们的食欲，有精神心理效应。因此，咀嚼并非简单的机械加工，而是在中枢神经系统参与下的、具有多种生理意义的综合性下颌运动。

咀嚼动作的频次也影响食物的吞咽和消化。细嚼慢咽能充分调节口腔的生理功能，还可以促使牙龈表面角质变化，提高牙龈的抗病能力，通过食物在口腔中反复咀嚼，牙龈表面受到唾液的反复冲洗，增强了牙面的自洁作用，有利于防止牙病；细嚼慢咽可以使唾液分泌量增加，唾液里的蛋白质进入到胃里以后，生成一种蛋白膜，对胃起到保护作用；食物咀嚼得越细，食物越容易消化吸收。

正常情况下，在口腔准备期，咽喉处于静止状态，呼吸道开放且鼻呼吸持续存在。口腔准备期的持续时间可因口面部的肌肉功能和个人习惯长短不一。另外，如果口部的控制和协调能力差，可导致一部分食物在吞咽启动之前就过早滑入了咽而易引起误咽。

（2）口面部肌肉的作用：口轮匝肌和唇周的环形肌是吞咽功能的第一道括约肌，维持口腔的闭合状态以防止食物由唇周漏出，并防止非进食状态下的口水外溢。由 5 块肌肉组合的咀嚼肌结合舌体的运动对食物进行充分的咀嚼。颊肌收缩而避免食物滞留于齿龈与面颊之间，以保持食团在舌面上和牙齿之间以便咀嚼。咀嚼是口腔准备期的一个重要功能，它是咀嚼肌按照一定的顺序收缩所组成的复杂的节律性动作。咀嚼肌群属于骨骼肌，咀嚼是可受控制的随意运动。咀嚼过程分为静止期、食物入口期、食物转送期、咀嚼基本期、食团形成期五个时期。咀嚼周期为节律性咀嚼过程运动中的一次循环，分为开口相、闭口相、咬合相。咀嚼食物时，首先开口，在舌肌、颊肌等肌肉的作用下，将食物运至上、下颌后牙之间，然后闭合咬合食物，直至上、下牙接触，此为一个咀嚼周期，而食物的韧度和硬度可以影响咀嚼周期的长短。另外，牙齿和口腔健康状态、唾液的分泌量、舌的感觉与运动以及颞颌关节与咀嚼肌的功能都会影响咀嚼动作的效率。相关神经功能的正常是咀嚼动作顺利完成的必要条件，其中面神经负责面肌的运动，迷走神经、副神经负责舌体、腭弓、咽缩肌的运动，这些神经主要分布在脑干部位，当脑干部位的病变涉及这些神经的功能时就引起延髓麻痹，从而影响咀嚼动作而导致吞咽功能的障碍。

腭舌肌被认为是吞咽系统的第二道括约肌，其收缩使舌根部抬升及接触软腭，使口腔后部关闭，阻挡食团过早地从口腔到咽腔。肌肉的收缩可完成咀嚼、运送及其他可能的口运动功能。上述肌群活动由三叉神经、面神经、舌下神经等神经支配。食物进入口腔后，刺激舌、口腔和咽部黏膜的机械性、化学性和温热性感受器，冲动沿三叉神经、面神经、舌咽神经、迷走神经传入至延髓的上涎核和下涎核（唾液分泌的基本中枢），然后通过中枢控制唾液的分泌；同时以上神经冲动传到延髓的孤束核，经大脑皮质和脑干的网状结构的吞咽中枢，引起脑干部的疑核、三叉神经运动核、面神经核、舌下神经核控制的相关肌肉的收缩而完成吞咽的部分功能，相应部位的神经核团和神经出现局部的病变则会出现相应的神经功能的障碍。

（3）舌的作用：舌体及附着其表面的黏膜完成食物的移动及放置，大多数食团的位置和运动由舌肌来完成。舌内肌群完成食物的搅拌及输送，较为重要的颏舌肌同时收缩，将舌拉向前下方，即伸舌。舌内肌和颏舌肌的作用可改变食物的性状，其余三块舌外肌调节舌相对于口腔和咽结构的位置。

舌面密集的机械刺激感受器决定了舌是食团大小的重要感觉区域。舌前 2/3 的感觉由三叉神经分支舌神经传入延髓的吞咽控制中枢，而舌后 1/3 的感觉由舌咽神经传入。

2. 口腔期

（1）基本生理过程：口腔期主要是食团的形成和运送到咽的过程，在食团的形成和运送过程中，参与的肌肉众多，代表性肌肉包括舌骨提肌群、围绕腭弓的肌群和关闭鼻咽的肌群。食物被放置在舌上，具有活动能力的舌与有力的咀嚼肌配合，通过咀嚼改变食物性状，同时刺激唾液分泌。然而腭的抬升是腭提肌收缩的结果。舌前部快速地从上颌骨后的牙槽嵴向硬腭前部挤压，把食团移至舌面上。此时，口轮匝肌和颊肌收缩避免压力向前、向口腔外及两侧分散。软腭的抬升使食团通过腭弓。一旦食团到达舌后部并通过咽弓，吞咽动作则变为反射性行为，不再受意志的控制。在舌的驱动力作用下将食团推入咽。

（2）不同性状食物的处理：吞入食团的量随着食物的黏稠度而改变。①稀流质，可从 1 ml（唾液食团）到 17～20 ml（用杯子喝水）。②当食团黏性增加时，吞咽的最大量随之下降。果冻平均可吞入 5～7 ml，较浓稠的马铃薯泥则为 3～5 ml，肉则平均为 2 ml。如果大量浓稠食物放在口中，经舌搅拌后再细分，把细分出来的部分先形成要被吞咽的食团，其他部分则放在口内一侧，等待稍后的吞咽。当食物黏稠度增加时，需要较大的挤压力和较多的肌肉参与活动。③降低食物的黏稠度能使食团较容易通过咽，特别是通过食管上括约肌。食物经过口腔的加工后变成易于吞咽的食团，而食团的黏稠度主要与口腔相关肌肉的运动功能和唾液的分泌密切相关，当食物进入口腔，相关神经的感受器将神经冲动上传，经过中枢调控后，通过相关肌肉动作和唾液的分泌来完成食团的加工，当以上相关的神经和中枢控制出现障碍就会影响食团的加工和食物黏稠度的处理。

（3）唾液的分泌及其作用：唾液对食物的湿润作用能够调节食物的黏稠度使之适合吞咽。因此，唾液对食物的混合作用是使食物能够成功地从口腔进入食管的重要保证。唾液包含了两种主要的蛋白质成分，即消化淀粉酶和润滑液。正常的唾液每天分泌 1.0～1.5 L。唾液的分泌由中枢脑干的涎核控制，发出的神经冲动经副交感神经系统的神经纤维传出，从而支配腮腺、下颌下腺和舌下腺等唾液腺的分泌。

总而言之，正常的口腔期：①需要完好的双唇肌肉力量，确保适当的密闭，阻止食物从口腔流出；②需要很好的舌运动，将食团往后推送；③需要完好的颊肌运动，以控制食物不残留于颊沟；④需要正常的腭肌，以确保顺畅的呼吸。如果上述某一个功能结构异常，将会产生不同程度的口腔期吞咽障碍。

3. 咽期

1) 吞咽启动

咽期开始于食团通过吞咽进入咽，结束于环咽肌松弛，食团进入食管，同时呼吸道必须闭合以防止食团进入呼吸系统。咽期一旦启动，产生一系列的顺应性和协调性运动，这个过程仅持续 0.8～1s，是一个不受随意控制的不可逆的过程，此过程中最容易发生误吸。

舌体推动食团，食团的头部到达舌根与下颌骨相交的任一点为咽期的吞咽启动点，在此点时，口腔期结束，咽期启动。口腔里经过加工后适合吞咽的食团、液体接触后咽部后，咽部的感受器上传至中枢控制而启动吞咽动作。正常的咽期吞咽需要主动吞咽意识与启动咽期吞咽的参与，两者缺一不可，仅有一种机制存在，是无法产生正常经口进食过程中所出现的规律与即时的吞咽动作。只有启动咽期吞咽，才可能产生咽期生理活动。如果只有舌部把食团往后推送，而没有启动咽期吞咽，那么，食团将会被舌推到咽，停留在会厌谷或梨状窦。食物如果是液体，将会流入开放的呼吸道；如果是浓稠食物，将会从会厌谷流出，到杓会厌皱襞，进入梨状窦，或掉入呼吸道。此时要靠咳嗽才能咳出食物。

2) 正常吞咽活动

吞咽启动后，将带动一系列的生理过程。

(1) 软腭上抬与后缩而完全闭锁腭咽，阻止食物进入鼻腔。正常吞咽者腭咽闭锁和舌骨与喉的上抬前移几乎是同时发生的。腭咽闭锁可增加咽的压力，若其他所有吞咽生理（特别是舌根和咽壁的移动与接触）皆正常，即使没有腭咽闭锁，功能性的吞咽亦可完成。

(2) 舌骨和喉部上抬以及前移：这项活动有 2 个生理活动。上抬可关闭呼吸道入口，正常人舌骨上抬约 2 cm；前移可使食管上括约肌打开。喉部的上抬以及前移，使会厌基部增厚协助喉前庭闭合；扩大咽；在下咽产生真空，向下推进食团；松弛环咽肌。

(3) 喉部闭合：喉部闭合始于声带，继而延伸至喉前庭。闭合的产生由下到上，可将漏入喉部内的食物由喉前庭推至咽，预防误吸的发生（例如食物、液体等，进入到呼吸道真声带上方）。当呼吸道的前庭闭合时，杓状软骨会有向下、往前及内缩的摇摆动作，促使喉部的通道缩小。同一时间，喉部将上抬与往前拉，上抬会使会厌基部增厚，协助喉前庭的闭合。正常人单次吞咽，呼吸道闭合时间为 0.3～0.6 s，用杯连续饮水，呼吸道闭合时间可超过 5 s。随着舌骨和喉部的上移，声带关闭，会厌盖住喉入口和喉前庭的关闭，这一系列动作必须快速、有效，呼吸仅有短暂的中断才能保护气道，防止食团进入肺部引起误吸。这一过程中，呼吸与吞咽功能的协调性与该过程的顺利完成密不可分，当神经系统的病变与衰老，口咽、颈部手术等导致这一协调性被打断，呼吸道闭合时间延长，就会出现吞咽障碍及误吸。

（4）舌根下降和后缩与前突的后咽壁接触，闭锁上咽腔，增加咽推动食团的动力，防止食物重新进入口中。

（5）咽缩肌规律地由上到下收缩，控制食团前进的三个因素造成食物向下运动："咽舌部"的推进作用；咽缩肌的挤压作用，吞咽时咽缩肌的收缩呈次最大强度，这些肌肉收缩的速度和启动时间比收缩的力量更为重要；咽呈现负压，与食团中或其上方正压相比，食管应呈现较低压力。一旦上段食管括约肌开放，这将使食物直接进入食管内。

（6）会厌反转，覆盖喉前庭：这样可以保护呼吸道，在会厌两侧形成"滑道"，使食物向下滑落，使食团绕道进入梨状隐窝。有些人认为，由舌产生的推进力（也称为"舌驱动力"）是其中的最重要因素，因其在上咽产生压力。

（7）环咽肌开放，使食团进入食管：环咽肌与下方颈段食管环行肌共同构成上段食管括约肌，是长度为 3～5 cm 的高压带。环咽肌在咽的缩肌中是独特的。生理状态下，在其他咽缩肌休息放松时，环咽肌保持连续张力性收缩，其作用是关闭食管入口，防止食物由食管反流入咽；当在咽腔期未让食团通过时，嗳气（打嗝）或呕吐期间可呈正常生理性放松状态。尽管目前对此过程不甚明了，但下列三个因素影响环咽肌的开放：①受迷走神经支配；②通过喉部的上抬以及前移牵拉肌肉使其开放；③咽缩肌收缩，形成咽缩窄压力挤压食团，被动启动环咽肌开放。如果咽缩肌无力，咽推进食团的力量下降，食团较难通过食管上括约肌（upper esophageal sphincter，UES）。如果咽肌不协调，UES 在吞咽过程中处于紧张状态而无法放松（失弛缓）时，将会发生吞咽的协同困难，食物容易反流。如果吞咽时喉部的上抬以及前移运动不足或不能，将导致环咽肌开放不完全或完全不开放。如果支配环咽肌的迷走神经功能障碍，也严重影响环咽肌的开放。这几种情况都可导致全部或部分食团滞留在咽并且在吞咽后引起误吸。

4. 食管期

（1）基本生理过程：食管期是指食物通过食管进入胃的过程，这是由食管肌肉的顺序收缩实现的。此期是食物通过时间最长的一个期，它起于喉部下降和环咽肌开放，终于贲门，持续 6～10 s。

食管肌肉的蠕动是一种向前推进的波形运动。食管的蠕动波在速度和强度上都有比较大的变化，一旦启动，它可以在到达下段食管括约肌前消散。食管下段是相对高压力区，源自组成括约肌的平滑肌紧张性收缩。括约肌压力的增加有助于防止食物从胃部反流入食管。吞咽时食管下段括约肌放松，使食物能够通过到达胃部。

次级食管蠕动是指不伴随吞咽的口咽期前的蠕动，食管扩张对食管感受器的刺激出现反应时才发生，在收缩强度和速度上有别于初级蠕动。食管的三级蠕动是指食管括约肌部分平滑肌蠕动，与外在的神经支配无关。

（2）神经调节：吞咽的食管期需要食管肌肉的兴奋和抑制的输入。安静时，食管呈电静息状态。在吞咽的口咽期，所有的食管神经元活动被抑制，而食管收缩波在食管期通过抑制的输入被提前。一旦食团进入食管，食团的移动与食管的括约肌和横纹肌有关。食管的横纹肌由脑干的运动细胞控制，而平滑肌的收缩则由自主神经系统控制，由迷走神经运动核发出的节前纤维支配。像口咽的肌肉一样，食管肌肉运动神经元的抑制和兴奋由与吞咽中枢相连的中间神经元控制。目前对这些中间神经元的定位知之甚少，它们起到调节食管和协调吞咽的口咽期与食管期活动的作用。食管期的吞咽运动是由中枢神经控制的一系列反射调节完成，当控制食管的阶段性收缩和食管下端的括约肌放松的脑干运动中枢和迷走神经运动出现障碍就会引起食管期的功能障碍，主要表现为吞食固体食物后的胸骨处的梗阻感，而液体则不存在梗阻感，当食管下括约肌不能松弛，则导致食物向咽部反流，若食管下括约肌过度松弛，则导致胃内容物向食管反流。

二、吞咽的中枢控制

吞咽是一种典型的、复杂的反射运动。吞咽的神经学结构相当复杂，就如它所调节的过程一样。吞咽过程的调节需要以下几个要素：来自周围神经系统的感觉传入；一个或几个中枢性协调中心；相互协调的运动反应。其中吞咽的中枢控制主要在脑干和脑干水平以上的皮质及皮质下吞咽中枢。

脑干网状结构内的一组神经元控制复杂的口、咽期肌肉交替收缩和松弛，才能进行成功的吞咽。其中包括两个特殊的核团，孤束核和疑核，它们负责吞咽的整合，包括接收脑神经传入的与吞咽有关的感觉信息，也接受脑神经Ⅴ、脑神经Ⅶ、脑神经Ⅸ、脑神经Ⅹ的传入信息，还接受来自心血管和呼吸性脑干核团的信息。这些核团位于吞咽中枢的旁边。这种联系很重要，因为吞咽时呼吸必须停止。实际上脑干网状系统发挥了"中枢模式发生器"的作用。

中枢模式发生器（central pattern generator，CPG）是指没有外界反馈的情况下，由神经元驱动的重复而又复杂的节律性运动。中枢模式发生器的神经元直接刺激脑干内的不同脑运动核，使兴奋或抑制信号传递给参与吞咽的口咽肌肉。来自咽肌和黏膜感受器的外周反馈信号，通过直接传入中枢模式发生器的神经元来调整吞咽活动顺序。中枢模式发生器可分为3个系统：①由外周至中枢的传入系统；②由中枢至咽肌的运动传出系统；③与脑干内神经元网络对应的组织系统，负责运动模式的编译。在中枢模式发生器内，一些神经元参与的活动与吞咽无关，而是呼吸、咀嚼和发声。CPG调控吞咽功能的有关理论介绍如下。

1. 中枢模式发生器的传入

中枢模式发生器的传入来自3对脑神经的分支：三叉神经、舌咽神经和迷走神经。它们把周围感觉反馈传入到CPG。

（1）舌咽神经的传导：口咽黏膜受体由舌咽神经的纤维分布，感受的吞咽刺激通过咽丛和喉上神经传递，且经过短暂的潜伏期后，喉上神经受刺激可诱发吞咽，据此认为喉上神经的纤维是构成吞咽启动的主要传入通路。舌咽神经受刺激后可使吞咽更易进行，但单独刺激时不能触发纯粹的口咽吞咽运动模式。

（2）孤束核的作用：舌咽神经和喉上神经纤维发自脑干内的孤束核。孤束核是咽和食管的主要感觉神经核。涉及启动和易化吞咽的所有传入纤维都集中至孤束核，并主要位于间质部。涉及吞咽的几乎所有的孤束核神经元由来自喉上神经的刺激激活。大多数同样的孤束核神经元也能被舌咽神经的刺激激活。吞咽时，向后投射的食团刺激咽感受器，通过喉上神经由中枢模式发生器协调，启动了不随意吞咽咽期的开始。

（3）外周的影响：尽管口咽期吞咽运动的顺序由中枢组织协调，但随外周传入信息变化也能改变。在吞咽食物、液体和唾液时，肌肉的运动顺序是不可逆的，但外周感受器传入信息的变化可调整中枢网络活动，根据食团一致性和大小适应吞咽运动顺序。食团的一致性和大小变化时，口咽肌肉收缩的时序性、时间以及强度可相应改变。感觉反馈能调整中枢编程，依据口咽传导的内容调整运动输出。换句话说，来自咽的连续感觉反馈可能影响中枢模式发生器的神经元，因而修正中枢编程。在正常个体中，通过吞咽造影研究发现，咽期吞咽时，按时间顺序排列，肌肉收缩有相当大的差异性。

两侧大脑半球都有控制咽和食管的中心。这些皮质区域有半球间联系和投射到脑干的运动神经核。双侧半球刺激比单侧半球刺激产生更大的反应，这种反应呈强度和频率依赖性。运动和运动前皮质都参与吞咽动作的启动，或至少有调节咽和食管肌肉收缩的潜能。但是，从皮质下传到咽的调节比传入到食管似乎更大。

味觉、温度觉和压力觉刺激舌、口腔、咽喉周围感受器，感觉传入冲动主要通过第Ⅴ、第Ⅶ、第Ⅸ、第Ⅹ对脑神经传入中枢。舌根与下颌骨下缘相交的吞咽启动点、咽峡、咽和喉后壁是引起最有效的吞咽刺激的关键部位。脑皮质和皮质下通路调节着吞咽反射的阈值。脑干吞咽中枢接受传入冲动，并把它转化为一个能被执行的反应。来自吞咽中枢的传出冲动经过第Ⅴ、第Ⅶ、第Ⅸ、第Ⅹ、第Ⅺ和第Ⅻ对脑神经的神经核后传出，到达它们所支配的肌肉，产生反射性的功能活动。只有口腔准备期和口腔期受意识控制，咽期和食管期完全由不受意识控制的反射调节。

2. 吞咽不同时期的反射性调节活动

（1）口腔准备和口腔期：为自主控制的活动。主要反射调节过程如下。当食物送入口唇时，三叉神经支配舌骨肌和二腹肌完成张口运动，食物进入口腔，咀嚼肌（亦由三叉神经支配）咀嚼食物成团块状，通过舌肌的搅拌形成食团，食团刺激舌背和咽喉部的神经末梢，经舌咽神经、迷走神经传入到脑干，脑延髓及其下部吞咽中枢发出冲动，由舌咽神经、迷走神经、舌下神经传出，兴奋舌基底部和口腔底部肌肉，使舌向上顶住硬腭向后推移，把食团挤进咽。同时，膈神经及肋间神经被抑制，使膈肌和肋间肌放松，呼吸暂停。此时大脑皮质参与控制、小脑起协调运动的作用。

（2）咽期：此期为非自主性活动。主要反射调节过程如下。食团进入咽，刺激咽弓前部及舌的底部，诱发吞咽反射。当食团进入咽时刺激咽黏膜神经末梢，由迷走神经传入，延髓及其下部吞咽中枢发出冲动，由舌咽神经、迷走神经、副神经传出，兴奋咽喉壁、软腭和舌背肌肉，使软腭上抬与鼻咽壁接触防止食物进入鼻腔，使声带和会厌关闭喉前庭防止食物进入气管，使食管上括约肌松弛、咽缩肌收缩，食团被挤入食管。

（3）食管期：此期为非自主性活动。主要反射调节过程如下。食团刺激食管壁神经末梢，由迷走神经传入，延髓及其下部吞咽中枢发出冲动，由迷走神经传出支配奥尔巴赫神经丛、腭咽闭合、食管肌性收缩蠕动把食团推送至贲门，贲门括约肌松弛，食团通过并进入胃部。

吞咽动作是一个非常复杂而紧密协调的过程，在这个过程中由于下颌、双唇、舌、软腭、咽喉、食管等器官结构和（或）功能受损，不能安全有效地把食物输送到胃内，就会导致吞咽障碍，而它的主要临床表现是口水或食物的流出、食物停留口腔、咀嚼困难、食物或水从鼻腔反流、食物梗阻喉部、声音喑哑、咳嗽，这些功能障碍导致的并发症主要是肺部感染、误吸、营养不良，以及一些心理社交的障碍。目前研究表明脑卒中后吞咽障碍的发生率为 16％～56％，对患者的生存质量有很大的影响，不同部位的卒中造成不同程度和不同临床表现的吞咽障碍。延髓是吞咽功能的中枢，脑干卒中会造成严重的吞咽困难，脑桥卒中主要导致咽期的吞咽障碍，大脑皮质和皮质下的卒中可造成口腔期和咽期的吞咽障碍，吞咽障碍对患者的生存质量有很大的影响，我们只有在充分了解吞咽功能的生理病理机制后才能为患者提供更精准的康复评估和治疗。

（王小云）

第二章 脑卒中后的吞咽障碍

第一节 基本概念与流行病学

脑卒中是严重危害中老年人群健康的重大慢性非传染性疾病，是我国成人致死、致残的首位病因。研究显示，我国人群脑卒中终生发病风险为 39.9%，位居全球首位，平均每 5 个人中约有 2 人罹患卒中。脑卒中后患者吞咽障碍的发生率为 37%～78%。吞咽障碍可引起吸入性肺炎、脱水、营养不良等多种并发症，延长住院时间和增加病死率，严重影响了患者的预后和生活质量，甚至危及生命。

随着现代康复医学的发展，对脑卒中后吞咽障碍的病因、发病机制的认识逐渐深入，针对吞咽障碍的规范化临床评估及治疗手段也在不断更新发展，使脑卒中吞咽障碍康复逐渐成为一门系统化的康复医疗技术。

一、基本概念

1. 定义

（1）脑卒中（stroke）：又称为脑血管意外（cerebrovascular accident，CAV），是指突然发生的、由脑血管疾病引起的局限性或全脑功能障碍，持续时间超过 24 h 或引起死亡的临床综合征。其包括脑梗死、脑出血和蛛网膜下腔出血。

（2）吞咽（swallowing）：是指人体经口从外界摄入食物，通过咽腔、食管，最终传输到胃的这一过程。

吞咽是参与吞咽活动的不同肌肉在神经支配下协调完成的生理过程。参与吞咽活动的神经结构包括皮质高级中枢、脑干吞咽中枢及脑神经。皮质中枢集中在初级感觉运动区皮质、运动前区、扣带前回、岛叶和顶枕区，负责启动吞咽和控制口腔阶段，与皮质下中枢共同调节吞咽模式。脑干吞咽中枢位于延髓迷走神经背核附近的网状结构，控制和调节吞咽反射。参与吞咽活动的脑神经包括三叉神经、面神经、舌咽神经、迷走神经及舌下神经，负责吞咽感觉的传入及支配吞咽肌群，进行吞咽活动。

（3）吞咽障碍（dysphagia，deglutition disorders，swallowing disorders）：是

指由于唇、舌、软腭、下颌、咽喉及食管等吞咽器官结构和（或）功能受损，不能安全有效地将食物输送到胃内。

导致吞咽障碍的疾病包括神经系统疾病、颅脑外伤、退行性病变、全身系统性疾病、肿瘤、传染病、心理疾病等。吞咽障碍是脑卒中后常见并发症，脑卒中后 3 d 内吞咽障碍发生率为 22%～65%，卒中后吞咽障碍按损伤部位划分可分为真性延髓性麻痹和假性延髓性麻痹。真性延髓性麻痹为双侧延髓运动核团及其根丝病变所致；假性延髓性麻痹为双侧上运动神经元病变所致。

2. 临床表现

（1）口阶段吞咽障碍：①口唇闭合无力，流涎，鼓腮不能；②舌运动障碍，吞咽后口腔内有食物残留；③鼻音，构音障碍；④吞咽启动延迟或不能启动；⑤吞咽代偿，如仰头吞咽、低头吞咽或分次吞咽。

（2）咽阶段吞咽障碍：①声音嘶哑或发声困难；②唾液不能咽下，必须定期吐出；③咳嗽反应减弱、咳嗽声音减弱或不能自主咳嗽；④吞咽动作延迟，喉上抬幅度降低；⑤重复吞咽，用力吞咽，咽下困难，喉部食物梗阻感；⑥吞咽后声音改变，鼻反流。

（3）口阶段与咽阶段吞咽障碍：①进食或饮水相关的呛咳；②吞咽后出现清嗓或憋喘症状；③进餐后痰液增多；④进餐时间延长；⑤咳嗽、咳痰较前增多或反复发生的肺炎。

3. 并发症

吞咽障碍可导致患者出现误吸、吸入性肺炎、营养不良、脱水、体重减轻及生活质量下降等问题。

（1）误吸（aspiration）：是指吞咽时，口咽部或胃内容物经声门进入气管或下呼吸道的现象，吞咽障碍患者误吸发生率超过 40%，是吞咽障碍最常见、且需要即刻处理的并发症。食物残渣、口腔分泌物等误吸至气管和肺部容易引起反复肺部感染，严重者甚至出现窒息而危及生命，特别在意识障碍、气管切开、长期辅助通气、持续输注及管饲、行上消化道或支气管内窥镜检查等危险因素并存时更易发生。误吸根据症状表现分为显性误吸和隐性误吸。误吸发生后患者随即会出现刺激性呛咳、气急甚至哮喘，称为显性误吸。患者误吸当时（>1 min）不出现咳嗽等外部体征，没有刺激性呛咳、气急等症状称为隐性误吸，常被漏诊。

（2）吸入性肺炎（aspiration pneumonia）：吸入带有病原菌的口咽部分泌物或食物等导致肺的化学性损伤及肺内微生物环境改变而引起的肺部细菌性感染。误吸和卒中相关性免疫功能下降是卒中患者出现吸入性肺炎的重要原因。

（3）营养不良（malnutrition）：指机体能量、蛋白质及其他营养素缺乏或过度，从而导致机体功能乃至临床结局发生不良影响，包括营养不足和肥胖。卒中后吞咽障碍是营养不良的独立危险因素。吞咽障碍将明显减少患者经口进食的量，增加患者误吸及肺炎的发生风险，导致脱水、电解质紊乱及营养不良，增加患者的病死率和不良预后。

二、流行病学

1. 流行病学现状 脑卒中是严重危害我国居民健康的重大慢性疾病，是我国成人致死、致残的首位病因，具有高发病率、高致残率、高死亡率、高复发率及高经济负担等特点。《中国脑卒中防治报告 2019》显示，我国 40～74 岁人群首次卒中总体标化发病率由 2002 年的 189/10 万上升至 2013 年的 379/10万，平均每年增长 8.3%。我国 40 岁及以上人群的卒中人口标化患病率由 2012 年的 1.89% 上升至 2018 年的 2.32%，40 岁及以上卒中现患人数达 1 318 万。脑卒中存活患者中 70% 以上存在不同程度的功能障碍，其中 40% 为重度残疾。根据《2019 中国卫生健康统计提要》显示，2018 年，我国农村居民卒中死亡率为 160/10 万，城市居民卒中死亡率为 129/10 万。据第 6 次人口普查数据估算，2018 年我国约有 194 万人死于卒中。脑卒中已成为我国国民第一位死亡原因，死亡率是欧美国家的 4～5 倍、日本的 3.5 倍，甚至高于泰国、印度等发展中国家。脑卒中的复发率高，根据中国国家卒中登记平台数据显示，我国急性脑卒中患者第 1 年复发率达 17.7%，5 年累积复发率在 30% 以上。

研究显示，各种原因导致吞咽障碍的患病率为 11.4%～84.0%，而脑卒中是导致中老年人群发生吞咽障碍的最主要原因。脑卒中后吞咽障碍的发生率与疾病病程相关，患病 5 d 内患者吞咽障碍的发生率高达 50%，脑卒中后第 1 个月吞咽障碍的发生率达 41.7%，脑卒中后 6 月仍有 8% 的患者存在吞咽障碍。国内一项多中心研究显示，脑卒中急性期吞咽障碍患病率达 46.3%，恢复期吞咽障碍的患病率高达 56.9%。吞咽障碍是卒中后患者发生误吸的重要原因，脑卒中早期因吞咽障碍导致误吸的发生率高达 33.3%。脑卒中后第 1 年死于吸入性肺炎的比例高达 10%～15%。

2. 相关危险因素 脑卒中危险因素可分为不可干预性和可干预性因素两大类，不可干预性危险因素包括年龄、种族、遗传因素等；可干预性危险因素包括高血压、糖尿病、血脂异常、心脏病、吸烟、酒精摄入、饮食不合理、超重或肥胖、体力活动不足、心理因素等。研究显示，我国人群 94.3% 的脑卒中与以上可干预性危险因素相关,其中高血压、体力运动不足、血脂异常处于前三位。

(1)高血压:高血压是脑血管疾病最常见的危险因素之一,我国居民高血压知晓率与控制率低,高血压相关疾病的发病率及致残率居高不下。研究数据显示,高血压患病率随年龄增长而增加,从35~39岁的12.6%增加至70~74岁的58.4%。在性别差异方面,相对低年龄时,男性的高血压患病率高于女性(35~39岁,男性17.9%,女性8.8%);而在相对高年龄时,女性高血压患病率则略高于男性(70~74岁,女性60.2%,男性56.2%)。

(2)体力活动不足:研究证实,体力活动不足是卒中的危险因素,而规律的体育锻炼能够降低卒中发生的风险。体力活动适用于任何年龄层卒中的预防,并且年轻人群受益程度更多。随着工作及生活方式的改变,体力活动不足问题已日益凸显,据2010年中国慢性病监测项目显示,每次锻炼30 min、每周至少5 d、每次中等强度及以上运动为有效体育锻炼,我国成年人群参加有效体育锻炼的比例仅为11.9%。与其他年龄组相比,25~44岁和75岁以上人群参加体育锻炼的比例最低。

(3)血脂异常:血脂异常是卒中重要的独立危险因素。2013年的一项研究显示,我国高胆固醇血症造成的死亡人数占总死亡例数的3.3%,造成的伤残调整寿命年为633.2万人/年。2018年,国家慢性非传染性疾病预防控制中心及中国疾病控制中心发表的2013—2014年度中国慢性病与危险因素监测数据显示,高胆固醇血症、低高密度脂蛋白胆固醇血症、高低密度脂蛋白胆固醇血症和高三酰甘油血症的患病率分别为6.9%、8.1%、20.4%和13.8%。男性体内总胆固醇、低密度脂蛋白胆固醇和三酰甘油含量高于女性,高密度脂蛋白胆固醇含量低于女性。同时,青少年儿童高脂血症患病率也在逐年升高,2018年的一项研究显示,我国7个省份6~17岁儿童青少年的高三酰甘油血症、高胆固醇血症、高低密度脂蛋白胆固醇血症、低高密度脂蛋白胆固醇血症的患病率分别为5.4%、15.7%、3.0%和13.5%。

(4)糖尿病:2017年国际糖尿病联盟报告的全球糖尿病概览显示,我国成年(20~79岁)糖尿病患者数高达1.44亿,其中有3 410万患者年龄超过65岁,是全球糖尿病患者数最多的国家,并且患病率增长速度最快。与此同时,超过一半的患者并不知晓自己患有糖尿病(未确诊比例为53.6%,人数约6 130万)。此外,我国也是全球糖耐量减低患者数最多的国家,2017年估计患者数(20~79岁)为4 860万。

2017年,中国因糖尿病死亡的人数高达842 993人,其中33.8%为60岁以下的患者。2013年进行的中国慢性病以及危险因素监测研究显示,中国18

岁及以上居民糖尿病的总体知晓率为 36.5%、治疗率为 32.2%、治疗人群控制率为 49.2%。糖尿病的知晓率以及治疗率在年长者、女性及城市人群中较高，而控制率则在年轻人群及城市人群中较高。

（5）心脏病：心房颤动（简称"房颤"）、心源性栓塞造成的卒中占缺血性卒中的 14%～30%，其中约 70% 为心房颤动。心房颤动患者发生脑梗死的风险比常人高出 5 倍。2018 年的一项研究显示，我国 40 岁及以上人群房颤的整体标准化患病率为 2.31%。同时有研究显示，房颤患者的卒中患病率为 9.48%，显著高于非房颤患者的卒中患病率（2.26%）。2017 年的一项研究发现，1999—2014 年，中国人群房颤相关缺血性卒中的发病率增长了至少 2.5 倍，其中大部分发病患者未接受抗凝治疗。

卵圆孔未闭。人群中总的卵圆孔未闭患病率为 27.3%，30 岁以下 34.3%，40～80 岁人群为 25.4%。卵圆孔未闭已被多项研究证实为卒中的一项新的独立危险因素。

（6）吸烟：吸烟是脑卒中的一个重要危险因素，根据全球卒中负担报告显示，全球 90% 卒中负担来自三大因素，即不健康行为因素、代谢因素和环境因素。其中，不健康行为因素占首位，导致了 74.2% 的卒中。吸烟与缺血性脑卒中发生风险之间存在剂量-反应关系，通过减少吸烟可以降低年轻人缺血性卒中的发生风险。2018 年的一项国外研究显示，在卒中或 TIA 发生后 6 个月内戒烟，可在 4.8 年内显著降低再发卒中、心肌梗死或死亡的发生率。

（7）酒精摄入：《2018 年全球酒精与健康报告》研究显示，2016 年全球有大约 300 万人因使用酒精而死亡，占全球死亡总数的 5.3%，其中大部分为男性。以中国男性人群为研究对象的一项前瞻性队列研究显示，与少量饮酒或戒酒者相比，大量饮酒者卒中发病风险增加 22%。一项纳入 35 个观察性研究的 Meta 分析显示，与轻、中度饮酒者比较，每日酒精摄入量大于 60 g 的人群，脑卒中发生风险增加 64%。

（8）饮食：随着我国国民经济水平的提升，居民生活条件不断改善，膳食结构和饮食习惯也发生了巨大变化，膳食特点趋向于高热能、高脂肪和高糖模式，增加了慢性疾病的风险。据 2018 年中国疾病预防控制中心的一项流行病学研究结果显示，1992 年、2002 年和 2010—2012 年中国居民每人每日平均标准脂肪摄入量分别为 58.3 g、76.2 g 和 79.9 g，2002 年和 2010—2012 年脂肪供能比高达 35.0% 和 36.1%。此外，我国居民每日蔬菜和水果的摄入量严重不足。2016 年发布的 2010—2012 年我国成年居民蔬菜和水果摄入量调查结果显示，城市和农村蔬菜摄入量达到我国膳食指南推荐量的人群比例分别为

22%～26%和14%～19%；水果摄入量达到膳食指南推荐量仅为2%～5%和1%～2%。

（9）超重或肥胖：我国居民超重和肥胖患病率呈快速增长趋势。2014年的一项针对我国22个省（区、市）国家国民体质监测数据结果显示，20～69岁城乡居民超重的粗患病率为34.2%，男性为39.9%，高于女性的28.4%。多项循证医学研究证实，超重和肥胖会增加卒中的发病风险。2018年一项纳入44项前瞻性队列研究涉及4 430 000名参与者的荟萃分析显示，体质量指数与脑卒中发生风险之间存在J型的剂量反应关系，体质量指数每增加5个单位，脑卒中发生风险增加1.1倍。

（10）心理因素：心理因素可增加卒中的发生风险。2016年发表的一项来自中国慢性病前瞻性研究结果显示，重度抑郁发作会增加15%的脑卒中发生风险。2010年发表的一项研究结果显示，社会心理压力增加了30%的总体脑卒中发生风险，抑郁亦可增加总体脑卒中发生风险达35%。中国卒中后抑郁的发生率和预后的前瞻性队列研究发现，与卒中后不伴有抑郁患者相比，卒中后抑郁患者的1年卒中复发风险增加49%。

3. 吞咽障碍严重程度及康复疗效的影响因素

（1）吞咽障碍严重程度的影响因素：①年龄。年龄与脑卒中后吞咽障碍程度密切相关，年龄越大吞咽障碍程度越重，误吸发生风险越高。②病变部位。脑干卒中患者，由于直接损伤吞咽中枢可造成严重的吞咽障碍，患者环咽肌失迟缓、咳嗽反射减弱或消失，增加隐性误吸发生风险；双侧大脑多发卒中、大面积卒中患者吞咽障碍的发生率更高且程度更重。③脑损伤程度。入院时NIHSS分值越高，患者吞咽障碍发生的风险越高。④日常生活自理能力。研究显示，日常生活自理能力评分（Barthel评分，BI）＜60分是吞咽障碍发生的独立危险因素，BI＜20分的脑卒中患者更容易出现持续的吞咽困难。

（2）康复治疗效果及预后的影响因素：①吞咽障碍严重程度。吞咽障碍严重程度是影响预后和临床疗效的关键因素，其与病变部位密切相关，治疗前吞咽障碍程度越重，康复疗效及预后越差。②康复介入时间。早期、系统、规范的康复训练，可显著提高脑神经的可塑性，防止咽下肌群发生失用性萎缩，提高吞咽功能。③认知障碍。认知障碍程度越重，康复治疗的积极性、配合程度越差，康复疗效越差。④视听觉障碍。严重的脑高级功能障碍患者因对食物的信息判断能力减退，不能认识食物，没有进食欲望，而不能积极配合治疗，影响康复疗效及预后。

第二节　脑卒中吞咽障碍的病理机制

吞咽障碍，尤其口咽吞咽障碍，是脑卒中后常见的功能障碍之一，可能导致非常严重的并发症，如脱水、营养不良、肺炎等。从病理生理学角度，了解吞咽功能的中枢与周围神经调控机制，有助于分析脑卒中后吞咽障碍产生的根源，对其进行针对性的康复评估及康复治疗。

一、皮质

基底节、丘脑、岛叶、额叶岛盖、中央前回、皮质尾侧等部位的损伤均可引起吞咽困难。但是，由于脑损伤病灶存在明显的异质性，即损伤大小、部位、程度各不相同，而且脑卒中患者还常存在多发性梗死，因此单纯根据临床模型尚不能得出吞咽中枢的确定位置。刺激人运动区皮质外侧能引发吞咽动作，这使人们认识到大脑皮质在吞咽的启动和调节中起作用。

在大脑皮质中，吞咽活动非常活跃，错综复杂，大脑皮质参与了吞咽启动、调控、执行等过程。一侧大脑卒中与双侧大脑卒中，引起的吞咽障碍程度大相径庭。研究显示脑卒中后导致吞咽障碍是以皮质型卒中为主，尤其是双侧多发病灶。理解吞咽障碍后皮质运动区定位、感觉区定位对指导卒中后吞咽障碍的治疗具有重要的意义。

1. 运动区定位　人类吞咽需要多个脑区参与，主要集中在初级感觉运动区皮质、运动前区、扣带前回、岛叶和顶枕区，其中最为稳定、激活体积最大和信号最强的是初级感觉运动区皮质。虽然大多数研究者认为扣带前回、岛叶和顶枕区的激活与大脑皮质启动以往关于吞咽的记忆和发出指令信号、编制吞咽程序，并启动吞咽的计划、打算、欲望，以及对吞咽动作的注意等处理过程有关，但是各个脑区的具体功能和作用，以及脑区之间的相互联系仍不清楚，还需要进一步研究来明确。

自主吞咽时激活的脑区包括辅助运动区、初级运动皮质、岛叶、初级运动中枢、缘上回和颞上回，双侧额叶前侧皮质也存在控制吞咽功能的中枢；其他如感觉运动中枢尾部、前运动中枢外侧部、扣带回、杏仁体、小脑、吞咽运动通路（如内囊后肢及放射冠区）等脑区也与吞咽相关。

运动皮质对吞咽的调节不对称，大脑对自主吞咽运动的调控有左侧偏侧性，优势半球脑卒中后更易导致吞咽障碍。不同脑区受损所致吞咽障碍的表现各异：双侧延髓损伤可致吞咽反射完全消失；大脑皮质缺血损伤可致咽反射延迟、吞咽不能启动；皮质下白质和下行投射纤维损伤表现为口腔运送时间延长和咽期阶段延长；皮质下和幕上卒中患者，吞咽障碍主要表现为咽期困难。

2. 感觉区定位　大量的临床观察结果提示感觉功能的损害对于吞咽障碍有直接影响，顶叶是大脑重要的感觉区域，超过 40% 的脑卒中吞咽障碍患者存在顶叶损害，而且重要的皮质感觉区都与皮质运动区有着广泛的联系。

吞咽障碍患者的感觉问题也可以解释一些临床表现，如口腔、咽部虽然有食物残渣，但患者却没有清除残留物的打算。在这些感觉障碍患者中，这些残留的食物有可能发生误吸。感觉障碍的患者还存在另一种特殊表现，就是忽略。有忽略的患者不能意识到食物在消化道内的传送，可以观察到这类患者口含食物却没有吞咽的意愿。实际上，导致不能进行吞咽的原因是患者根本没有意识到口中含有食物，并不是因为直接感觉丧失，而是由于皮质接受和处理感觉的功能损害，不能对吞咽过程中的食物刺激产生反应。

3. 一侧大脑卒中与双侧大脑卒中　人体吞咽高级中枢位于双侧大脑半球，且表现为半球间不对称性。非优势半球受损对患者吞咽功能影响相对较小，一般可在 2 周内恢复；而优势半球病变患者可能遗留长时间吞咽障碍。双侧皮质中的吞咽代表区在双侧半球是不对称的，存在"优势"吞咽半球，即该半球吞咽中枢的作用占主要地位。吞咽功能的恢复依赖运动吞咽皮质的可塑性发展。目前多数研究认为单侧半球卒中后吞咽功能的恢复依赖健侧半球吞咽功能区的重塑，也有研究认为，促进患侧半球周围未损伤运动皮质的可塑性也有利于吞咽功能的恢复。近年来许多文献对单侧大脑半球卒中后吞咽障碍患者其吞咽功能恢复的可能机制进行了研究，Li 等发现，左侧半球卒中患者在自主吞咽唾液过程中，右侧完整半球包括初级感觉运动皮质、岛叶及丘脑较左侧明显激活，尤其是感觉运动皮质，其激活体积为健康对照组吞咽时感觉运动皮质激活体积平均值的 1.3 倍。而右侧半球卒中患者吞咽唾液时，双侧初级感觉运动皮质、额中回、颞上回、颞中回以及岛叶均显著激活，未受损半球的激活体积较损伤半球更大。首先，多数学者认为，单侧半球病变可能会导致患者吞咽困难。但左半球和右半球损伤卒中的吞咽行为可能不同。右半球卒中患者咽部运动障碍更为突出，左半球卒中患者口腔协调性降低较为突出。对于左半球卒中后的吞咽障碍患者，其右侧大脑皮质显示出过度激活，而非受损半球。同样右半球卒中患者其左侧大脑皮质过度激活，并向受影响的半球转移。这些研究表明，尽管吞咽功能涉及两个半球，但可能明显偏向一个特定的半球，而卒中后吞咽障碍的恢复可能依赖优势半球神经功能的重塑。

然而，半球吞咽优势仍在争论中，但鉴于完整半球在吞咽功能恢复中的重要作用，临床上吞咽康复治疗方案应考虑以促进完整侧或损伤较小一侧半球的代偿和重组为目标。其次研究还发现，卒中后患者在执行吞咽任务时大脑皮质和皮质下以双边不对称的方式过度激活了多个区域，基于卒中后大脑神经功能可塑性的理论，优势半球病变后导致皮质激活转移到未受影响的半球。观察到伴有吞咽障碍的左侧半球卒中患者，其双侧中央前回、岛叶和扣带回受到了过度激活。此外，右侧半球卒中后吞咽障碍患者，其左侧皮质被过度激活，特别是中央前回、中央后回、缘上回和扣带回。而所有卒中患者的左侧中央前回、中央后回、内侧额回和岛叶均激活增加。Mihai等还发现单侧皮质损伤时，通过招募额外未受损的皮质运动神经元激活可控制的感觉运动区域进行代偿。这些研究均为卒中后吞咽网络的双边再分布提供了循证证据。因此，尽管卒中后吞咽障碍患者吞咽时大脑皮质多个区域出现过度激活，但以中央前回、中央后回、前扣带回，以及岛叶的激活为主，其中以未损伤半球激活更甚，而这些区域参与吞咽运动的启动、加工、执行以及控制口咽肌肉的活动，对吞咽的完成具有重要意义。

还有研究表明，左半球损伤的患者可能有更重的吞咽困难，在执行吞咽任务时，他们的大脑活动比右半球损伤患者小，即左半球在促进吞咽功能恢复方面可能更为重要。就目前相对较为一致的研究而言，对侧半球的强制性重组可能有助于改善单侧卒中后患者的吞咽功能。尽管目前仍未得出确切结论，但这些观察结果可能对卒中相关吞咽障碍的诊断、预后和治疗有所启示。结合大脑的可塑性，脑卒中患者吞咽困难的改善可能与完整半球和吞咽相关的皮质区域的代偿性募集与激活有关。而双侧大脑半球均激活增加者可能预示着吞咽功能的预后更为良好。

二、皮质延髓通路

皮质延髓通路是众多吞咽障碍治疗技术作用的靶点之一，吞咽障碍发生时，中枢神经的传导过程及神经诱发电位异常，皮质下行纤维损伤致运动神经元的一级兴奋性突触后电位降低，进而影响皮质延髓通路的功能。皮质延髓束损伤，可导致吞咽皮质中枢和脑干的联系中断，从而引起吞咽障碍。

吞咽运动有从大脑皮质至吞咽肌肉的直接投射纤维，因此，运动皮质和皮质下回路的功能连接改变与吞咽功能密切相关。在对单侧半球卒中吞咽障碍患者大脑皮质和皮质下结构的功能连接研究时观察到，卒中后吞咽障碍主要表现为感觉运动皮质-岛叶-壳核回路的功能连接减少；且吞咽障碍的严重程度与某些吞咽网络的连接改变有关，比如渗透-误吸评分分数越高者，其右侧 BA4/BA22、BA3/BA22 和右侧 BA32/左壳核之间连接的相关性越大。除此之外，左侧 M1 中存在 BA4、BA40、BA41、BA13 和丘脑以及右侧 BA3 的阳性功能连接；右侧 M1 中，BA6、BA40 和壳核，以及左侧 BA6 有阳性功能连接。左侧辅助运动区中，BA6、BA24 和丘脑以及右侧壳核中发现阳性功能连接；右侧辅助运动区中，右侧 BA6、BA24 和左侧 BA40 存在阳性功能连接。同时，在左侧辅助运动区发现一横向纤维束即皮质延髓束穿过左侧内囊，皮质延髓束通过额叶、顶叶和颞叶将辅助运动皮质和内囊连接起来。同时，Mahai 等发现吞咽障碍与 M1/S1 舌区和内囊后肢之间锥体束的白质病变最相关，这些白质束被不对称募集以帮助吞咽网络的重组。

三、皮质下功能定位

皮质下结构在吞咽活动过程中主要起承上启下的作用，其一旦损伤，会使一些联络纤维不能发挥作用，导致吞咽障碍的程度加重。皮质下结构的损伤会影响吞咽活动的协调性，出现口腔、咽对食团控制能力减弱，导致食物残留等。

皮质下结构是吞咽相关感觉、运动信息的传导通路，包括放射冠、侧脑室旁白质、基底节区（尾状核、壳核、苍白球、内囊）和丘脑。Toogood JA 等应用 fMRI 对 7 例正常人在准备吞咽、自主吞咽唾液、不准备吞咽、不吞咽四项任务下的脑区激活情况进行分析，发现在吞咽准备阶段和吞咽执行阶段，双侧丘脑、尾状核、壳核均激活，此结果提示皮质下结构可能也涉及认知层面的吞咽运动控制，如反应抑制、运动的控制执行。当皮质下结构受损时，破坏了皮质与脑干之间的吞咽信息传导通路，将影响咽期和口期的吞咽功能。在 Park T 等的研究中，与 15 例皮质梗死患者相比，13 例皮质下梗死患者的喉闭合启动时间、喉闭合时间明显延长，渗透、误吸的发生率也更高。Jang S 等研究发现 82 例幕上病灶、首次发病的慢性卒中后吞咽障碍患者的咽期传递时间延迟主要与右侧基底节和放射冠病灶有关，而误吸主要与壳核病灶有关。Lee HY 等的个案报道则显示单独的双侧丘脑梗死病变亦可导致严重的口期和咽期吞咽障碍。最近的一项关于 63 例首次发病、轻度卒中的老年吞咽障碍患者的回顾性研究提示，白质病灶可以作为预测吞咽结局的影响因素，白质严重程度越明显，口腔传递时间越长，渗透的发生率越高。袁英等发现当卒中病变累及双侧皮质下结构层面较多，尤其侧脑室旁白质（periventricular white matter，PVWM）病变时，吞咽功能可能严重受损。PVWM 是侧脑室体部邻近的白质，包括皮质与皮质下结构联系的投射纤维以及同侧半球内的皮质间联络纤维，PVWM受损可以导致舌运动失调、口期食团传递时间延迟、吞咽失用症。

四、脑干功能定位

脑干卒中占脑卒中的9%～21.9%，脑干卒中后吞咽障碍被称为真性延髓麻痹，其发病率高达51%～100%。脑干中包含孤束核、疑核及周围网状神经纤维等参与吞咽的重要神经元，所以脑干卒中后的吞咽障碍更严重，与大脑半球卒中相比其吞咽障碍自发恢复的可能性很小。

国内外文献报道，单纯的延髓损伤造成的吞咽障碍及误吸不会长期持续，大部分患者于病后约2月可以恢复经口喂食，但是如果患者不能早期发现吞咽障碍、早期给予正确的康复治疗及训练，则吞咽功能的恢复往往不能得到满意的效果。Horner等提出脑干卒中患者的吞咽障碍经过积极的预防误吸治疗后，有超过80%的患者在长期随访中恢复了全口服喂养。Chua和Kong研究报道，脑干卒中患者吞咽功能及运动功能的恢复和长期生存的预后优于大脑半球卒中患者。Turney等报道，35%的脑干卒中幸存者在卒中发病后的第1年内可独立生活，但只有22%大脑半球卒中幸存者能在第1年内独立生活。

脑干中有吞咽的控制调节中枢，如疑核、孤束核及周围网状结构。吞咽的中枢模式发生器（central pattern generator，CPG）位于延髓，能够启动或组织吞咽运动序列，包括孤束核-背侧吞咽组（NTS-DSG）和延髓腹外侧-腹侧吞咽组（VLM-VSG）。NTS-DSG由孤束核及其临近网状结构内的前运动神经元和运动神经元构成，含有发生器神经元，参与控制着顺序或节律性吞咽模式的起始、时间、修订。VLM-VSG位于延髓的腹外侧，在疑核的上面，含有开关神经元，它将吞咽驱动分布到吞咽相关的各运动神经池。NTS-DSG接收相关传入信息、综合处理后，产生一系列按照特定时间顺序排列的兴奋（吞咽肌的顺序活动），并将其传递到VLM-VSG，然后再到疑核吞咽运动神经元和脑桥吞咽神经元，最终激活双侧三叉神经、面神经、舌咽神经、迷走神经、舌下神经和颈段脊神经 $C_1 \sim C_3$ 中枢神经。其中传入信息包括髓上信息和外周感觉信息，髓上信息即指皮质吞咽中枢的信息输入，外周感觉信息包括味觉和腺体分泌等感觉信息。正常人在睡眠过程中能够顺畅、安全地吞咽少量唾液，正是因为无意识状态下、外周感觉信息输入后，直接启动吞咽CPG，产生了反射性吞咽。部分双侧大脑半球严重受损但延髓无明显病变的意识障碍患者，可以部分经口进食糊状食物，也是由于食物安全放入口中后，直接启动吞咽CPG，进而患者反射性吞咽食物。

当卒中病变累及延髓，比如典型的延髓背外侧综合征，导致吞咽 CPG 受损，NTS-DSG 无法综合处理传入的信息，影响吞咽模式的起始；VLM-VSG 不能将吞咽驱动分布到吞咽相关的各运动神经池，影响第 V、第 Ⅶ、第 Ⅸ、第 Ⅹ、第 Ⅻ 脑神经的运动驱动，出现咳吐唾液明显，严重影响睡眠；甲状软骨上提困难；食物在梨状窝或会厌谷滞留，进食后咳吐，甚至严重者不知道如何吞咽；进食固体、黏度高的食物尤为困难。此外，如果卒中后意识障碍患者的病变累及延髓，我们一定要细心询问、查看患者，比如有时医护人员或者家属反映痰量特别多，亲自查看并且仔细区分是痰液还是唾液，这直接关系到临床上是进一步做化痰治疗，还是进行针对性的吞咽训练。针对低位脑干病变所致上述表现的吞咽障碍，有研究选取表面经皮电刺激治疗，早期主要是感觉刺激，以促进背侧吞咽组恢复其功能，受损侧残留的前运动神经元与延髓对侧中枢建立起新联系，取得较好的疗效。需要关注的是，临床上还有一类患者在吞咽障碍恢复过程中，甲状软骨上抬幅度尚可，但是梨状窝滞留所致食物咳吐症状并无改善，分析其原因是 CPG 腹侧组受损明显，影响迷走神经的运动驱动，进而梨状窝收缩无力，出现明显食物滞留。如果仅仅关注 CPG 的背侧组，单纯经皮电刺激加强感觉刺激输入，其临床疗效有限。

此外，临床上还需要关注中脑的红核，也会影响吞咽功能。红核通过皮质红核束、小脑红核束接受来自皮质和小脑的信息，相关信息通过红核-中央被盖束-橄榄体-小脑再返回小脑。动物试验证实刺激红核可以影响吞咽反射，提示红核参与控制吞咽。临床上，卒中病变累及红核时，可以表现为共济失调型吞咽障碍。

五、小脑

小脑损伤是否会出现吞咽障碍，目前国内外尚存在一些争议。有研究表明小脑在口面部、咽部骨骼肌的协调性等方面起一定作用。但是 Moon 等研究了 76 例患者的卒中部位与吞咽障碍的相关性，研究结果显示吞咽障碍与小脑损伤并无明显相关。目前大多数研究结果提示，小脑病变会引起共济失调型的吞咽障碍，可能机制为小脑通过影响大脑运动皮质活动来调控吞咽动作。

小脑与大脑皮质、脑干存在广泛连接，小脑通过整合接收到的感觉与运动信息，调控参与吞咽的相关肌群活动精确性、协调性。小脑皮质的传出神经元浦肯野细胞发出抑制性纤维投射至小脑深部核团，再由深部核团发出兴奋性纤维出小脑，经丘脑腹外侧核到达大脑运动皮质。小脑通过抑制大脑运动皮质活动来调整随意运动的控制，这就是小脑-大脑抑制（cerebello-brain inhibition，CBI）。舌运动、口腔内感觉刺激和喉上抬任务均可以激活小脑，经颅磁刺激刺激小脑中线或半球都可以诱发明显的咽肌电反应。临床上，某些小脑卒中后患者出现共济失调型吞咽障碍，表现为进食水时有呛咳，坐位时饮水呛咳更明显，同时伴随肢体或言语的小脑性共济失调表现，个别患者的表现比较隐匿，容易被患者家属、临床医生和治疗师忽略，这将增加误吸的发生率。有研究认为小脑卒中后共济失调可能与小脑-大脑抑制 CBI 下降有关。虽然此研究只关注了拇展短肌 M1 区的皮质内抑制变化，但是考虑到肢体和吞咽肌群的共济失调均由小脑病变导致，既然肢体共济失调与 CBI 下降有关，那么吞咽肌群的共济失调也可能与 CBI 下降有关。

六、周围神经

与吞咽有关的周围神经一旦损伤，将导致咽部肌肉推进力弱、喉关闭不全、环咽肌功能障碍和咽阶段延长，而吞咽动作触发障碍很少见。周围神经会进行双向信息传递，以确保吞咽运动的精确进行。安全、有效的吞咽过程需要有适宜的口咽感觉反馈，卒中后吞咽障碍患者的咽部感觉灵敏度受损将增加误吸风险。

吞咽相关感觉信息经第 V、第 VII、第 IX、第 X 脑神经分别至孤束核，上、下泌涎核，三叉神经感觉中脑核（深感觉），三叉神经感觉主核（触觉），三叉神经脊束核（痛温觉）等脑干核团，同时上传至大脑皮质。吞咽相关运动信息经脑干三叉神经运动核、面神经核、舌下神经核、疑核及颈段脊神经（$C_1 \sim C_3$），然后分别经第 V、第 VII、第 IX、第 X、第 XI、第 XII 脑神经支配吞咽相关肌群运动。吞咽感觉信息在咽与大脑皮质之间的双向信号传递对于保证恰当的吞咽反应时间和程度非常关键；通过相关感觉信息输入和运动信息输出的感觉运动整合，脑干相关核团顺序激活。触发吞咽反应的最有效的口咽感觉信息输入区域是舌咽神经咽支支配的软腭前部、腭咽弓、咽后壁，以及迷走神经分支喉上神经支配的会厌、杓会厌弓。已有研究显示，温度-触觉的口咽刺激可以增加正常人双侧的初级感觉运动皮质激活，这反映了吞咽皮质的短期的皮质可塑性的变化，也有助于理解临床上温度-触觉的口咽刺激治疗卒中后吞咽障碍的作用机制。有效的咀嚼运动有助于食团形成，舌的有力收缩有助于口咽期的食团推送至咽部，如果脑干相关核团受损，如卒中病变累及面神经核、三叉神经运动核或舌下神经核，就会影响相关肌群的运动控制，产生流涎、面瘫侧食物残存，或咀嚼无力、幅度受限，或舌运动力量及幅度受限，影响患者吞咽功能。

第三节 认知及构音障碍与吞咽障碍

一、认知与吞咽功能

近年来涉及吞咽障碍的研究除了关注吞咽病理损伤机制以外，也逐渐注意到认知功能对吞咽障碍及预后的影响。认知的维度比较广，目前研究较多的是意识与自我意识、定向能力、失语症、失用症等与吞咽障碍产生及预后的关系。

1989 年 Barer 等提出对于单侧脑卒中患者，其言语的可懂性、对指令的反应等因素都与卒中急性期吞咽障碍密切相关。Ickenstein 等认为功能性交流检查评分（functional munication measure score，FCM-Score）可用来预测脑卒中患者吞咽功能的转归及死亡风险。Walker 等通过帕金森病联合评分标准（unified Parkinso's dissease rating scale，UPDRS）对帕金森病患者的精神、行为和情感、日常生活、运动功能和药物治疗进行评估后发现，UPDRS 中的吞咽障碍评分与智力、语言等方面的功能障碍密切相关。

认知功能（包括感知觉、注意力、记忆、组织能力、问题解决和判断力、推理及执行能力、语言表达/理解等）可能影响摄食的某一环节。如感知觉障碍可能导致食欲下降，对食物味道的辨别能力丧失；注意力下降容易使患者被外界刺激干扰，从而导致其进食效率降低、咽启动延迟或分次吞咽；记忆障碍可导致患者对吞咽代偿技巧的学习和记忆困难；组织能力减退可导致患者对吞咽代偿技巧的特定序列动作学习障碍；执行功能障碍则会导致摄食计划编制困难、难以启动吞咽程序、影响摄食量及进食速度等。也有研究结果表明，认知障碍的严重程度不仅与准备期及口腔期口唇闭合障碍、舌推进力量不足、口腔滞留、食团提前落入咽腔有关，同时与咽期喉上抬不足也有显著相关性。

认知功能与吞咽障碍的关系也可从另一方面来证明，即认知功能对吞咽训练及康复疗效具有重要影响作用。吞咽训练通常要求患者根据治疗师的指令来学习声门上吞咽、门德尔松吞咽法等安全有效的吞咽代偿技巧，而 Nonaka 等通过对受试者伴随性负电位变化（contingent negative variation，CNV）研究后指出，机体控制随意性吞咽与指令性吞咽的神经机制是不同的，执行指令性吞咽产生的 CNV 与负责注意、记忆、决策功能的前额叶皮质激活有关。认为相比较单纯的自主性吞咽，指令性吞咽在对吞咽指令的线索加工过程中激活了更广泛的脑区。因此在学习吞咽策略时，患者可能由于前额叶皮质损伤导致的注意、记忆决策等方面的认知障碍，无法执行治疗师发出的吞咽指令，从而影响吞咽康复疗效。有研究表明，对于合并认知障碍的吞咽障碍患者，给予适当的认知康复训练，有利于其吞咽功能康复及预后。

1. 意识与自我意识 李红玲等采用格拉斯哥昏迷评分（Glasgow coma scale，GCS）评估脑卒中患者意识状态后发现，如患者意识损害程度越严重，则吞咽障碍发生率越高。Parker 等对 27 例脑卒中后吞咽障碍患者进行问卷调查，问卷调查内容包括当您饮水时是否有咳嗽、当您饮水后声音听上去是否有改变等 8 个问题，以评估患者本人对吞咽障碍临床症状的觉察程度（属于自我意识范畴）。发现觉察程度较好的患者会自行减少每次饮水的一口量以及减慢饮水速度，且在 3 个月后的随访中发现，其误吸、肺炎等并发症发生率及死亡率均显著低于觉察程度较差的患者。另外 Parker 等还指出，觉察程度较好的患者对吞咽困难的经验及敏感程度有利于其在吞咽前的运动计划及程序编制，从而帮助其调整吞咽策略以避免误吸；相反那些觉察程度较差的患者则会因放松警惕而导致误吸风险增高。

2. 定向能力 Leder 等认为简单的定向能力筛查可以在吞咽评估前粗略预测患者的误吸风险，通过对 4 070 例吞咽障碍患者进行定向力测试，测试问题：①你叫什么名字；②你现在在哪儿；③今年是哪一年。对患者反馈结果进行回顾性分析，发现那些无法对人物、时间及空间进行定向的患者，其液体误吸的风险要比定向能力较好的患者高 31％。脑损伤导致吞咽障碍的患者中有部分会伴有定向能力受损，因此利用易获取的定向力信息对患者进行误吸风险筛查、预判及动态监测，并且在后续治疗中提供及时的干预措施以降低临床风险，这对于吞咽障碍患者的康复治疗具有重要意义。

3. 注意力 脑损伤患者会因注意力涣散及注意容量降低，导致其在进食时常被外界无关的视听觉刺激干扰而转移注意力，无法达到正常所需的摄食量，或是无法集中注意力去学习各种吞咽代偿技巧而达到安全吞咽的目的。Brodsky 等通过对 10 例帕金森病患者进行分配性注意力（非词汇听觉刺激）研究，发现在双重任务环境下的吞咽预备期反应时间较单任务环境下反应时间明显延长，而在口咽期两种任务的反应时间无明显差异，提示干扰性的环境刺激仅会影响预备期摄食效率，而对无意识成分较多的口咽期则无明显干扰作用，并指出预备期由于需要更多的注意、组织、计划等成分参与，因此相对于口咽期要占据更多的注意资源。伴有偏侧忽略症的脑损伤患者无法注意到病灶对侧空间内的事物或对其做出反应，该类患者常被报道忽略左侧食物，从而对其摄食功能造成一定影响。脑卒中后伴偏侧忽略的急性期型患者更需要依赖非经口摄食方式获取营养，但这并不影响其后期摄食方式的转归。同时还有研究发现，尽管偏侧忽略症对患者摄食方式有影响，但这并不意味偏侧忽略症患者有更严重的吞咽障碍或更高的误吸-渗漏风险。针对偏侧忽略症患者的注意力障碍，Lagemann 等建议该类患者在没有视听觉刺激的安静环境下进食，同时将进食次数调整为 5 次/d，促其养成少食、多次短时进餐习惯，并且食物的类型及摆放位置要能引起患者注意，则更有利于患者吞咽时注意力集中及吞咽功能改善。

4. 失语症 失语症是否直接影响脑损伤患者吞咽功能及康复结局还有待进一步研究证实。目前构音障碍及发音困难与误吸的相关性已得到证实。Barer 等在 1989 年就指出脑卒中急性期患者的吞咽障碍与语言表达、理解功能受损密切相关。Falsetti 等也认为吞咽障碍严重程度分级与构音障碍及失语症密切相关。国内有学者认为感觉性失语症与吞咽障碍康复疗效具有明显相关性；运动性失语也是影响脑损伤患者吞咽康复的危险因素之一。语言表达或理解功能障碍均能影响脑卒中后吞咽功能及预后。然而目前也有研究不赞同以上观点，如 Schroeder 等对 65 例急性脑卒中患者研究后发现，无论是在卒中发病 3 d 内或是出院时，失语症发病率在经口吞咽和非经口吞咽两组患者中并无显著差异；并且经 VFSS 评定患者吞咽功能后发现，失语症与渗漏-误吸评分（penetration-aspiration scale）、吞咽障碍严重程度均无明显相关性，提示吞咽障碍与失语症间并无显著关联。因此，尚不能简单地认为失语症与吞咽功能具有相关性。

5. 失用症 吞咽障碍的发生与患者言语及颜面失用密切相关，失用症可作为预测脑卒中后持续性吞咽障碍的评估指标之一。目前关于言语失用及颜面失用影响吞咽功能的研究鲜见报道，其原因包括有部分学者将颜面失用、言语失用与吞咽延迟、喉上抬不足、食管上括约肌开放障碍等一同作为吞咽障碍的亚型，使得失用症并未被单独作为感知觉障碍来考虑，故没有引起临床足够重视。

吞咽失用（swallowing apraxia）被定义为口腔期吞咽障碍的一个亚型，特指在口腔期食团转移过程中，唇、舌、下颌骨相互协调的运动计划紊乱，表现为口腔期食团传递延迟或开始转移前的摸索动作，由于吞咽动作所具有的及物性，即吞咽必定伴随着液体食团至少是唾液的转移，以及吞咽动作的半自主性，它在咽期更多表现为一种反射性运动，无法随意控制。吞咽失用的病灶部位主要与皮质下脑室周围组织有关，不同于肢体失用有意念性、运动性和意念运动性等不同亚型，吞咽动作由于其序列相对固定，所以吞咽失用最明显的特征表现为舌运动功能协调障碍，这就使得临床很难与运动障碍相区分，因为由运动、感觉系统损伤诱发的共济失调与感觉丧失均可导致类似的舌自发运动减少、协调功能失常等。从这一方面分析，在检查吞咽功能时，认知功能缺损（如知觉障碍范畴的失用症）很可能会被忽视或隐藏。

二、构音障碍与吞咽功能

一项加拿大的研究表明脑卒中后吞咽困难、构音障碍和失语症的发生率分别为44%、42%和30%。同时患有吞咽困难和构音障碍的任何两种损伤的最高发生率为28%，而构音障碍影响42%~55%的卒中患者。

卒中患者构音障碍和吞咽困难具有相似的病因，特别是与咽喉功能有关的。吞咽后声音变化是液体吸入的高危指标。脑卒中吞咽障碍多由疑核、迷走神经背核等部位损伤引起，而同时多伴有双侧舌下神经受累。大脑皮质、皮质下和脑干中的特定感觉和运动区域对低音、语言和言语功能有影响。例如，额叶的运动皮质负责处理运动语言和语言输出，它也控制随意的肌肉运动，包括吞咽和交流肌肉；在皮质下区域，基底神经节控制和稳定运动功能并解释感觉信息；脑干包含一些脑神经的核，这些神经在周围水平上调节颊部、面部、咽和喉部肌肉。主动伸舌不充分、舌体萎缩、舌肌张力偏高及舌运动障碍等更加剧了患者的构音障碍。而构音障碍又可作为吞咽障碍的预测因素，有助于评估卒中后吞咽的风险等级。脑卒中后患者舌上抬时间明显减少，舌与软腭配合不充分，舌根与软腭间距增大，导致食物无法在口腔停留太长时间就进入咽腔。虽然吞咽期是分开的，但口腔期和咽部期是相互独立的。因此，口腔问题可能危及吞咽生物力学的改变，导致咽期的变化，从而增加吸入的风险。吸入性肺炎导致住院时间延长、医疗和住院护理费用增加，以及卒中后高死亡率；卒中后伴有构音障碍患者的吞咽障碍的特征是吞咽过程中由于口腔、咽部和喉部肌肉的活动性、力量和敏感性的变化而引起的口腔和咽部吞咽障碍。此类患者长期留置鼻胃管无法经口进食，导致下颌、唇、舌、软腭、咽肌等吞咽器官肌肉出现失用性萎缩及功能下降，同时软腭、舌根及咽后壁等正常吞咽启动区域感觉脱敏，吞咽过程无法产生刺激性反馈。

构音障碍是发音器官的器质性病变引起发音器官的肌肉无力、肌张力异常及运动不协调等，出现发音、发声、共鸣、韵律等言语控制障碍，从大脑到肌肉本身的病变都可引起有关肌肉的麻痹、收缩力减弱或运动不协调，从而导致言语症状异常。脑卒中患者的大脑皮质、皮质下、内囊、放射冠、脑干、小脑受累时，均可出现构音障碍。有作者报告所有类型的构音障碍都会出现错误构音。经颅磁刺激显示皮质延髓束受累发生率高，表现为中枢性面舌瘫；皮质脊髓束受累的患者可出现构音障碍-手笨拙综合征和构音障碍-纯运动性轻偏瘫，临床表现为腱反射亢进、巴氏征阳性及轻瘫。构音障碍伴随的临床症状与锥体束受损的范围有关。与构音障碍-面瘫综合征、构音障碍-面舌瘫、构音障碍-手笨拙综合征和构音障碍-纯运动性轻偏瘫相比，纯构音障碍受损最小。与构音障碍有关的幕上小梗死，可位于运动皮质下、放射冠和内囊，内囊损伤分别位于前肢、膝部、后肢。有报道双侧尾状核梗死、双侧丘脑梗死也可引起构音障碍。Kim 报道放射冠梗死可引起构音障碍，皮质卒中也可引起构音障碍。小脑的任何部位梗死都能引起构音障碍。Holmes 研究小脑的蚓部及小脑半球枪伤后可出现构音障碍。Urbabn 等认为小脑上动脉供血、小脑前下及后下动脉供血区受累均可出现构音障碍。引起构音障碍的病可见于脑桥基底、大脑脚，以及脑桥延髓接合处腹侧的梗死。

值得一提的是，脑卒中后重症患者由于呼吸困难、误吸及肺部感染等严重问题，早期的气管切开是重要的生命维持措施，病情相对平稳后，很多患者遗留吞咽障碍，表现为误吸和残留。临床上往往将吞咽功能恢复作为拔除气管套管的一个必要条件，神经性疾病气管切开与吞咽障碍、构音障碍相互影响。研究报道显示，气管切开对吞咽及言语功能有一定的影响，主要考虑气管切开后由于声门下压力的改变，气囊充气的压迫、气管套管锚定限制舌喉复合体的活动等，舌喉复合体的活动又与吞咽及言语功能有关。另一方面，气管狭窄、气管食管瘘、气管壁塌陷等并发症，会加重患者吞咽功能及构音障碍恢复的难度。

基底核神经通路在言语的形成上发挥重要的生理机制。大脑皮质各言语区之间由不同的神经纤维构成复杂的神经连接，某些神经元可能参与多种言语功能活动。因此，大脑皮质各言语区之间的任何一部分神经通路受损，都可能导致不同类型的言语障碍。左侧壳核单向连接到左额下回和左外侧颞叶皮质，参与"皮质启动"，在调节语音输出的初始过程中起着显著作用。所有引起构音障碍的小脑外病变均累及锥体束，有 90.7％ 的患者出现锥体束征。对于小脑外梗死的患者，如果有构音障碍及锥体束征而没有其他临床表现，病灶可能位于初级运动皮质下部与脑桥延髓连接之间。左侧基底核病变引起的构音障碍更为突出的可能解释是从左侧运动皮质投射的下行纤维通路在言语表达过程中更具优势性。皮质言语通路在构音障碍发病的解剖基础中非常关键，基底核结构通过与皮质运动区、感觉区及丘脑等的双向联系，对言语表达起着重要作用，因而脑卒中后基底核的损伤使皮质-皮质下间的言语通路受损而发生构音障碍。基底核损伤的患者言语缓慢、吐字不清，可能与伤及与记忆有关的、通向额叶或颞叶皮质的信息传出通路有关，导致从记忆词库里提取字词或短语发生障碍，从而破坏音韵的流畅性。基底核也是吞咽功能能够正常完成的重要神经通路，与大脑皮质有双向联系；脑卒中后基底核损伤后言语通路的平衡失调，发生舌或口面部肌肉肌力失调和肌张力异常；纹状体中的神经递质对神经传导通路在同步和整合功能中具有一定的作用；基底核损伤导致皮质语言区血流低灌注，因低灌注状态短暂言语功能通常恢复较快；基底核系统的时间线索对正常的言语起着重要作用，配合皮质区适时完成准备和执行言语运动的命令，产生流畅的言语。

此外，构音障碍导致的沟通混乱也与吞咽阶段的特定事件有联系。例如，食团的准备和推进在准备和口头阶段；构音障碍影响咀嚼、准备期和口腔期的食团的准备和推进，以及在咽期的气道保护。文献表明，构音障碍与误吸风险有关，此外，构音障碍会影响患者参与吞咽治疗。对卒中后吞咽障碍和构音障碍之间关系的研究有助于识别吞咽障碍的风险，帮助评估和康复吞咽障碍和沟通障碍，并提高对卒中后神经系统疾病的理解。构音障碍与口腔期问题的发生率有关。口唇期问题的最初迹象是吞咽困难。它们可能包括流口水，食团制备和推进，和过早泄漏进入咽部。出现这些问题的原因是食团形成困难，咀嚼和移动费力，进而引起咽部阶段的变化，如渗漏和误吸。由于构音障碍，口腔、面部和舌头肌肉的瘫痪、无力或不协调，会导致口腔期出现这些障碍。

（孙　瑞）

第三章　脑卒中吞咽障碍的临床诊疗

脑卒中吞咽障碍的临床诊疗是康复医师的工作内容，详细的病史采集和系统的体格检查是排查患者是否存在吞咽障碍，判断吞咽障碍的部位和性质，评估吞咽障碍的严重程度，明确有无并发症，并提出进一步诊疗方案的基础。尽管目前被公认评估吞咽障碍的金标准是吞咽造影检查，康复医师在接诊患者时也不应完全依赖影像学检查而忽视问诊与体检，在面对复杂病例时，翔实的病史采集和客观的体格检查往往能为疾病的诊断提供重要线索，进而获得有效的治疗。

第一节　病　史　采　集

脑卒中作为神经系统疾病，病史采集的基本原则和过程与一般病史采集相同。病史采集的内容：一般项目、主诉、现病史、既往史、系统回顾、个人史。其中，对于现病史需要详细采集起病时间及发病形式，病因与诱因，主要症状的特点（部位、性质、持续时间、程度、缓解或加剧的因素），病情的发展与演变，伴随症状，就诊与治疗情况，饮食起居及一般情况。针对吞咽障碍，要详细询问的内容：是否存在吞咽障碍或误吸，吞咽障碍与脑卒中的相关性，吞咽障碍发生在吞咽过程中的哪个时期，是否发生肺部感染、营养不良、水和电解质紊乱。现将问诊过程中需要注意的内容分述如下。

一、是否存在吞咽障碍或误吸

由于呛咳最容易发生在饮水过程中，最常用的提问方式：患者喝水时会不会呛咳。然而患者喝水时未发生呛咳，并不代表完全排除了吞咽障碍或误吸。需要进一步询问患者饮水时的一口量、一次能饮的总水量以及所需要的时间。部分咳嗽反射较弱的患者可发生隐性误吸，配合有无发热、咳嗽、咳痰等症状可为是否存在误吸提供鉴别诊断的依据。

二、吞咽障碍与脑卒中的相关性

吞咽障碍是多种疾病的临床表现之一，对于存在吞咽障碍的患者，需要进

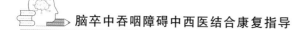

一步问诊患者的吞咽障碍与脑卒中的相关性。吞咽障碍与脑卒中在时间上的先后顺序可以作为鉴别的依据之一，但并不绝对。某些隐匿起病的疾病，如舌咽神经痛；或某些缓慢进展性疾病，如帕金森病，均可导致吞咽障碍。若在发病时间上存在交叉，则需要详细询问脑卒中发病前后吞咽障碍的症状，以便鉴别。

三、吞咽障碍的发生时期

吞咽活动是一系列连续的运动过程，临床上人为地将其划分为 4 个阶段，以便于描述和分析。吞咽障碍的患者在吞咽的不同时期可有不同的症状与体征，详细询问患者是否存在相应的症状，可为我们进一步分析吞咽障碍产生的直接原因与功能性训练的重点提供依据。

准备期常见的症状和体征：张口困难、口含食物不吞咽、未进食时唇可开闭但碰触食物后闭合、一侧食物残留、餐具相关的观念性失用等。

口腔期常见的症状和体征：流涎、表情不对称、口腔内食物残留、唇闭合不严、食物或液体从口中溢出、咀嚼减少等。

咽期常见的症状和体征：鼻腔反流、进食中吐出食物、吞咽过程中咳嗽、窒息、吞咽后声音异常、声音嘶哑、食物哽在喉咙等。

食管期常见的症状和体征：吐透明的丝状黏液、频繁出现吞咽后呃逆、醒来后口中有异味或感觉异常、胸骨后有烧灼感或恶心、胸痛或胸部不适。

出现以上症状均提示患者存在不同程度的吞咽障碍，需要进一步进行相应的体格检查，必要时完善吞咽造影检查、食管测压检查或上消化道内镜检查等相关检查。

四、是否存在并发症

吞咽障碍患者常见的并发症：误吸、肺部感染、营养不良、脱水、电解质紊乱。大多数患者在发生误吸时会诱发咳嗽，可作为误吸发生的阳性表现。少数患者于年老、营养不良、体质虚弱或呼吸功能较差时，发生隐性误吸，难以通过问诊明确，故而近期有无肺部感染的发生可作为是否发生误吸的参考依据。需要注意的是个别患者由于误吸的量很少，并不一定发生肺部感染。有文献报道，在缺血性卒中发病早期使用质子泵抑制剂虽然可降低消化道出血的风险，但会增加肺部感染的发生率。患者发病过程中可能存在呕吐、昏迷等易发生肺部感染的诱因，以及患者因脑卒中导致的长期卧床、心肺功能下降等均是肺部感染的易感因素。因此，在判断肺部感染与吞咽障碍的相关性时，需要综合多个方面考虑。

营养不良是吞咽障碍患者及其家属最容易忽略的并发症。由于脑卒中患者在急性期治疗时常常需要暂禁食或使用肠内营养液，当患者病情趋于平稳时营养支持治疗往往容易被忽略或滞后，患者已经存在负氮平衡，然而家属的关注重点多在患者的意识、言语、运动、二便控制等方面，且缺乏系统的营养学知识，当患者进入恢复期时常常存在着不同程度的营养不良。

对于鼻饲饮食患者，应详细询问患者家属一日的摄食摄水总量，根据患者的年龄、体重、平素饮食习惯制定相应的膳食方案纠正营养不良。

对于非鼻饲饮食患者，需要详细询问患者目前与发病前的饮食和营养状况，在进行饮食管理之前必须对吞咽功能进行全面的筛查和评估。常见的评估进食和营养状况的相关问题：近期的食欲如何，有无厌食、偏食、挑食；每次进餐需要多长时间；偏爱哪种类型的食物；进食时是否出现咳嗽、恶心、流涎、窒息；如果有上述情况，发生的频率是多少。上述症状是进食某一种性状的食物时容易出现，还是每种食物都出现？近期有无出现体重下降，下降了多少，下降的速度如何？是否有牙齿或口腔疾病影响进食？

五、药物相关的吞咽障碍

一些药物的副作用可导致口腔干燥、中枢性抑郁、免疫抑制、唾液分泌增加、神经肌接头阻滞、肌病、食管黏膜损伤及食管括约肌功能障碍等，从而使患者出现吞咽障碍。在询问病史时应详细询问患者的用药史，包括目前正在使用的和既往曾经使用的，以排查患者的吞咽障碍是否与药物相关。药物相关的吞咽障碍症状如表 3-1 所示。

表 3-1 药物相关的吞咽障碍症状

相关症状	代表药物
口腔干燥	抗抑郁药、抗痉挛药、抗高血压药、抗胆碱能药、抗组胺药、支气管扩张药、镇静剂、肌松剂、抗肿瘤药、抗帕金森药、抗精神病药、麻醉药、抗焦虑药
中枢性抑郁	抗痉挛药（丹曲林、巴氯芬）、抗焦虑药（阿普唑仑、地西泮、氯硝西泮）、抗抑郁药（曲唑酮、阿米替林、去郁敏）、镇静剂（氟哌啶醇、氯丙嗪）
免疫抑制	抗生素（青霉素、红霉素、氯霉素、四环素由于其副作用如舌炎、口腔炎、食管炎等，间接引发吞咽困难）、细胞毒性药物

相关症状	代表药物
唾液分泌增多	抗胆碱酯酶剂，氯硝西泮、氯氮平
神经肌接头阻滞	氨基糖苷类抗生素，卡尼丁
肌病	类固醇皮质激素、降脂药、左旋色氨酸
食管黏膜损伤	抗生素（多西环素、克林霉素、四环素、复方新诺明），非甾体消炎药、阿仑膦酸钠、齐多夫定、维生素C、补钾药物、奎尼丁、茶碱类药物
食管括约肌松弛	抗组胺药、利尿剂、麻醉剂、抗精神病药、异丙托溴铵气雾剂、α-肾上腺素能阻断剂，抗高血压药（ACEI、ARB、CCB），抗胆碱能药（阿托品、东莨菪碱）

第二节　临床表现与体格检查

认识吞咽障碍的多种临床表现，掌握针对吞咽障碍的专科体格检查是康复医师必须掌握的知识与技能。在接诊脑卒中患者时，通过详细询问病史可初步判断患者是否存在吞咽障碍以及吞咽障碍所带来的影响，观察患者吞咽障碍的表现并进行体格检查可以评估患者吞咽障碍的部位、程度，为患者的康复治疗计划提供依据。

一、吞咽障碍的临床表现

吞咽障碍的临床表现可基于某些和吞咽功能不直接相关的功能障碍：因脑卒中造成的认知功能障碍可使患者主动摄食困难，以及摄食行为中断，如食物含在口腔内不咀嚼，食团含在口中不吞咽等。餐具使用方法失用造成的自主进食困难。血管性痴呆可导致患者进食淡漠，偏侧忽略的患者自主进食时可发生餐具中一侧食物残留。脑干病变造成的强哭或强笑可使进食中断并易发生误吸。

在食物进入口中到吞咽完成的整个过程中，吞咽障碍的临床表现是多种多样的，下面以吞咽的四个阶段为序，分别描述吞咽障碍的临床表现，以便于描述和分析。

1. 口腔准备期与口腔期　吞咽障碍在口腔期准备期与口腔期的临床表现

可以是多种多样的，多与颜面部肌肉瘫痪、面肌失用、舌肌无力、口腔内感觉异常等相关。唇肌无力导致口唇闭合困难，可发生漏食、流涎、吸吮困难。颊肌功能异常可导致食团形成障碍、口腔内食物残留、吸吮困难。舌肌无力可影响食物搅拌、塑形，不能有效咀嚼；食团散落在口腔内导致口腔准备期和口腔期明显延迟；食团不能向后推进，患者可出现仰头吞咽，易发生误吸；一侧舌肌无力还可造成同侧口腔内食物残留。咀嚼肌无力可造成张闭口困难，咀嚼困难，食团形成困难。口腔内任何部位的感觉减退或丧失均可影响口腔对食物的控制，导致食团形成不良，口腔准备期与口腔期延迟。

2. 咽期　吞咽障碍在咽期的临床表现主要与咽部肌肉无力或功能异常有关。软腭无力引起的软腭上抬速度减慢和上抬幅度不足易造成食物反流进入鼻腔。咽缩肌功能异常导致咽部食物滞留，可引起患者重复吞咽以清除滞留食物。咽提肌无力时喉上提幅度及速度降低易造成食物到达喉口时，喉口尚未完全关闭而进入喉前庭。咽部残留的食物和提前进入喉前庭的食物均可造成误吸。咽肌无力亦可造成咽腔内压力过低，环咽肌无法正常打开，食物下咽困难。食管上括约肌功能异常可表现为食物下咽困难，严重者不能吞咽涎水，只能将涎水全部吐出，严重影响患者的生存质量。

3. 食管期　吞咽障碍在食管期的临床表现常见于胃食管反流、食管痉挛、贲门失弛缓等食管功能异常所造成的食物咽下困难、疼痛、反流。患者可出现吞咽后呃逆、醒来后口中异味或感觉异常、恶心、胸痛、胸部不适等。真性延髓麻痹患者可吐出无色透明的细长黏液状痰。

二、脑卒中患者吞咽障碍的体格检查

对脑卒中患者进行体格检查时，应包含内科常规检查与神经科专科检查，检查均遵循视诊、触诊、叩诊、听诊、功能活动、反射的顺序进行。对于存在吞咽障碍的患者，全面的体格检查还包括患者意识、认知功能、头颈部位置、肌肉功能、口腔感觉和运动功能、保护性反射、呼吸及发音情况、小脑功能、体重与营养状态等方面的评估。本书仅就吞咽障碍相关的体检内容展开叙述。

1. 视诊

（1）一般情况：一般情况包括患者的意识、面容表情、发育情况、体型及营养状态。意识包括觉醒度改变和意识内容改变。觉醒度改变可分为清醒、嗜睡、昏睡和昏迷，意识内容改变可分为意识模糊、谵妄状态，此外还有一些特殊类型的意识障碍，如去皮质综合征、持续性植物状态。

（2）额纹：脑卒中患者通常可出现一侧中枢性面瘫伴同侧中枢性肢体瘫痪，此时双侧额纹对称。而脑干病变时可出现一侧周围性面瘫及对侧中枢性肢体瘫痪，此时病变侧额纹变浅或消失。额纹变浅或消失最常见于周围性面神经瘫痪，病变位于面神经核或核以下周围神经。

（3）眼睑：脑卒中患者通常眼裂对称，眼睑开合有力。病变位于脑干的患者可因累及动眼神经核出现单侧上睑下垂，亦可因累及面神经核出现单侧眼睑闭合障碍。

（4）眼球和眼震：脑卒中患者通常需要检查眼球位置、眼球活动与眼震。脑干病变的患者可出现双侧眼位不对称、眼球活动受限及眼震。脑干被盖部病变以垂直性眼震为特征。眼震的严重程度往往和吞咽障碍的严重程度成正相关。

（5）瞳孔：瞳孔正常直径为 3～4 mm，幼儿及老年人可稍小，一般认为瞳孔直径小于 2 mm 为瞳孔缩小，大于 5 mm 为瞳孔散大。瞳孔大小的调节受到动眼神经的副交感神经纤维和颈上交感神经节发出的交感神经节后纤维共同支配。检查瞳孔时需注意瞳孔的大小、形态、位置，双侧瞳孔是否等大等圆，以及瞳孔对光反射是否正常存在。在脑卒中患者中，下丘脑、脑桥、延髓的病灶均有可能引起瞳孔变小，脑疝形成或脑干病灶累及动眼神经核可出现瞳孔散大，中脑损害可出现双侧瞳孔不等大，严重者可出现瞳孔散大及对光反射消失。

（6）集合反射：脑卒中患者病灶累及动眼神经核时可出现集合反射消失，即辐辏反射和调节反射均消失。

（7）视野：脑卒中患者病灶位于视辐射或视皮质时可产生不同的视野缺损，可发生偏侧忽略。视野缺损与偏侧忽略的患者均可表现为进食结束后餐具中食物残留。

（8）鼻唇沟：脑卒中患者多有病灶对侧的中枢性面瘫，可见鼻唇沟变浅、口角下垂、示齿时口角向健侧歪斜，鼓腮漏气，吃饭时食物残留于颊部和齿龈之间。部分病灶位于脑干的患者可出现病灶同侧的周围性面瘫，多提示面神经核损伤。

（9）口唇：脑卒中后吞咽障碍的患者当出现贫血、虚脱时可见口唇颜色苍白，若因误吸致肺部感染或发生窒息时可有口唇发绀。当患者因吞咽障碍摄入不足而严重脱水时可见口唇干燥并有皲裂。

（10）口腔黏膜：正常口腔黏膜光滑完整呈粉红色。脑卒中患者伴有吞咽障碍时可因摄入不足或饮食结构单一而发生口腔溃疡。反复发作的口腔溃疡需与白塞氏病相鉴别，因反复肺部感染而长期使用抗生素的患者易发生口腔真菌感染，白色念珠菌较多见。

（11）牙齿：脑卒中后吞咽障碍的患者需详细检查有无龋齿、残根、缺齿、义齿以及义齿的牢固程度。

（12）舌：脑卒中患者常伴中枢性舌肌瘫痪，表现为伸舌时偏向患侧。部分患者可因舌肌无力或挛缩而出现舌不能伸出口腔。脑干病变患者可见舌肌震颤，需与运动神经元病相鉴别。并发脱水的患者可见舌面干燥，合并真菌感染时，舌面可见真菌附着。

舌象是中医辨证施治的重要依据之一，脑卒中患者在病程的不同阶段可出现不同的证型，风痰阻络型患者可见舌质紫暗、苔白腻，气虚血瘀型患者可见舌淡、舌体胖而边有齿痕、苔薄白，肝肾亏虚型患者可见舌红少苔，肝阳上亢时可见苔黄，脾胃热盛的患者可见舌苔腐垢。需要注意的是患者的证型常常不是单一的，而是一种为主合并其他问题，需要四诊结合，才能辨证施治。

（13）腭：脑卒中患者常见单侧软腭上抬不足，悬雍垂向健侧偏斜。

（14）颈与头部位置：脑卒中患者因患侧颈肌无力，坐位时常出现头部低垂或后仰，这些姿势不利于吞咽完成，增加误吸风险。应积极训练颈部肌肉力量，同时在进食时支撑颈部，增加吞咽相关肌肉运动时的稳定性，以利于吞咽完成。病灶位于脑干，特别是脑桥的患者，可出现颈部点头样震颤，应与帕金森病相鉴别。

2. 触诊 脑卒中后吞咽障碍的患者，需进行口腔感觉检查。口腔内有多重感觉分布，包括触觉、痛觉、温度觉、深压觉和味觉。根据感觉障碍的差异可制定相应的个体化的训练方案。例如舌尖对甜味最敏感，舌侧面对酸味敏感，舌根对苦味敏感，舌的各部均对咸味敏感，腭部感受酸味、苦味，软、硬腭交界处对酸味、苦味比舌更为敏感，治疗时可针对障碍出现的部位不同而用不同的味觉刺激。口腔感觉障碍的减轻也多提示患者预后良好。

3. 听诊 对吞咽障碍的患者进行听诊检查的主要内容包括发音和咳嗽。脑卒中后吞咽障碍的患者常常伴有不同程度的构音障碍，这与两者往往具有相似的病因，特别是咽喉功能障碍有关。构音障碍是发音器官的肌肉瘫痪、共济失调或肌肉张力增高所致。脑卒中患者的病灶位于脑干、锥体外系或小脑时均可呈现不同类型和程度的构音障碍。而脑卒中以外的许多疾病如肌萎缩侧索硬化、延髓空洞症、多发性硬化症、重症肌无力、进行性肌营养不良也可导致构音障碍。由于参与构音的肌肉活动都与吞咽活动密切相关，因此可以通过发音的准确性、频率、共鸣、韵律等方面客观地评价参与吞咽的部分器官功能。比如"pa""ta""ka"分别需要唇、舌、软腭来参与发生，我们可以通过这3个音单独发声时患者的音准情况来判断唇、舌、软腭相关肌肉的力量，也可以通过3个音节快速轮替时患者的发声情况来判断整个口腔运动的协调性。脑干病变的患者可出现爆破式发音，咽部肌肉痉挛可导致语音紧张，发音费力且缓

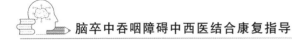

慢，严重者完全不能发音，需依靠书写进行交流。

咳嗽时需要声带正常的运动，咳嗽时声音明显减弱常提示咽部病变，没有声门关闭的咳嗽提示声带麻痹。上腭无力时咳嗽可出现鼻音，为嗅吸样声音，多提示密封不严，口内压升高。

4. 功能活动 与吞咽相关的功能性活动：唇肌力量、颊肌力量、舌的力量与运动控制、软腭的运动、咀嚼肌肌力、颞下颌关节的运动。

5. 反射

（1）生理反射：吞咽障碍患者在进行反射检查时，主要的生理反射有咽反射、呕吐反射、咳嗽反射。用棉签轻触硬腭与软腭交接处或软腭和悬雍垂的下缘可引起软腭的向上、向后运动为咽反射。用棉签轻触咽喉壁、舌根部、双侧腭弓，引起整个咽喉壁和软腭强劲而对称的收缩，伴有声门关闭，膈肌和腹肌强烈收缩使腹压升高、幽门紧闭、贲门和食管舒张，胃内容物通过食管从口腔流出，为呕吐反射。咳嗽反射是由于气管、咽黏膜受刺激而做出的一种应激性咳嗽反应。这 3 个生理反射均为保护性反射，咽反射可防止吞咽异物，呕吐反射可排出胃内有害物质，咳嗽反射可防止误吸和减少吸入性肺炎的发生。

咽反射、呕吐反射和咳嗽反射的反射中枢均位于延髓，在脑卒中患者中，病灶位累及脑干或皮质脑干束时可引起反射减弱或消失。

（2）病理反射：许多在婴儿期存在而随后消失的反射在晚年时可因额叶功能障碍而被释放，通常认为这种释放是皮质对这些原始反射的抑制丧失所致，在脑卒中患者中，因额叶功能受损可出现的病理反射有眉间反射、掌颌反射、吸吮反射、噘嘴反射、寻找反射等。

眉间反射，又称眼轮匝肌反射，反复敲击前额可引起患者出现持续眨眼。皮质脊髓束、锥体外系或弥漫性中枢神经系统损害时此反射可引出。帕金森病所致的吞咽障碍患者该反射亢进。

掌颌反射，轻划手掌大鱼际区引起同侧下颌（颏肌）和口轮匝肌收缩。皮质脑干束病变或面神经的核上纤维受累时可出现此反射，双侧皮质脑干束损伤时可见反射亢进，额叶病变时可出现对侧掌颌反射亢进。

吸吮反射，通过刺激口唇，引发口唇不自主的吸吮动作。该吸吮反射某种程度上有利于认知障碍的患者摄取流质食物。

噘嘴反射，轻轻叩击口唇而引起噘嘴动作。皮质功能受损的患者可出现此反射，食物触及口唇时立即出现噘嘴及牙关紧闭，不利于经口进食或间歇管饲。

寻找反射，刺激唇周引起口唇向刺激处偏移。该反射利于认知期吞咽障碍患者经口进食。

第三节 临床诊断

在接诊脑卒中患者后，通过病史采集、体格检查，可以得出吞咽障碍的诊断。除了详细评估吞咽障碍的严重程度、各阶段所存在的问题、是否存在并发症等与吞咽障碍直接相关的内容外，许多疾病均可导致吞咽障碍，本次卒中的责任病灶是否会导致吞咽障碍是需要特别注意的。明确吞咽障碍的病因是制定合理的康复治疗计划并对预后做出客观评判的前提。对于脑卒中后吞咽障碍的患者采取吞咽器官的主动运动功能训练可明显改善口腔期、咽期吞咽功能，然而对于某些疾病，如多发性肌炎、重症肌无力、桥本甲状腺炎等，仅仅强化吞咽器官主动运动而忽视病因的治疗，非但不能使吞咽功能改善，反而会使吞咽障碍趋于恶化。还有一些慢性进展性疾病，明确诊断后尽早采取必要的代偿手段及分阶段的康复目标，可使患者更容易获得预定的康复目标，提高生活质量。如帕金森病患者使用手柄较粗易抓握且长度偏短的勺子、叉子可显著减少震颤对自主进食的影响。

康复医学专业不仅要精于功能障碍的客观评估和康复训练，更应专于对功能障碍的病因学进行阐释，明确诊断是治疗的前提。作为康复医师，只有重视病因学诊断，才可更好地在康复治疗小组中发挥核心作用，从而提升康复医学在综合医院中的地位。

有关吞咽障碍的病因分类，如表 3-2 所示。

表 3-2　吞咽障碍的病因分类

相关疾病	病因分类
中枢神经系统疾病	脑卒中
	脑外伤
	锥体外系综合征：帕金森病、亨廷顿舞蹈病、肝豆状核变性病、迟发性运动障碍
	脑干和大脑肿瘤
	痴呆：阿尔茨海默病、血管性痴呆
	肌张力障碍
	运动神经元病：肌萎缩侧索硬化、进行性延髓麻痹、多发性硬化、脑性瘫痪

续表

相关疾病	病因分类
周围神经病	脊髓性肌萎缩
	吉兰-巴雷综合征
	脊髓灰质炎后期综合征
	舌咽神经痛、三叉神经痛
	面神经炎
	喉返神经麻痹（肿瘤、手术等原发病所致）
神经-肌肉接头和肌肉疾病	重症肌无力
	炎症性肌病
	强直性肌营养不良
机构性障碍	口咽部炎症
	外在性压迫：颈椎增生、纵隔淋巴瘤、血管性压迫
	内在性压迫：心肺肿物等
	食管痉挛或失迟缓
	食管裂孔疝
	手术后或吻合口狭窄：胃底折叠术后
	腐蚀性损伤
	放疗、化疗后损伤
	消化性狭窄
风湿免疫性疾病	系统性硬化
	混合性结缔组织病
	原发性干燥综合征、表皮松解症
	多发性肌炎和皮肌炎
消化系统疾病	胃食管反流
	食管炎：反流性食管炎、嗜酸细胞性食管炎
	Zenker 憩室
	舍茨基环（Schatzki's ring）
	弥漫性食管痉挛
	Barrett's 食管

续表

相关疾病	病因分类
其他	继发于人工气道：经喉气管插管、气管切开、气管造口
	正常衰老（老年人）
	精神-心理相关疾病
	副肿瘤综合征（Lambert-Eaton 综合征）
	HIV/AIDS，念珠菌病、巨细胞病毒，白喉、破伤风、狂犬病、铅中毒、梅毒
	淋巴结病
	失用

第四节　治疗原则与策略

脑卒中后吞咽障碍康复由临床多学科参与，医护技采取团队协作模式共同完成，多学科小组组成人员包括临床医生、放射科医生、营养师、言语治疗师、作业治疗师、物理治疗师、护士、家属或照顾者。团队遵循特定的工作模式及医疗程序开展临床评估及诊疗工作，以实现精准康复评估及开展针对性的吞咽康复干预治疗，以提高患者吞咽功能。

一、康复治疗原则

1. 团队工作模式

（1）组成人员：脑卒中后吞咽障碍的康复评估与治疗采用的是多学科协作的工作模式，这个团队的组成人员包括康复医学科、神经内外科、营养科等相关临床科室的医生，言语治疗师、作业治疗师、物理治疗师、放射科技师、营养师、护士、社会工作者、患者、陪护、家属等。跨学科的团队合作具有互补性，团队的成员随时间的推移可以发生变化。

（2）小组的沟通方式：为提高管理效率，小组成员间及时沟通与交流是必要的。沟通方式有很多种，包括会议制度、定期病例讨论、电话沟通及电子邮件等。沟通过程中，团队成员必须尊重对方的专业，用简便快速的方式与对方沟通。

（3）工作程序：团队成员的分工。首先，由医生进行临床评估，确定患者存在吞咽障碍后，通知言语治疗师（speech therapist，ST）进行进一步评价。

ST 确定吞咽器官的功能受损程度及直接进食食物的功能受限情况，决定进食的姿势、体位和食物的种类、性状、速度及量，交代有关注意事项及安全进食问题，实施针对性的治疗方案。ST 在治疗过程中还要负责进食训练，指导护理员或家属如何协助。作业治疗师（occupational therapist，OT）负责进行餐具改造，同时指导患者如何使用上肢进行进食训练。ST、OT 相互配合，定期向主管医师反馈患者治疗进展。放射科技师（radiologist）按照 ST 的要求，执行吞咽造影检查。护士（nurse）负责做好口腔清洁护理、健康宣教、监督和指导护理员帮助患者进食。护理员（caregiver）在 ST、OT 的指导下为患者调配适合的食物，监督及帮助患者执行饮食计划，辅助进食。

（4）病例讨论会：第 1 次病例讨论会康复医生、ST、OT、护士、护理员及家属均应参加。小组成员在一起讨论患者的吞咽功能状态及相关病情，决定治疗方案，明确各自分工。康复医生重点介绍患者吞咽相关病史及评估情况；ST 及护士重点汇报患者进食情况，包括食物成分、性状、每次入量、一天的总量、每天进食所需的时间、进食的反应（包括呛咳、呼吸、声音、脸色）等，通过进食观察记录，各成员应了解患者的吞咽功能改善或恶化的情况。

二、实施吞咽风险管理，制定优先处理原则

1. 知情同意原则 专业人员在进行评估和治疗前应充分向患者及家属说明检查或治疗的目的、可能存在的风险，取得患者及家属的同意和配合。专业人员要熟知各项评估和治疗的禁忌证、存在的风险，对于风险较高或有潜在损伤的检查或治疗前必须签署知情同意书。

2. 需优先处理的情况 ①有潜在呼吸困难和误吸风险的患者；②可能因吞咽障碍出现窒息的患者；③出现发热、呼吸困难的患者；④一般状况持续恶化的患者；⑤多疾病并存、病情复杂的患者；⑥因病情波动需饮食管理患者。根据可能出现的紧急情况，应制定相应的应急预案，建立多学科协作的快速通道，并进行人员培训。

3. 一般处理的情况 ①吞咽障碍未影响到呼吸功能的患者；②已有肠内营养或静脉营养补液支持的患者；③已能适应一定质地食物经口进食的患者；④病情稳定的慢性吞咽障碍患者。

三、康复评估与治疗流程

1. 脑卒中后吞咽障碍的评估

脑卒中患者的吞咽障碍评估应按照一定的流程进行，从吞咽障碍筛查开始，初步判断是否存在吞咽障碍及其风险程度，如果有或高度怀疑有风险，则

应进一步进行临床功能评估和仪器检查。

1）吞咽障碍的筛查

2016 版美国心脏病协会（AHA）/美国卒中协会（ASA）发布的《成年人卒中康复和恢复指南》推荐在患者开始进食、饮水或口服药物前进行吞咽评估。早期筛查可降低患者不良结局，有效的吞咽困难筛查能有效地在 24 h 内筛选出更多的吞咽困难的患者。患者入院 24 h 内应对所有脑卒中患者进行吞咽困难筛查，为进一步的吞咽困难治疗和护理奠定基础。

筛查可以初步了解患者是否存在吞咽障碍以及障碍的程度，如咳嗽、食物是否从气管套管溢出等表现。筛查的主要目的是找出吞咽障碍的高危人群，决定是否需要做进一步检查。脑卒中患者吞咽障碍的筛查包括量表法和检查法，量表法包括吞咽障碍简易筛查表、EAT-10 吞咽筛查量表等；检查法包括反复唾液吞咽试验、饮水试验、多伦多床旁吞咽筛查试验等。

2）吞咽障碍风险评估

主要采用容积-黏度吞咽测试（volume-viscosity swallow test，V-VST）进行，该方法主要用于吞咽障碍的安全性和有效性的风险评估，帮助患者选择摄取液体量最合适的容积和稠度。通过测试观察患者吞咽情况，根据安全性和有效性的指标判断患者进食有无风险。安全性方面的指标包括咳嗽、音质变化、血氧饱和度水平下降；有效性方面的指标包括唇部闭合、口腔残留、咽部残留及分次吞咽等。

3）临床评估

临床评估包括全面的病史、口颜面功能和喉部功能评估、进食评估三个部分。

（1）全面的病史：包括患者主诉、吞咽相关病史、精神状态、认知及沟通能力、营养水平、口腔卫生、呼吸及运动功能等。患者清醒程度及意识水平、认知功能及配合程度、发病后与吞咽相关的主诉、本次发病后的主要表现（如饮水呛咳、进食固体食物呛咳、咽下困难等）、既往存在哪些可能造成吞咽障碍的疾病、有无不明原因的消瘦、虚弱及是否存在发热、咳嗽、咳痰等表现均需要进行详细询问及记录。

（2）口颜面和喉部功能检查：采用由外至里、由上至下、逐层对吞咽器官进行检查，包括唇、下颌、软腭、舌等与吞咽活动有关的解剖结构的检查，包括组织结构的完整性、对称性、感觉、运动、反射等功能。反射功能检查包括吞咽反射、咽反射、咳嗽反射等检查。喉功能的评估包括音质、音量的变化，发音控制/范围，主动咳嗽/喉部的清理，喉上抬能力检查等方面。

（3）进食评估：床旁进食评估包括容积-黏度测试及直接摄食评估。对于有进食能力的患者，在开始进食前需要进行直接摄食评估，观察患者从食物夹取、运送、放入口中的整个过程，评估患者是否有意识的进食，动作的灵活及协调性。同时，需重点关注一口量、进食吞咽时间、呼吸与吞咽的协调情况、适合安全进食的食物性状等，具体内容见第四章。

（4）仪器检查

仪器检查作为吞咽功能评估的重要补充，能提供更加详细的吞咽结构或功能障碍方面的诊断信息，为开展针对性的吞咽功能康复治疗或临床处置提供帮助。近年来常用的吞咽障碍仪器检查包括吞咽造影检查（videofluoroscopic swallowing study，VFSS）、软式喉内窥镜吞咽功能检查（flexible endoscopic examination of swallowing，FEES）、测压检查、动态立体 CT 检查、超声检查等。

2. 脑卒中后吞咽障碍的护理

1）基础护理

（1）体温：体温是影响脑卒中患者预后的主要因素之一，脑卒中患者应保持体温正常。体温的控制可改善患者的预后，对体温＞38℃的卒中患者应给予退热措施，温度应控制在 36～37.2℃。

（2）脉搏与心率监测：脑卒中患者应动态监测心率、脉搏，新入院患者应给予心电图检查，重症卒中患者应进行心电监护。对于房颤患者应进行动态心电图检查。

（3）呼吸：合并低氧血症患者应给予吸氧，轻度睡眠呼吸障碍患者夜间可采用侧卧位，低流量吸氧改善通气状况；中、重度睡眠呼吸障碍患者夜间可予气道正压通气改善呼吸通气状况。脑卒中伴舌后坠患者，可使用口咽通气道或改变体位来保持气道通畅。

（4）血压：高血压是脑卒中的独立危险因素，对脑卒中急性患者进行准确的血压测量极其重要。入院首次测血压时，需监测对侧肢体血压值，当压差＞10 mmHg，密切监测血压的同时需要监测心率的变化。

2）语言障碍的护理

脑卒中患者病情稳定即可给予语言康复训练，根据患者语言障碍类型制定康复训练计划，失语症患者病情稳定后应加强手势语训练，构音障碍患者采用构音改善、克服鼻音化、克服费力音、语调训练、音量训练手法、图片版等方式进行训练。鼓励患者通过综合运动语言代偿方式进行交流。

3）营养护理

卒中患者是营养不良的高危群体，患者吞咽困难、不能经口进食，因此需要进行营养风险筛查，必要时每周进行重复筛查。根据患者病情选择营养支持方式，对有肠道功能且血流动力学稳定的患者给予肠内营养；肠内营养不能达到目标量，可给予补充性肠外营养；胃肠道无功能且血流动力学稳定的患者给予全肠外营养。

管道的选择：普通患者可留置鼻胃管；有反流或者误吸高风险的患者应留置鼻肠管；卒中后吞咽障碍持续 15 d 以上的患者，可以考虑经皮胃镜下胃造口术。

根据公式法评估患者能量和营养的需求。实施肠内营养时应保证床头持续抬高≥60 cm；营养液容量从少到多，速度从慢到快，应用营养泵控制输注速度；管道每 4 h 用 20～30 ml 温水冲洗 1 次，每次中断输注或给药前后用 20～30 ml温水冲洗管道。

4）并发症的护理

吞咽障碍患者在进食或饮水前应常规给予饮水试验筛查，对可疑者应进一步完善吞咽造影检查，根据吞咽障碍进行针对性的康复治疗。

采用规范的肠内营养支持操作策略来预防和减少肠内营养并发症。

对于吞咽困难者可提供促进安全吞咽的代偿策略，如食物质量与性状的改进、改变体位与姿势的代偿性方法以及吞咽障碍的康复治疗技术及营养供给等。

5）排便障碍的护理

脑卒中后排便障碍即指卒中后发生的便秘、粪便嵌塞或便失禁。增加水和膳食纤维的摄入，加快胃肠通过时间，改善便秘。如无禁忌证，每天进水量维持在 2 000～3 000 ml；吞咽困难者尽早给予管饲喂养；进食有润肠作用及富含维生素 B 的食物，如新鲜蔬菜、水果等高纤维素食物。

养成按时排便习惯，提供充足的排便时间，创造舒适的排便环境。合理使用护理用具减少粪便对皮肤的影响，可采用一次性物品，如尿垫、聚氨基甲酸酯海绵等。

3. 脑卒中后吞咽障碍的治疗方法

1）功能性训练

（1）呼吸训练：研究已证实健康成人呼吸与吞咽之间存在稳定而协调的交互关系，正常吞咽过程中，食物由舌后部进入咽腔的输送过程中，呼吸与吞咽的协调性与该过程的顺利完成密不可分。脑卒中后吞咽障碍的发生机制与吞咽相关肌肉的中枢性神经通路损害，导致吞咽肌力量下降或运动不协调、口腔或咽部压力不足、食团形成及推送困难、喉上抬不充分等密切相关。机体吞咽及呼吸活动的上位中枢均位于延髓，吞咽活动在吸气终末期或呼气初期完成，吞咽的瞬间呼吸暂停，吞咽完成后开始呼气。脑卒中患者吞咽障碍因吞咽过程缓慢、吞咽与呼吸动作不协调可出现吞咽时吸气，容易诱发误吸。

临床常用的呼吸治疗技术包括缩唇呼吸、吸气肌训练、呼气肌训练、胸廓松动训练、主动循环呼吸训练、神经生理技术等。大量研究证实，呼吸训练可提高患者膈肌力量、增加呼吸深度及肺活量、降低呼吸频率、增强呼吸控制能力，有助于改善呼吸与吞咽活动时的协调性，增强吞咽功能。同时，通过降低呼吸频率及调整浅快呼吸模式，可降低交感神经兴奋性，抑制胃食管反流，减少误吸风险。

（2）直接摄食训练：吞咽障碍患者尽早实施直接摄食训练可充分调动患者自主进食的主观能动性，尽早拔除鼻胃管进行饮食管理，可防止吞咽肌群萎缩，提高吞咽反射安全性和灵活性，从而促进患者吞咽功能的恢复。

直接摄食训练的措施包括进食体位和姿势、食物形态（黏稠度、质地）、食团入口位置、一口量、进食速度、吞咽辅助手法及进食时提醒、进食环境等。研究显示，直接摄食训练能够使脑卒中后吞咽障碍患者的吞咽功能获得不同程度的恢复，对于减轻患者神经功能缺失后遗症、提高患者生活质量具有积极治疗意义。

2）行为治疗

包括进食行为习惯的调整，改变吞咽姿势、感觉，促进综合训练等。

3）物理因子治疗

（1）低频电刺激：目前使用较多的包括神经肌肉电刺激（neuromuscular electrical stimulation，NMES）、经皮神经电刺激（transcutaneous electrical stimulation，TENS）。NMES通过刺激外周运动神经直接激活去神经支配的肌肉纤维，从而强化吞咽肌群，促进吞咽活动时喉上抬的运动控制，促进吞咽活动协调性。TENS通过刺激外周感觉神经，改善吞咽相关的感知功能恢复，提高吞咽的安全性。

（2）神经调控技术：包括重复经颅磁刺激（repetitive transcranial magnetic stimulation，rTMS）和经颅直流电刺激（transcranial direct current stimulation，tDCS）。

4）特色治疗

（1）导管球囊扩张技术：导管球囊扩张治疗通过被动扩张环咽肌，机械性地牵拉增加了肌肉的顺应性，降低上食管括约肌的开放阻力。同时，在牵拉球囊时患者配合用力吞咽可以诱发舌骨上肌群主动收缩，使舌骨喉复合体向前上移位，使环咽肌被牵拉，进而开放。通过刺激局部肌肉及训练环咽肌的开放关闭，激活两侧大脑皮质，重建皮质与脑干吞咽中枢之间的反射，从而促进吞咽功能恢复。

（2）说话瓣膜技术：说话瓣膜是安放在气管套口上的一个单向通气阀，吸气时瓣膜开放，吸气末期瓣膜自动关闭，使气流经声带呼出气道。佩戴说话瓣膜后，呼气时说话瓣膜关闭，气流从口鼻呼出，声门下呼吸道压力恢复。说话瓣膜可促进咳嗽反射，明显降低气管切开患者的误吸风险，从而改善了吞咽功能。

5）手术治疗

对于康复功能锻炼或使用代偿方法治疗无效的严重吞咽障碍患者，可以选择手术治疗。对于出现严重误吸、肺部感染分泌物多、自主咳嗽咳痰能力差、呼吸功能减退或需要呼吸机辅助通气等的患者，需进行气管切开术。对于有经口摄食障碍，但胃肠功能正常，需短期肠内营养者留置鼻胃管；存在胃瘫或明显胃食管反流患者，为维持肠内营养及减少误吸风险，需留置鼻空肠管；对于需长期管饲的患者，宜选择胃/空肠造瘘术。

6）中医康复治疗

脑卒中后吞咽障碍属中医学"喉痹"范畴。病位本在脑、标在舌咽部，常用的中医治疗手段包括中药方剂、中医针灸、穴位注射、穴位按摩等，以调理髓海、开关启闭、通经络调气血为主要治则。

4. 脑卒中后吞咽障碍的营养管理

根据2017年国家卫生健康委员会发布《脑卒中患者膳食指导》（WS/T558－2017），脑卒中患者营养管理包括以下几个方面的内容。

1）膳食原则

（1）平衡膳食：选择食物种类多样，营养合理，以保证患者得到充足的营养和维持适宜的体重（$18.5 \text{ kg/m}^2 \leqslant \text{BMI} < 24.0 \text{ kg/m}^2$）。每日推荐摄入谷薯类、蔬菜、水果类，肉、禽、鱼、乳、蛋类，豆类，油脂类共5大类食品。做到主食粗细搭配。

（2）个体化膳食指导：针对不同脑卒中患者人群，进行相应的医学营养治疗，满足其在特定时期的营养需求。对于年轻的脑卒中患者，养成良好的饮食习惯，减轻高血脂、高血压、高血糖症状。对于老年脑卒中患者，提供适宜的能量和营养素并考虑其心理社会因素。

（3）烹调方法：多用蒸、煮、炖、拌、汆、水溜、煨、烩等少盐、少油烹调方式。减少咀嚼，易于消化和吸收。

改变食物质量与性状：针对吞咽障碍的患者将固体食物改成泥状或糊状。固体食物经过机械处理后变得柔软，质地更趋于一致，不容易松散，从而降低吞咽难度。脑卒中后大部分吞咽障碍患者最容易误吸的是稀液体，将稀液内加入增稠剂以增加黏度，可减少误吸，增加摄入量。注意在结构改变的食物中强化可能丢失了的营养成分，尽量使食物能引起患者食欲。

2）营养摄入

（1）能量：脑卒中患者的基础能量消耗约高于正常人30％。建议能量摄入为83.68～146.44 kJ（35 kcal）/（kg·d），再根据患者的身高、体重、性别、年龄、活动度、应激状况进行系数调整。稳定期患者的能量供给量可与正常人相同，体重超重者应减少能量供给。发病后能量需要量应按照公式"BEE×活动系数"计算。

（2）蛋白质：脑卒中患者的蛋白质摄入量至少1 g/（kg·d），存在分解代谢过度的情况下（如有压疮时）应将蛋白摄入量增至1.2～1.5 g/（kg·d）。动物蛋白与植物蛋白比例为1∶1左右。

（3）脂肪：总脂肪能量占一天摄入总能量的比例不超过30％，对于血脂异常的患者，不超过25％。饱和脂肪酸能量占一天摄入总能量的比例不超过7％，反式脂肪酸不超过1％。n-3多不饱和脂肪酸摄入量可占总能量0.5％～2％，n-6多不饱和脂肪酸摄入量可占总能量的2.5％～9％。

（4）碳水化合物：在合理控制总能量的基础上，脑卒中患者膳食中碳水化合物应占每日摄入总能量的50％～65％。

（5）维生素、矿物质：均衡补充含多种维生素和矿物质的食品和特殊医学用途配方食品，尤其是富含维生素 B_6、维生素 B_{12}、维生素 C 等维生素的食品，预防微量元素的缺乏并降低患者的发病风险。

（6）膳食纤维：脑卒中患者膳食纤维每日摄入量可为25～30 g/d，卧床或合并便秘患者应酌情增加膳食纤维摄入量。

（7）胆固醇：限制胆固醇摄入，每天不超过300 mg，血脂异常者不超过200 mg。

（8）水：无限制液体摄入状况下，在温和气候条件下，脑卒中患者每日最少饮水1 200 ml，对于昏迷的脑卒中患者可经营养管少量多次补充，保持水、电解质平衡。

3）食物选择

（1）谷类和薯类：保证粮谷类和薯类食物的摄入量在200～300 g。优选低糖高膳食纤维的种类，如荞麦、玉米面、小米、燕麦、糙米等。

（2）动物性食品：每日禽肉类食物的摄入量在50～75 g。优选低脂肪高优质蛋白的种类，如鸽肉、火鸡腿、鸡胸肉、牛里脊、猪里脊等。每日鱼虾类食物的摄入量在75～100 g。每日蛋类的摄入量在25～50 g。对伴有高血压、血脂异常、糖尿病的脑卒中患者，应少吃蛋黄，可2～3 d吃一个。每天饮300 g奶或相当量的奶制品，优选低脂肪、脱脂奶及其制品。

（3）豆类及其制品：每天摄入 30～50 g 大豆或相当量的豆制品，优选绿豆、黑豆、红小豆、黄豆、豆浆、豆腐、豆汁等。蔬菜：脑卒中患者每日蔬菜摄入量为 500 g 以上，以新鲜绿叶类蔬菜为主，如菠菜、油菜、空心菜、生菜、莴笋叶等。

（4）水果：不伴有高血糖的脑卒中患者每日水果摄入量为 150 g 左右。可优选西瓜、橙子、柚子、柠檬、桃子、杏、猕猴桃、枇杷、菠萝、草莓、樱桃、火龙果等。

（5）坚果：坚果含丰富的蛋白质、脂肪、维生素、矿物质，建议每周可摄入 50 g 左右。优选开心果、大杏仁、白瓜子、核桃等。

（6）油脂：以植物油为主，不宜吃含油脂量过高的食物，如肥肉、动物油等。

（7）其他：脑卒中患者合并糖尿病，应适量补充维生素 B_6、叶酸和维生素 B_{12} 以降低患者同型半胱氨酸水平，随机血糖控制在 10 mmol/L 以下。脑卒中患者合并高血压，应低盐、低钠饮食，食盐应不超过每日 3 g。脑卒中患者合并脂代谢紊乱，建议给予含 n-3 多不饱和脂肪酸丰富的食物。脑卒中患者合并神经病变，应适量补充叶酸、维生素 B_{12}。

4）膳食处方

按照食物成分法制定每日膳食处方，首先计算每餐营养素需要量，按照代谢状态，以能量和营养素需要量为基础，计算每餐蛋白质、脂肪和碳水化合物的需要量。其次确定主食、副食的品种和数量，根据食物成分表，按照膳食原则合理搭配主食、副食的品种和数量。

四、康复治疗意义

1. 减少置管、造瘘等有创操作　吞咽康复干预能尽早恢复肠道功能，改善患者营养状态，通过对脑神经及周围神经肌肉的刺激，提高吞咽的神经控制，改善吞咽肌群的协调性，提高吞咽功能。减少置管、胃肠造瘘术等有创操作，避免消化道损伤及对胃肠道的刺激。同时，通过康复治疗能促进鼻饲管、鼻肠管、气管造口等的尽早拔除。

2. 改善营养状态，减少误吸风险　通过营养管理及制定饮食计划，可保障患者日常营养需求，改善营养状态。通过直接或间接进食训练，可提高患者吞咽功能，促进口腔及咽部感觉恢复；通过呼吸训练可提高呼吸功能及气道廓清能力，减少误吸发生率。

3. 实现安全经口进食　康复治疗通过促进大脑神经可塑性，提高吞咽皮质、周围神经的功能，促进吞咽肌群的力量及协调性，改善吞咽的神经控制，提高吞咽功能；同时，通过代偿性的吞咽方法，减轻患者发生误吸和食物残留的风险，达到安全经口进食。

4. 改善患者情绪及心理状态，提高患者生活质量 研究显示，脑卒中后吞咽障碍患者中出现抑郁状态的发生率高达 70.83％，抑郁状态不仅增加患者精神痛苦，而且直接影响患者对治疗的依从性，增加发生误吸及吸入性肺炎风险。系统规范的康复治疗能有效改善患者吞咽功能，提高进食效率，降低误吸风险，提高患者康复治疗依从性，进而改善患者情绪障碍，提高患者康复信心，促进患者回归家庭及社会，提高患者生活质量。

（李　婧　孙　瑞）

第四章　吞咽障碍的主观康复评定

研究表明，大约有12％的普通人群存在吞咽障碍，患有脑卒中、脑肿瘤等疾病的患者发生率更高，并且吞咽障碍风险与年龄呈正比。吞咽障碍常常导致患者发生脱水、营养不良、焦虑、抑郁等并发症从而降低生活质量，更严重的可能引发吸入性肺炎等严重并发症导致死亡。因此及时的评估以及有效的诊断，可以减轻继发性并发症的发展，对于患者的诊疗过程至关重要。

一、评定的目的

（1）及时有效准确的评估，可以确定患者是否存在吞咽障碍，以及吞咽障碍的类型和程度。

（2）提供吞咽障碍的解剖和生理学依据。

（3）确定患者有无误吸的危险因素。

（4）了解患者营养状态，明确目前是否需要改变营养方式。

（5）为进一步检查和治疗提供依据。

另外，对吞咽障碍后的功能变化和代偿，要进行阶段性或治疗前后的评估；而对吞咽障碍和康复机制的深入研究，则要求有较为全面的检测和更为客观的检查作为评估的基础。

二、评估流程

并不是所有的吞咽障碍都能被发现，而且发现者并不限于主管医生，可以是护士、康复治疗师、社区工作者、家属或者患者本人。因此对于吞咽的评估流程，建议从筛查开始，并纳入常规临床诊疗工作和社区健康体检流程，如果高度怀疑有风险，则需要做进一步的临床功能评估或者仪器检查，评估结果为患者治疗方案的调整和今后的生活提供建议和意见（图4-1）。本章将重点讨论吞咽障碍的筛查、器官功能评估和摄食评估。

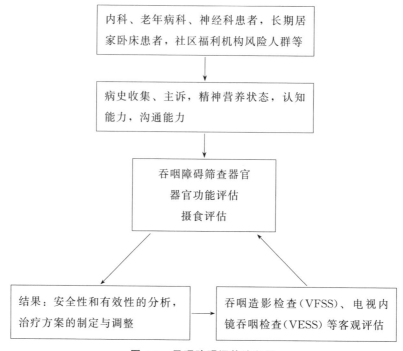

图 4-1　吞咽障碍评估流程图

第一节　吞咽障碍筛查

吞咽障碍筛查（dysphagia screening）可以初步了解患者是否有吞咽障碍，以及障碍的程度，如咳嗽、是否存在肺炎病史、食物是否由气管套管溢出等，筛查的主要目的是找出可疑高危人群，判断是否需要做进一步诊断性检查。有助于在患者患肺炎、脱水、营养不良或气道阻塞等并发症之前，判定误吸的可能性。建议在一些脑卒中患者、气管切开患者和老年疾患者人群中开展常规的吞咽障碍的筛查。筛查不仅仅针对住院患者，也可在家中、社区或社会生活中进行，争取做到早发现、早诊断、早干预，避免吞咽障碍导致的并发症。

治疗师可以参考筛查试验或者量表所获得的间接信息，得知患者是否存在吞咽障碍，但无法了解造成此障碍的生理特性，例如，可由筛查得知患者有吸入的症状，但仍无法知道是什么原因导致此症状。筛查步骤偏向于能找出吞咽困难的症状，例如咳嗽、肺炎病史、特定高危诊断、误吸、残留等。通常筛查步骤就在患者床边、家中或社区进行，这样评估者就能记录到更多有关患者是否需要进行全面性生理状况评估的依据。在某些情况下，筛查仅仅通过阅读患者病历，观察患者是否经口进食或吞口水的情况就可以完成。无论采用哪种方式，筛查应该是快速、低风险和低成本的。近年来，筛查步骤和方法越来越精细，目的是减少电视荧光透视检查或其他仪器类的检查。但是筛查不能完全取代临床功能评估和仪器检查。而且，有些筛查步骤需要评估者经过明确的判断后方能采用，尤其是对有明显误吸风险的患者，以免造成立即或延迟的肺炎反应。

在筛查步骤中，第一，要正确区分出真正有误吸或有残留的患者（真阳性），这是敏感度，也要筛检没有任何症状的人（真阴性），这是特异性；第二，操作过程中不能造成很多假阳性（没有误吸却被判定有）或假阴性（有误吸却没有被找出来）。若患者表现出一项或者多项描述的情况，就需要更进一步的生理学评估。因此在筛查过程中，评估者要根据实际情况灵活选择筛查方式和量表，要熟练掌握评估方法，保证筛查的准确性。

一、反复唾液吞咽试验

反复唾液吞咽试验（repetitive saliva swallowing test）是日本学者才藤荣一在 1996 年提出的，是一种通过触诊喉结及舌骨上下运动水平，来评估吞咽反射引发功能的方法。患者采取坐位或半坐位，检查者将手指放在患者的喉结及舌骨处，让患者尽量快速反复吞咽，越过手指，向前上方移动然后再复位，通过手指确认这种上下运动，下降时即为吞咽完成。观察在 30 s 内喉结及舌骨随着吞咽运动越过手指向前上方移动及再复位的次数。

判定标准：超过 60 岁患者 3 次，低于 60 岁患者 5 次即为正常。

在评估过程中，需要注意的是，如果患者口腔干燥而无法吞咽，可在其舌面上用医用棉签蘸少量水后再让其进行吞咽；患者在吞咽过程中喉上下移动幅度小于 2 cm，则可视为异常，不计入吞咽次数；对于有意识障碍或者认知障碍不能听从指令的患者，可用蘸冰水的棉签在口腔和咽部做冷按摩，然后观察吞咽情况。一般有吞咽困难的患者，有时第一次吞咽动作能顺利完成，但接下来的吞咽动作会变得困难，或者喉头上抬不充分就已经下降。

该方法目前临床应用广泛，主要用于评价高龄患者的吞咽功能，研究发现，成年人随着年龄的增长，吞咽的速度逐渐减慢，是引起吞咽障碍的一个危险因素，老年人群中这一表现更明显。老年人随着年龄的增长，口腔、咽、喉与食管部位的组织结构会发生一系列退行性改变，如黏膜组织萎缩、反射功能迟钝等，吞咽的速度变慢，食物在咽部停留的时间变长，而咽部是呼吸空气和吞咽食物的共同通道，所以误吸的可能性会增加。因此，我们在评估时，不能忽视患者的年龄因素。

另外，反复唾液吞咽试验也可作为一种吞咽训练方法，反复的空吞咽动作可以有效地锻炼咽部肌肉，进一步强化吞咽反射。

二、饮水试验

1. 洼田饮水试验 洼田饮水试验是日本学者洼田俊夫提出的吞咽障碍评定方法，评估时先让患者单次喝下 2～3 茶匙水，如没有呛咳等异常问题，再让患者一次性喝 30 ml 水，然后观察有无呛咳以及饮水状况，例如有无吸饮、含饮、水从嘴唇流出、饮后声音变化情况等。

该方法的评分标准：

Ⅰ级，可在 5 s 内一次喝完，无呛咳；

Ⅱ级，一次性喝完超过 5 s；

Ⅲ级，能一次喝完，但有呛咳；

Ⅳ级，分 2 次以上喝完，且有呛咳；

Ⅴ级，常常呛住，难以全部喝完；或者用茶匙饮用时，连续 2 次呛咳。

吞咽障碍判定标准：

正常，Ⅰ级；

可疑，Ⅱ级；

异常，Ⅲ级、Ⅳ级、Ⅴ级；

级数越高，表示吞咽障碍程度越重。

这种方法操作简单，不受场地和时间的限制，分级明确清楚，临床应用十分广泛。局限性在于容易受患者主观感受影响，可能会出现临床评估结果和实验室检查结果不一致的情况。评估要求患者意识清楚并能按指令完成试验，治疗师评估前可以先告知评估流程，消除患者紧张情绪。如果患者意识不清楚，或者有严重认知障碍，那评估可能无法进行。

2. 改良饮水试验 此章节介绍临床上常用的几种改良的饮水筛查试验，可根据被检查者的情况选择使用。归纳总结见表 4-1。

表 4-1 改良饮水试验的筛查过程及注意事项

试验	过程	注意事项
试验（1）	一阶段：①饮 5 ml 水，无咳嗽；②正常水杯饮一口水 二阶段：5 ml 糊状食物，饮 50 ml 水，然后一小块饼干	要求患者意识状况良好，自主咳嗽正常，患者坐位 一阶段有呛咳或误吸则认为存在吞咽障碍风险 所有结果正常可经口进食
试验（2）	一阶段：每次 5 ml 水，喝 3 次共 15 ml 二阶段：一次喝 60 ml 水，2 min 内喝完	一阶段试验中 3 次有 2 次呛咳或音质改变可判断有风险，若没有则进入二阶段 二阶段中出现呛咳或音质改变则判断有风险
试验（3）	①任意程度的意识水平下降 ②饮水之后声音变化 ③自主咳嗽减弱 ④饮一定量的水时发生呛咳 ⑤限时饮水试验有阳性表现	其中有一种异常，即认为有吞咽障碍存在
试验（4）	患者自主从杯中饮用 90 ml 水，出现咳嗽或音质改变，或吞咽 1 min 后咳嗽，判断为异常	要求患者意识清醒，能坐起，能拿住杯子自己饮水
试验（5）（冰水实验）	①检查进食姿势、呼吸和口咽肌状况，给予 5～10 ml 水测试 ②3 ml 冰水含住，评估口的运动 ③吞咽两次 5 ml 冰水 ④吞咽 50 ml 水	步骤②中如出现呛咳、吞咽延迟（超过 2 s）、喉抬升差、音质改变、口腔残留或呼吸困难等提示吞咽障碍，若正常再进行步骤③④ 任一步骤中出现问题即判定吞咽障碍
试验（6）（Burke 吞咽障碍筛查试验）	①双侧脑卒中 ②脑干卒中 ③脑卒中急性期的肺炎病史 ④进食引起的咳嗽或 90 ml 饮水试验咳嗽 ⑤不能完成进餐的一半食物 ⑥进餐时间延长 ⑦准备实施非口进食计划	试验时出现上述一项或多项阳性指标，就认为未通过该试验

如果患者无流涎等症状，有吞咽启动，可选择试验（2）；若患者意识清醒，可选择试验（1）和试验（4）；若患者清醒，但是配合度较差，可选择试验（5）。

三、染料测试

染料测试（dye test）主要是针对气管切开患者，让患者进食一定量的蓝色或绿色染料混合食物，吞咽后，观察患者咳出的内容物，或用吸痰器在气管套管中抽吸，确认是否有染料食物，以此来筛查有无误吸的方法。

1. 测试准备　测试前先吸痰，佩戴指脉氧监测血氧饱和度、心率。

2. 体位　患者取坐位或者半卧位（＞30°）

3. 常用四种性状的染色食物

稀流质：水＋果绿染料（1号食物）

浓流质：50 ml水＋1.5 g增稠剂＋果绿染料（2号食物）

糊状食物：50 ml水＋4 g增稠剂＋果绿染料（3号食物）

固体食物：饼干＋3号食物"夹心饼干"（4号食物）

4. 方法及结果分析　患者按照2号、3号、1号、4号的顺序进食，每次进食后让患者自主咳嗽或者刺激诱发咳嗽，观察是否有绿色染料食物咳出；如果患者无法咳嗽，则用吸痰器吸出气道内分泌物，观察其是否为绿色。若有咳出染料食物（图4-2）或从气管套管中吸出有染料食物，考虑有吞咽障碍风险，条件允许下应安排做吞咽造影检查。若稍后才从气管套管中吸出染色分泌物，不一定是误吸所致。因为正常的分泌物也会流经口腔和咽，染色混合物经过口腔和咽并覆盖于气管壁，吸出染色分泌物应视为假阳性。该测试最好用对患者有误吸危险的食物进行测试，避免假阳性结果。

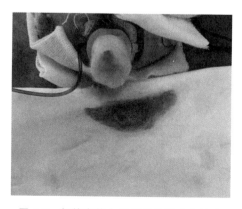

图4-2　气管套管内有绿色染料食物咳出

5. 评估结束后的措施 让患者用力咳出或者用吸痰器吸出气道内残留食物，直到咳出或吸出痰液不再有绿色物质。并清理口腔内、气管套管处残留的染色食物，保持口腔卫生。如果患者测试过程中氧饱和度过低，可适当给予氧气吸入。

四、进食评估问卷调查

进食评估问卷调查（eating assessment tool-10，EAT-10）是由 Belafsky 等人 2008 年编制的吞咽障碍筛查工具，此工具能简便、快速筛查出吞咽障碍患者。评估前需要向患者和陪护人员详细解释填写表格的目的、具体方法、打分的规则，要求患者独立自主完成，必要时可由家属或陪护人员协助完成，一般能在 2 min 内完成自评。

EAT-10 由 10 项吞咽障碍相关问题组成（表 4-2），包括各种吞咽障碍的症状、临床特点、心理感受、社交影响，每项评分 4 分，共为 5 个等级，0 分（无障碍）、1 分（轻度）、2 分（中度）、3 分（重度）、4 分（严重障碍）。如果每项评分超过 3 分，则可能在吞咽的效率和安全方面存在问题。

表 4-2 进食评估问卷调查

问题	分值				
1. 我的吞咽问题已经使我的体重减轻	0	1	2	3	4
2. 我的吞咽问题影响到我在外就餐	0	1	2	3	4
3. 吞咽液体费力	0	1	2	3	4
4. 吞咽固体食物费力	0	1	2	3	4
5. 吞咽药片（丸）费力	0	1	2	3	4
6. 吞咽时有疼痛	0	1	2	3	4
7. 我的吞咽问题影响我享用食物时的快感	0	1	2	3	4
8. 我吞咽时有食物卡在喉咙里的感觉	0	1	2	3	4
9. 我吃东西时会咳嗽	0	1	2	3	4
10. 我吞咽时感到紧张	0	1	2	3	4

《中国卒中患者营养管理的专家共识》（2013 年版）中提出卒中患者在进食或饮水前需要常规进行吞咽障碍筛查（A 类推荐，1a 级证据）。结果显示异常的患者，应该接受进一步全面评估（B 类推荐，2a 级证据）。此共识要求脑卒中患者在进食或者饮水之前进行筛查，而 ETA-10 筛查中绝大部分问题需要

患者经口进食后方能判断，所以 EAT-10 中文版大多适用于已有饮水和进食经历的患者。另外文献研究表明，ETA-10 可与饮水试验或者容积黏度测试（V-VST）合用，有助于识别误吸的征兆、隐性误吸以及异常吞咽的体征，可提高筛查试验的敏感性和特异性。尤其是 ETA-10 和容积黏度测试（V-VST）对口咽期吞咽障碍有较高的识别能力。

五、吞咽功能性交流测试评分

吞咽功能性交流测试评分（functional communication measure-swallowing，FCM）由美国言语和听力协会编制，得到国际认证并被广泛应用。FCM 能敏感地反映出经口进食和鼻饲管进食之间的变化，治疗师根据临床检查结果来确定吞咽功能是否受损。具体分级如表 4-3 所示。

表 4-3　吞咽功能性交流测试评分

分级	分级依据
1 级	不能安全吞咽任何东西，所有的营养品和水不能经口摄入
2 级	不能安全地经口进食营养品和水，可以仅在治疗时进食一定稠度的食物
3 级	经口摄入的营养和水分不到 50％时需要进食的代偿方法，吞咽时使用适当的吞咽代偿方法治疗和最大限度的饮食改变是安全的
4 级	至少需要以下一个方法帮助吞咽才是安全的。适当的代偿方式、适当的饮食改变、使用鼻饲管或增稠剂
5 级	通过少量的饮食改变或较小的吞咽代偿方式改变吞咽是安全的，少量个体可以自愈。全部营养和水分都可以经口摄入
6 级	独立摄入食物和水都是安全的，患者通常可以自愈，少量患者需要轻微的治疗。当有吞咽障碍时，需要特定的食物以及延长进食时间
7 级	患者可以独立进食，无吞咽障碍，吞咽是安全有效的，如有需要可以采用吞咽代偿方式。

分级标准： 1～3 级是严重的吞咽障碍，必须鼻饲管进食全部或部分流质食物；4～6 级为采用某个稠度的食物吞咽或采用代偿方法吞咽是安全的；7 级表明吞咽功能完全未受损，可正常进食。

六、多伦多床旁吞咽筛查试验

多伦多床旁吞咽筛查试验（toronto bedside sallowing sreening test，TOR-BSST）是以饮水试验为主的吞咽障碍筛查工具，包括 Kidd 饮水试验、咽部敏感度、舌的活动、发声困难（饮水试验之前、之后）。评估流程简单，检查者需 10 min 即可完成评估。共分为 4 个环节：①饮水之前需检查嗓音问题和舌头运动；②给患者 10 茶匙水，然后用杯子饮水，每次饮水后都检查嗓音，以及是否存在呛咳、流涎、湿音或嘶哑等改变；③检查饮水后等待 1 min后的嗓音状况；④总判断，前面①②③中任一项不通过则总判断不通过。

　　文献表明 TOR-BSST 灵敏度 91.3％，阴性预测值 93.3％，是具有一级（最高级别）循证医学证据的吞咽障碍筛查量表。不足的是 TOR-BSST 原作者没有将鼻饲进食患者纳入，可能其认为患者正使用鼻饲饮食，说明存在吞咽障碍，所以不需要筛选。有文章研究过部分鼻饲进食患者也能完成该筛查试验，说明该部分患者之前没有做过吞咽障碍相关诊断，而是临床医师观察到患者部分吞咽障碍症状又考虑到患者处于脑卒中急性期，便给患者进行插鼻饲管操作。因此实际工作中，我们要根据实际情况来选择筛查方法。

七、标准吞咽功能评定量表

　　标准吞咽功能评定量表（standardized swallowing assessment，SSA，表4-4）是由 Ellul 于 1996 年首先报道，经科学设计用于吞咽障碍患者评估，评估内容分为 3 部分。

　　（1）临床检查，包括意识水平、头和躯干的控制、呼吸唇闭合、软腭运动、喉功能、咽反射和自主咳嗽，总分为 8～23 分。

　　（2）如果临床检查评分为 8 分或以上，上述指标无异常，则进行下一阶段的评估：让患者喝 5 ml 水 3 次，观察有无喉运动、重复吞咽、吞咽时喘鸣及吞咽后喉功能等的情况，总分为 5～11 分。

　　（3）如果前面步骤无异常情况，再让患者吞 60 ml 水，观察吞咽需要的时间、有无咳嗽等，总分为 5～12 分。

表 4-4　标准吞咽功能评估量表

评估日期	分数
临床检查	
1. 意识水平 清醒＝1，嗜睡但能唤醒＝2，有反应但无睁眼和言语＝3，对疼痛有反应＝4	
2. 头和躯干的控制 正常坐稳＝1，不能坐稳＝2，只能控制头部＝3，头部也不能控制＝4	
3. 呼吸模式　　　　　　　　　　　　正常＝1，异常＝2	
4. 唇闭合　　　　　　　　　　　　　正常＝1，异常＝2	

评估日期		分数
5. 软腭运动	对称＝1，不对称＝2，减弱或缺乏＝3	
6. 喉功能	正常＝1，减弱＝2，缺乏＝3	
7. 咽反射	存在＝1，缺乏＝2	
8. 自主咳嗽	正常＝1，减弱＝2，缺乏＝3	
第一阶段 饮一茶匙水（5 ml），重复 3 次		
9. 给 5 ml 水 3 次，水流出	无或 1 次＝1，大于 1 次＝2	
10. 有/无有效喉部运动	有＝1，无＝2	
11. 重复吞咽	无或 1 次＝1，1 次以上＝2	
12. 吞咽时喘鸣	有＝1，无＝2	
13. 吞咽后喉的功能	正常＝1，减弱或产生嘶哑＝2，发音不能＝3	
第二阶段 饮一杯水（60 ml）		
14. 如果第一阶段正常（重复 3 次，2 次以上正常），那给予 60 ml 水，能否完成	能＝1，否＝2	
15. 喝完需要的时间（ ）s		
16. 吞咽中或后咳嗽	有＝1，无＝2	
17. 吞咽中或后喘鸣	有＝1，无＝2	
18. 吞咽后喉功能	正常＝1，减弱或产生嘶哑＝2，发音不能＝3	
19. 误咽是否存在	无＝1，可能＝2，有＝3	
合计		

4. 该表常常作为误吸风险评估，结果分析如下。

误吸风险 1 级：18 分以下，吞咽基本正常，适当监督进食，宣教误吸的严重性及危险因素。

误吸风险 2 级：19～25 分，吞咽功能轻度受损，需要进行进食的体位、食物种类、进食速度等相关指导。

误吸风险 3 级：26～31 分，吞咽障碍加重，严密监督进食，在 2 级风险的处理基础上，学习吞咽技巧。

误吸风险 4 级：32～46 分，重度吞咽障碍，评估患者能否经口进食，必要时给予鼻饲饮食，床旁备吸痰装置。

该量表最低分为 18 分，最高分为 46 分，结果分数越高，说明吞咽功能越差，发生误吸的危险性越大。

八、GUSS 吞咽功能评定量表

与洼田饮水试验等大多数筛查量表重点在液体吞咽测试不同，Michaela Trapl 研制了吞咽功能评估工具 gugging swallowing screen，简称 GUSS 量表，该量表全面评价各种性状的食物，包括半固体、液体和固体食物的吞咽情况。评估过程由经过培训的专人操作，分间接吞咽测试和直接吞咽测试两个部分。

1. 间接吞咽测试 首先让患者取至少 60°坐位，然后按下列步骤进行测试。①观察患者是否有能力集中注意力 15 min 以上；②患者能自主咳嗽或清嗓子至少 2 次；③吞咽口水成功；④没有流口水；⑤让患者发 "a" "o" 等音，声音正常，无含糊、微弱、嘶哑、过水声等声音改变。

每项记 1 分，顺利完成上述测试计 5 分，继续进行直接吞咽测试。若无法完成间接吞咽测试，则评估终止。

2. 直接吞咽测试 按糊状食物、液体食物、固体食物顺序进行测试。如果不能吞咽计 0 分，延迟吞咽计 1 分，成功吞咽计 2 分；在吞咽前、吞咽时、吞咽后以及吞咽 3 min 后，有咳嗽情况计 0 分，没有计 1 分；有流口水计 0 分，没有则计 1 分；有声音改变计 0 分，没有则计 1 分。具体步骤为：

（1）首先给予患者 1/3～1/2 勺半固体。如果给予 3～5 勺没有任何症状，则计 5 分。

（2）继续以液体食物评估。依次给予 3 ml、5 ml、10 ml、20 ml 水。如果没有任何症状继续给 50 ml 水，50 ml 水应以患者最快速度进食，没有任何症状，则计 5 分，继续进行固体食物评估。

（3）给予 1 小片干面包，重复 5 次，10 s 时间限制（包括口腔准备期）。顺利完成没有任何症状，则计 5 分，完成评估。

3. GUSS 评价

（1）直接和间接吞咽测试总计 20 分，依次进行。每一部分测试不满 5 分的则不再进行下一步。

（2）20 分，无吞咽困难。

（3）15～19 分，轻微吞咽困难。

（4）10～14 分，中度吞咽困难。

（5）0～9 分，重度吞咽困难。

总评估表格见表 4-5。

表 4-5　GUSS 吞咽功能评估量表

1. 初步检查/间接吞咽测试（患者取坐位，至少 60°）		
	是	否
警惕 （患者是否有能力保持 15 min 注意力）	1□	0□
主动咳嗽/清嗓子（患者应该咳嗽或清嗓子 2 次）	1□	0□
吞咽口水： 成功吞咽 流口水 声音改变 （嘶哑，过水声，含糊，微弱）	1□ 0□ 0□	0□ 1□ 1□
总计	5 分	
分析	1~4 分：进一步检查 5 分：进入第二步	

2. 直接吞咽测试（材料：水、茶匙、食物添加剂、面包）			
按下面的顺序	1→	2→	3→
	糊状食物★	液体食物★★	固体食物★★★
吞咽： 不能 延迟（>2 s，固体>10 s） 成功吞咽	0□ 1□ 2□	0□ 1□ 2□	0□ 1□ 2□
咳嗽（不由自主）： （在吞咽前，吞咽时，吞咽后，吞咽 3 min后） 是 否	0□ 1□	0□ 1□	0□ 1□
流口水 是 否	0□ 1□	0□ 1□	0□ 1□

续表

声音改变：（听患者吞咽前后声音，他应该说"O"） 是 否	0☐ 1☐	0☐ 1☐	0☐ 1☐
总计：	5分	5分	5分
	1～4分：进一步检查 5分：继续用液体	1～4分：进一步检查 5分：继续用固体	1～4分：进一步检查 5分：正常

总合计（直接和间接吞咽测试）：（ ）（20分）

★	首先给予患者 1/3～1/2 勺半固体（类似布丁的食物） 如果给予 3～5 勺（1/2 勺）没有任何症状，则进行下面的评估
★★	3 ml、5 ml、10 ml、20 ml 水，如果没有症状继续给 50 ml 水，让患者以最快的速度进食
★★★	临床：一小片干面包，重复 5 次。10 s 时间限制（包括口腔准备期） 内镜：蘸有色液体的干面包
1	使用透视做吞咽检查（VFES） 使用内镜做吞咽检查（FEES）

评价标准

成绩		严重后果	建议
20	成功吞咽糊状、液体和固体食物	轻微的或者没有吞咽困难，吸入性肺炎的可能最小	正常饮食 定时给予液态食物（第一次在监督下进行）
15～19	成功吞咽糊状、液体食物，但不能吞咽固体食物	轻微吞咽困难，有很小的吸入性肺炎的风险	吞咽障碍饮食（浓而软的食物） 比较慢地摄入液态食物，一次一口 使用 VFES 或 FEES 做检查 听治疗师的指导

续表

		吞咽困难的饮食顺序
10～14	成功吞咽糊状，但不能吞咽液体食物、固体食物	固态的如同婴儿的食物，额外的静脉营养 所有的液体食物必须浓 药丸必须研碎混入浆液 禁用液态食物 进一步使用 VFES 或 FEES 做检查 听治疗师的指导
		有吞咽困难，有吸入性肺炎的可能
0～9	初步调查不成功或不能吞咽糊状食物	严重吞咽困难，有较高吸入性肺炎的风险
		禁止经口进食 进一步使用 VFES 或 FEES 做检查 听治疗师的指导

九、改良曼恩吞咽能力评估量表（MASA）

改良曼恩吞咽能力评估量表（Mann assessment of swallowing ability，MASA），也是临床常用的评估表，包括意识、合作度、呼吸、表达性言语障碍、听理解能力、构音障碍、唾液、舌肌运动、舌肌力量、咽反射、咳嗽反射和软腭共12项功能评估（表4-6）。

表4-6　改良曼恩吞咽能力评估量表

评估内容	分级标准
1. 意识 任务：观察并评估患者对语言、肢体被动活动或疼痛刺激的反应	10分：清醒 8分：嗜睡—波动的觉醒/清醒状态 5分：很难被语言或刺激唤醒 2分：昏迷或没有反应
2. 合作度 任务：吸引患者的注意力并尽量促使患者与检查者交流或主动活动	10分：合作（可通过某种语言或非语言的形式交流） 8分：间断合作 5分：不愿意合作 2分：昏迷或没有反应

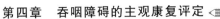

续表

评估内容	分级标准
3. 呼吸 任务：评估患者的呼吸状况	10分：呼吸音清晰，无临床或影像学异常的依据 8分：上呼吸道痰鸣或其他呼吸系统异常情况（如喘鸣伴气管痉挛性阻塞性肺疾病） 6分：肺底细小湿啰音/可自净 4分：肺底粗糙水泡音 2分：可疑肺部感染/需经常吸痰应用呼吸机
4. 表达性言语障碍 任务：评估言语表达受限情况	5分：无异常 4分：找词/表达语义轻度障碍 3分：只能用有限的方式/短语或单词表达自己的意思 2分：无功能性言语声音或无法理解的单词 1分：无法评估
5. 听理解能力 任务：评估理解基本语言进行交流的能力	10分：无异常 8分：进行一般对话有轻度困难 5分：对重复性简单言语指令可理解 2分：提示时偶尔做答 1分：无反应
6. 构音障碍 任务：评估言语清晰度	5分：无异常 4分：对话偶尔停顿或急促不清 3分：言语可被理解，但讲话的速度、力度、完整性、协调性有明显缺陷 2分：言语不清，无法理解 1分：无法评估
7. 唾液 任务：观察患者控制唾液的能力；注意观察任何从口角边分泌的唾液	5分：无异常 4分：讲话时唾液飞溅，唾液增多随时需吐出 3分：说话、侧躺或乏力时流涎 2分：有时持续性流涎 1分：无法评估
8. 舌肌运动 任务：评估舌的运动 前伸：尽可能向前伸舌然后缩回 侧方运动：用舌触碰口腔的每个角，然后重复交替进行 抬升运动：患者张大口，抬起舌头向上触碰上腭，交替上抬和下压舌尖	10分：舌运动范围完整，无异常 8分：运动范围轻微受限 6分：运动范围不完整 4分：只能轻微活动 2分：无活动或不能执行

续表

评估内容	分级标准
9. 舌肌力量 任务：评估舌两侧的力量 让患者用舌向侧边和前方用力	10分：无异常 8分：轻微减弱 5分：明显一侧无力 2分：完全无力或不能执行
10. 咽反射 任务：分别刺激每一侧咽后壁	5分：无异常 4分：两侧减弱 3分：一侧减弱 2分：一侧消失 1分：反射消失
11. 咳嗽反射 任务：让患者用力咳嗽、观察咳嗽时的力度和咳嗽音的清晰度	10分：无异常 8分：可用力咳嗽，但音质嘶哑 5分：咳嗽动作完成不充分 2分：不能作咳嗽动作或不能执行命令
12. 软腭 任务：让患者用力发几次"啊"的声音，每次持续数秒 观察有无鼻音过强并注意软腭的抬升运动	10分：无异常 8分：两侧轻微不对称，软腭移动 6分：一侧力量减弱，不能持续上抬 4分：活动微弱，鼻部反流，气流从鼻部漏出 2分：软腭不能上抬或不能执行命令

第二节 吞咽器官功能评估

一、口颜面功能评估

主要包括下颌、唇、舌、软腭等与吞咽有关的解剖结构的检查，包括组织结构的完整性及对称性、感觉敏感度以及运动功能等。

1. 面部观察 主要观察患者是否存在口角不对称，眼睑下垂，面部感觉减退，面神经麻痹，面肌痉挛不自主颤动的情况。

2. 口腔内部结构和黏膜观察 如图4-3、图4-4，仔细检查唇部结构，硬腭的高度和宽度，软腭和悬雍垂体积，腭咽弓、腭舌弓的完整性，舌部外形，以及下颌前方和侧方的颊沟是否正常。这些侧沟对吞咽来说很重要，口颜面瘫痪时，食物比较容易滞留在侧沟中，影响口腔卫生。

　　观察颊黏膜，即从口腔前联合延续到磨牙后牙龈的表面光滑的黏膜是否存在干燥、溃疡，口腔内部是否有黏痰、结痂、炎症或出血（表4-7）。口腔干燥分级，参照1997年日本的 Nishioka 等的分级方法，根据患者的症状分为4级（表4-8）。

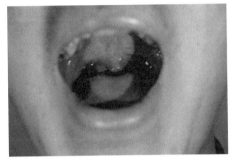

图 4-3　口腔结构和黏膜观察

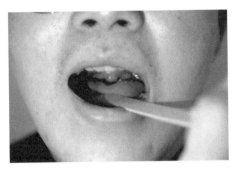

图 4-4　口腔结构的观察

表 4-7　黏膜炎 WHO 黏膜反应分级

分级	分级依据
0～1级	无反应或黏膜充血
2级	口腔黏膜稍有红肿、红斑、充血，唾液分泌减少、口干稍痛、进食减少
3级	口咽部明显充血，斑点状白膜、片状黏膜炎占视野区50%，溃疡形成，有明显疼痛，吞咽疼痛，进食困难
4级	片状黏膜炎占视野区50%以上，口咽黏膜极度充血、糜烂、出血、融合成片状白膜，溃疡加重并有脓性分泌物，剧痛，不能进食，可伴有发热等症状

表 4-8　口腔干燥分级

分级	分级依据
0级	无口干症状
1级	轻度口干，对刺激有反应，没有汤水能进食
2级	中度口干，对刺激反应差，进食时需要汤水
3级	完全口干，对刺激无反应，常需夜间醒来喝水

3. 牙齿 牙齿参与咀嚼和发音，位于口腔前庭和固有口腔之间，是最坚硬的器官。切牙和尖牙参与咬切和撕扯食物，磨牙参与研磨和粉碎食物。

评估时要观察牙齿形态，是否完好，有无龋齿、缺如，是否存在牙齿松动的情况。牙周组织具有固定牙根和缓解咀嚼压力的作用，评估时要观察牙龈是否有红肿、出血等情况。对于年龄较大的患者评估是否佩戴假牙，假牙的类型以及佩戴方式，牙齿是否清洁干净等。

4. 下颌 首先观察静止状态时下颌的位置，在患者不讲话、不进食、不做口部运动时下颌的结构、位置和口腔的开合度，判断下颌在放松状态下的位置和结构、颞颌关节的紧张程度、咬肌的肌张力、下颌的运动控制能力情况等。评估时要注意下颌关节在静止状态下是全开位或者半开位，正常人张口度为 37～45 mm（表 4-9）；有无左右歪斜、下颌前突或者后缩的情况；上下牙是否紧密接触、有无楔形缝隙。

表 4-9　张口困难 LENTSO 分级标准

分级	分级依据
正常	开口为 37～45 mm
Ⅰ级	张口受限，门齿距 20～30 mm
Ⅱ级	进干食困难，门齿距 11～20 mm
Ⅲ级	进软食困难，门齿距 5～10 mm
Ⅳ级	门齿距＜5 mm，需鼻饲

下颌运动状态的评估包括咬肌肌力检查、下颌向下运动、下颌向上运动、下颌向左运动、下颌向右运动、下颌前伸运动、下颌上下连续运动以及下颌左右连续运动等，如图 4-5、图 4-6 所示。

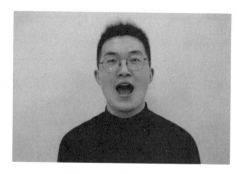
图 4-5　下颌向下运动

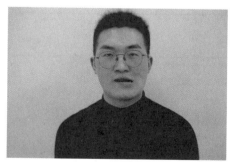
图 4-6　下颌向左运动

评估时可给予患者指令让其自己完成，或者治疗师示范动作由患者模仿。比如评估咬肌肌力时，治疗师可以边说边示范，"咬紧牙关，让咬肌凸起来，坚持到我数 3 下"；评估下颌向下向上运动时，可以说"嘴巴尽可能张大（紧闭），坚持到我数 3 下"等。指令发出后，观察患者对治疗师给予的指令有无反应，是完全没反应，但还是出现用眼睛、头或肩代替的情况；在运动状态下有无左右歪斜，动作是否充分有力、是否能持续进行等，连续运动时是否连贯有力。

对于脑外伤或者严重脑卒中的患者，有时候自发性张口很困难，也比较费时，通常需要 3～5 min。这类患者评估时，可以借助口腔动作辅助刺激，包括控制张嘴的训练等。有些张口困难的患者，没有明显咽期障碍，神经动作控制也正常，可以先按摩口面颊部，对一侧咀嚼肌按摩并向下按压下巴，并口头鼓励患者，可使患者顺利张口，并维持张口位置。当患者张口时，评估者可以立即确认患者是否有咬合反射，可以借助纱布条触碰牙齿或前牙龈缘来测试，若咬合反射存在的话，后续评估时需要用不易断裂的汤匙把食物送入口中，入口时避免碰到牙齿或牙龈缘。

5. 唇　观察静止状态唇的位置，以患者不讲话、不进食、不做口部运动时唇面部的结构、位置和形状，判断唇在放松状态下的位置和结构、唇面部的肌张力情况，以及唇的控制能力。重点观察患者有无流涎，口角歪斜或下垂。

唇的运动状态评估包括唇面部肌力检测、展唇运动、圆唇运动（缩唇运动）、唇闭合运动、圆展交替、唇齿接触运动。评估时可给予患者指令让患者自己完成，或者治疗师示范动作由患者模仿。如图 4-7～图 4-10，唇部评估要点见表 4-10。

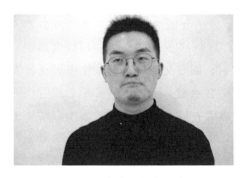

图 4-7　自发唇闭合运动

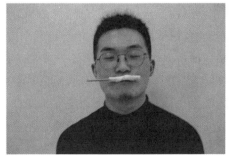

图 4-8　纱布棒诱导唇闭合运动

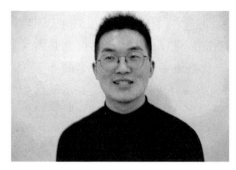

图 4-9　展唇运动

（让患者露齿或发"i"）

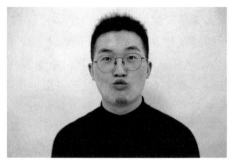

图 4-10　圆唇运动

（让患者噘嘴或者发"u"）

表 4-10　唇面部评估要点

状态	评估内容	注意事项
静止状态	唇的结构及位置 流涎	①唇部是否对称，位置是否在水平正中位 ②上下唇是否有回缩、抖动等情况
运动状态	唇面部肌力 展唇运动 圆唇运动 唇闭合运动 圆展交替运动 唇齿接触运动	①对指令有无反应；或有反应但用眼睛、头或肩代替 ②能做部分运动但僵硬无力，或运动幅度小 ③动作充分但不能维持 3 s，或动作不能连续做 3 次以上

评估时治疗师要注意指导语，比如，评估唇面部肌力时，可以跟患者说"让我摸摸你的脸"或者"给我做个鬼脸，好吗？"来引导患者。可以借助发音来辅助，例如展唇时发"i"；圆唇时发"u"，圆展交替运动可以让患者交替发"i""u" 10 s；唇闭合运动，可以嘱患者含住吸管、汤匙或者叉子，或者快速连续发"pa"，然后闭紧嘴巴，既能观察患者吞口水和休息时的唇闭合度，也能知道患者的轮替动作的速率；治疗师也可以要求患者重复"爸爸抱宝宝"，来检查患者每个构音时唇闭合程度。还有，患者咀嚼食物时因头部姿势变化，或者下颌因食物搅拌而移动时，是否仍然保持唇部闭合，也是治疗师需要观察的。

6. 舌　观察静止状态舌的位置，以患者不讲话、不进食、不做口部运动时舌的结构、位置和形状，判断舌在放松状态下的位置和结构、肌张力情况，以及舌的控制能力。

舌的运动状态评估包括舌肌肌力、舌尖前伸、舌尖下舔下唇、舌尖上舔唇、舌尖舔上齿龈、舌尖左舔嘴角、舌尖右舔嘴角、舌尖上舔硬腭、舌尖前后交替、舌尖左右交替、舌尖上下交替。评估时可给予患者指令让患者自己完成，或者治疗师示范动作由患者模仿。判断患者舌肌张力有无异常、运动控制能力、舌的运动速度等，如图4-11～图4-14所示，舌评估要点见表4-11。

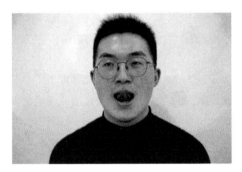

图4-11　舌尖上舔上唇

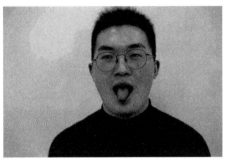

图4-12　舌尖下舔下唇

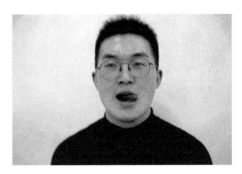

图4-13　舌尖左舔嘴角

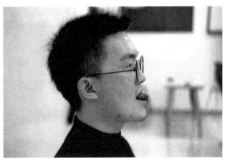

图4-14　舌尖前伸

舌运动评估时，治疗师的指令应该尽量简短明了，或者通俗易懂，并嘱患者动作尽量充分，也可借助包含很多舌尖塞音的句子，例如"他躺着吃糖"来判断患者舌尖上舔齿龈的程度是否充分。借助包含许多软腭塞音的句子，例如"可不可以开门"来判断舌根-软腭发音时接触是否充分。评估舌尖上舔硬腭可以要患者假装清除口腔顶部黏着的食物，用舌头从最前方的齿龈处一路摩擦到后方的软腭。

表 4-11　舌评估要点

状态	评估内容	注意事项
静止状态	舌的形态和位置	①能否保持静止位置，呈碗状 ②有无舌部瘫软无力充满整个口腔或舌体挛缩成球状后缩到咽部 ③舌部有无抖动、微小偏移等
运动状态	舌肌肌力检查 舌尖前伸 舌尖舔下唇 舌尖舔上唇 舌尖上舔齿龈 舌尖左舔嘴角 舌尖右舔嘴角 舌尖上舔硬腭 舌尖左右交替运动 舌尖前后交替运动 舌尖上下交替运动	①对指令有无反应；或有反应但用眼睛、头、下巴或肩代替 ②能做部分运动但僵硬无力，或运动幅度小 ③动作充分但不能维持 3 s，或动作不能连续做 3 次以上 ④注意观察运动时舌尖有无回缩，舌体是否成束状，舌体有无抖动，动作是否轻松

7. 软腭　软腭位于咽腔和鼻腔之间，类似于一种瓣膜组织。主要作用是上抬、下降、缩短和紧张悬雍垂。我们可以通过让患者发"a"音观察软腭的抬升、言语时是否存在鼻腔漏气等情况。对于软腭抬升差的患者可以采用棉签刺激腭弓观察是否有上抬，或者抬升的幅度情况等。软腭评定分级标准见表 4-12。

表 4-12　评定分级标准（参考 Frenchay 构音评定量表）

让患者发"啊"3 次，保持每个"啊"之间有个充分的停顿，使软腭有时间下降，给患者示范并观察患者的软腭运动	
分级	分级依据
a	软腭能充分保持对称的运动
b	轻微的不对称但是能运动
c	在所有发音中软腭均不能抬高，或严重不对称
d	软腭仅有一些最小限度的运动
e	软腭无运动

8. 口腔感觉评估　口腔感觉评估主要采用轻触的方式，检查患者口腔中哪一个区域敏感度变弱。关于口腔感觉的评估文献资料不多，所以治疗师只能比较患者口腔不同区域，找出最敏感和最不敏感的位置。可使用棉签轻触舌头的各处，从前到后，沿着颊壁黏膜到腭舌弓的底部，观察患者对轻触的觉察度。若没有引发呕吐反射，则可以继续触碰咽后壁。感觉评估的重要性在于帮治疗师找出患者口中最敏感的位置。咽部感觉减弱，患者对咽部残留物的知觉能力减弱。

部分吞咽障碍伴随认知障碍的患者，有可能只对某种特定口味、质地或者温度的食物有口部反应。治疗师评估时可以用纱布包裹吸管，一端浸入不同温度的（冰水或温水）和不同味道的（柠檬汁、苦瓜汁、盐水或者汤水）液体，对病患进行不同种类的口腔刺激，找出能引起患者吞咽反射的刺激组合。

二、吞咽反射功能评估

吞咽反射包括咽反射（swallowing reflex）、呕吐反射（gag reflex）和咳嗽反射（cough reflex）等。主要涉及舌咽神经、迷走神经所支配的反射活动。

1. 咽反射　可用棉签或尺寸 0 号（直径 14 mm）的喉镜，触碰硬腭与软腭的交界处、软腭和悬雍垂的下缘，诱发咽反射，观察是否会引起软腭的向上向后动作。

2. 呕吐反射　用棉签刺激（按压）舌后 1/3 的位置或用喉镜触碰舌根或咽后壁，观察此触碰是否能引起整个咽后壁和软腭强劲而对称的收缩。若是咽后壁没有对称收缩，可怀疑有影响吞咽功能的单侧咽部无力现象。

呕吐反射是胃内容物和部分小肠内容物通过食管反流出口腔的一种复杂的反射动作。呕吐中枢位于延髓。常见呕吐反射是由有害物质刺激所启动，像呕吐或食物逆流，引发的动作反应是把食物从咽向上及向外推挤出来，其目的是清除咽的有害物质，这正好和吞咽动作相反。

3. 咳嗽反射　用拇指压迫患者胸骨上窝气管的位置，观察患者有无咳嗽反应。咳嗽反射是人体的防御性呼吸反射，它的感受器位于喉、气管和支气管，可接受机械性刺激和化学性刺激。观察患者自主咳嗽以及受刺激后的咳嗽反应情况对于吞咽过程意义重大，主动咳嗽乏力提示气道清洁度降低，误吸或肺炎的风险较高。

对于无主动咳嗽或不能配合的患者，可进行咳嗽反射试验，又称咳嗽激发试验（表 4-13）。由 Bickerman 在 1954 年首先提出，它通过雾化吸入特异性的

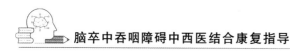
刺激物诱导人和动物产生反射性咳嗽，然后测定特定浓度、特定时间内的咳嗽总次数，或者测定引起一定数量咳嗽所需最低浓度的一种方法。临床上可用于误吸的筛查，研究显示柠檬酸咳嗽反射试验对卒中后吞咽障碍患者的误吸筛查具有较高的敏感性和特异性，其中较低浓度柠檬酸 CRT 对误吸诊断价值最大。

表 4-13　咳嗽反射试验

仪器	氧动力雾化吸入装置（供氧压 5～13MPa，氧流量 5 L/min）
试剂	0.9％生理盐水溶解柠檬酸，配成 4 种浓度：低浓度 0.2 mol/L，中浓度 0.4 mol/ L，中高浓度 0.6 mol/L，高浓度 0.8 mol/L
流程	①体位：坐位或半卧位 ②面罩呼吸 1 min，提示语"正常呼吸，想咳嗽就咳" ③0.9％生理盐水 5 ml 加入雾化器，适应 1 min ④依次给予从低浓度到高浓度的柠檬酸溶液试剂，每次 15 s，每个浓度吸 2 次，2 次柠檬酸溶液之间吸入安慰剂（生理盐水雾化液）1 min
结果	阳性：15 s 内未出现咳嗽或咳嗽一次，则该浓度 CRT 筛查"阳性" 阴性：15 s 内出现两个或多个咳嗽则为"阴性"

三、与吞咽相关的喉功能情况

喉部功能包括腭咽功能、喉功能、嗓音的情况等。其中呼吸吞咽的配合、喉部清理、气道保护等都与吞咽相关，具体内容如下。

1. 吞咽时腭咽的闭合情况　腭咽闭合情况关系到口腔内压力、患者能否用吸管吸吮、是否出现鼻反流。评估时注意聆听患者发音的变化，浑浊的嗓音常常伴随误吸现象，如果有吞咽问题的患者出现嗓音沙哑，要怀疑吞咽时声带闭合不全，需要进一步检查。

2. 呼吸的模式　呼吸的模式可以通过患者发音的音调、节奏等变化来观察，与吞咽的协调性相关，呼吸-吞咽协调性差会增加误吸的风险。

3. 非言语的声带运动　非言语的声带运动即深吸气（张开声带）-闭气（声带闭合）-咳嗽及清喉咙（声带闭合及气道保护），该动作与吞咽过程中喉部的清理能力息息相关。

4. 喉上抬　通过做空吞咽检查喉上抬运动。治疗师将手放于患者下颌下方，使用四指法时，除拇指外其余手指张开，示指轻放于下颌骨下方，中指放在舌骨，无名指放于甲状软骨上缘，小指放于环状软骨上，嘱患者用力吞咽时，感觉甲状软骨上缘能否越过无名指接触到中指来判断喉上抬的能力，正常吞咽时，中指能触及甲状软骨上下移动约 2 cm。

四、颈部听诊

把听诊器放置在喉的外侧缘，能听到正常呼吸、吞咽和讲话时气流的声音。听诊时嘱患者做吞咽动作。

评定标准：在吞咽前和吞咽后听呼吸音做对比，分辨呼吸道是否有分泌物或者残留物。吞咽后如果有水泡音，则说明有误吸风险；如果吞咽时听到清晰的"咕噜"声则为正常（表 4-14）。

表 4-14　吞咽音、呼吸音判定表

分类	表现	判定
吞咽音	延长、变弱，反复的吞咽音	舌的运送障碍、咽缩肌乏力，喉上抬困难或食管上括约肌失弛缓
	湿啰音、呛咳音	误吸
	吞咽音中夹杂呼吸音	呼吸吞咽模式的失调、误吸、渗漏
呼吸音	湿啰音，呛咳，液体的振动音	咽腔残留，渗漏或者误吸
	呛咳，喘鸣音	误吸

第三节　摄 食 评 估

一、直接摄食评估

1. 评估目标　对于已经有进食能力的患者，需要进行直接摄食评估。直接摄食评估的目的旨在了解患者当前进食状况，帮助治疗师制定治疗计划，优化治疗方案；了解患者饮食习惯及喜好，替患者选择最安全最合适的食物，达到营养均衡。

2. 测试食物类型的选择标准　国际吞咽障碍食物统一倡议组织（international dysphagia diet standardization initiative group，IDDSI）在 2015 年 11 月

制订统一的食物级别，把固体及液体分为 7 个级别，液体是 0～4 级，固体是 3～7 级（表 4-15）。

表 4-15　食物分级

食物级别	食物形态	适应对象	测试标准
0 级：稀薄流质（液体）	如清水 流动快	吞咽大致正常	10 ml 的液体，能在 10 s 内流过 10 ml 的小口针筒
1 级：轻微稠（液体）	比清水稍微稠 能流过吸管、针筒	喝清水有风险 比清水提供更强的感官刺激	让 10 ml 的液体流过 10 ml 的小口针筒，10 s 后剩下 1～4 ml 的液体
2 级：少稠（液体）	能流出勺子 能用杯子饮用，能倒出来 需要更多力气，才能用吸管饮用	舌头控制稍弱	让 10 ml 的液体流过 10 ml 的小口针筒，10 s 后剩下 4～8 ml 的液体
3 级：中稠/液态固定体（液体及半固体）	不能在勺子上维持原有形态 能用杯子饮用，从勺子上慢慢流出 较难用吸管饮用	舌头控制较弱 降低口腔控制的需求 需要舌头把食物推送	让 10 ml 的液体流过 10 ml 的小口针筒，10 s 后剩下多于 8 ml 的液体 用叉挤压食物后不会留下明显痕迹
4 级：高稠/糊状（液体及半固体）	完全平滑、不需要咀嚼、不能用吸管饮用 不会自然流动，在勺子上保持原有形态	舌头控制能力弱，需要更强的舌头推送功能 吞咽后的残留会构成风险	不能流过针筒 需要稍微用力摔一下才能从勺子上掉下来 用叉挤压食物后，会留有明显的痕迹
5 级：碎固体（固体）	小块状（小孩 2 mm，成人 5 mm） 不会太难咀嚼，没有硬块 食物没有皮或外壳 不含过量的汁	不用过量咀嚼，能用舌头压碎 舌头需要一定程度的力量控制	能轻易地用叉压碎或用筷子夹开

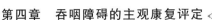

续表

食物级别	食物形态	适应对象	测试标准
6级：软固体（固体）	用力能用叉子或筷子把食物弄碎 食物尺寸（小孩 8 mm，成人 15 mm） 不会太难咀嚼，没有硬块 食物没有皮或外壳 不含过量的汁	需要有咀嚼能力，但不需要牙咬或撕开食物	不需要过量切开固体 能用叉或筷子把食物分成小块
7级：正常固体	需要咬开及咀嚼的食物包括日常生活中所有的食物	需要咬开及咀嚼的食物 能在口腔形成食团	不用测试

3. 测试食物的准备　评估时若选择固体食物，可用饼干；软固体或碎固体可用碎饼干或小面包；糊状碎固体可选择果泥及碎饼干；糊状直接选择果泥。评估时若选择流质，则需要用水和凝固粉配比。不同凝固粉配比不同，这里主要选择两种常用的代表性的凝固粉（表 4-16，表 4-17）。

表 4-16　淀粉成分的凝固粉配方

流质质地	配方	质地
稀薄流质	水	清水状流质
微稠流质	100 ml 水＋2 茶匙凝固粉（即 10 ml）	粥水状、番茄汁状流质
少稠流质	100 ml 水＋3 茶匙凝固粉（即 15 ml）	核桃露状流质
中稠流质	100 ml 水＋4 茶匙凝固粉（即 20 ml）	芝麻糊、奶昔状、乳酪状流质
特稠流质	100 ml 水＋5 茶匙凝固粉（即 25 ml）	果酱状特浓流质

表 4-17　黄原胶成分的凝固粉配方如表

稠度	配方	质地
微稠度	200 ml＋2 g 凝固粉	花蜜状
浓稠度	200 ml＋4 g 凝固粉	浓蜜糖状
特稠度	200 ml＋8 g 凝固粉	布丁状

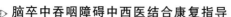

治疗师需要根据病史资料和患者的口咽部控制能力选择合适的食物，主要从患者顺利安全吞咽的角度出发。如果参考饮水试验结果，Ⅱ级、Ⅲ级吞咽障碍患者可选择微稠度花蜜状食物，Ⅳ级吞咽障碍患者可选择浓稠度如浓蜜糖状性状食物，Ⅴ级吞咽障碍患者可选择特稠度如布丁状性状食物。

吞咽障碍的类型和程度不同，所选择的食物性状也有所不同，通常口咽部控制不佳的患者可先尝试中稠或特稠食物，再慢慢从患侧进食少稠或微稠食物；舌运动受限的患者，选择吃质地均一、硬度低、黏度不高的浓流质，避免硬度高的食物；舌力量不足、舌底部或者咽壁收缩不良的病患可选择稀流质，避免大量的黏度高、黏附性强的糊状食物；吞咽延迟的患者可选择果泥或特稠流质；喉上抬不足或环咽肌功能紊乱的患者可选择稀液体；呼吸道闭合不足，误吸风险高的患者可选择布丁和糊状食物，降低误吸风险。

4. 评估工具 果泥或其他糊状食物、面包、水、凝固粉或增稠剂、杯子或碗、吸管、勺子、手套、压舌板、电筒。

5. 评估要点 进食的姿势与患者的口肌功能相关，评估时应密切观察患者采取何种姿势，姿势的调整是否会对进食产生影响。体力较好者，应尽量采取自然的坐位姿势，体力较弱者，可采取半卧位。

评估过程中，若发现患者舌运动控制差，难以控制口中的食团，可以在把食物送入患者口中时，让患者适当前倾头部，等吞咽准备好，再后倾头部将食物送入咽部。吞咽启动延迟的患者可采用低头吞咽的方式；单侧咽部麻痹的患者吞咽时可将头转向患侧，关闭该侧的梨状窦，让食物从健侧进入；单侧口腔功能减弱的患者吞咽时可将头倾向健侧，引导食物从该侧流下。所以评估前要充分了解患者的病史资料和前期评估资料。

食物放入口中的最佳位置，根据口腔敏感度和口腔功能，通常将食物放在较敏感和功能较佳的一侧。液体需送入口腔后侧，可使用吸管或滴管；黏稠类食物可以借用压舌板放到舌头特定的位置。

关于评估指导语，第一次评估时，应先设计好能引出最接近正常吞咽的指导语，根据前面评估的结果。对于姿势的改变要对患者详细说明，例如轻微舌头和喉部控制不良的患者把食物送入口中时要先低头，等要启动吞咽时再仰头，而且在吞咽时要闭气保护呼吸道，这一连串指令要事先跟患者解释说明，每个患者的情况不同，步骤也不同。

评估观察口腔准备期及口腔期患者主动开口程度、唇闭合能力、咀嚼能力以及口腔传送时间；咽期主要观察吞咽反射启动时间、喉上抬幅度及速度、喉上抬协调性及顺畅性、每一口吞咽的次数；吞咽后有无咳嗽、喉部清理情况、吞咽前后声音的变化（浊水声）、有无气喘、口腔内有无残留食物、有无反流等。记录进食速度、进食的工具、进食的时间、进食量以及吞咽过程中是否有代偿性策略。

血氧监测仪需要持续监测至评估后 2 min，若血氧饱和度如氧饱和度降低 3% 提示可能存在误吸，听诊器放在环状软骨下方听诊，对比吞咽前后的呼吸音，分辨是否有残留物，吞咽后有水泡音提示有误吸的可能。

了解患者是否可安全吞服药物，例如药片、胶囊或药水，嚼碎服用，应观察可否直接吞下服用；服用药物是否会引起吞咽障碍加重，中枢神经系统镇静剂（镇静药、阿片类药物和巴比妥类药物）有抑制保护性咳嗽和吞咽反射的不良反应，增加气道风险。服用凝胶类药物有助于吞咽。

6. 根据评估结果给出吞咽建议　①首先是进食方式的建议，经口进食或非经口进食；②然后建议患者选择合适的食物质地；③对进食姿势、进食用具、进食速度、进食量和时间控制和代偿吞咽策略，给予患者必要的健康宣教；④告知患者是否需要进一步吞咽评估，是否要做吞咽造影；⑤是否需要调整吞咽治疗方案；⑥对患者及其家属进行护理教育。

二、容积-黏度吞咽测试

容积-黏度吞咽测试（the volume viscosity sallow-test，V-VST）是 20 世纪 90 年代西班牙的 Pere Clave 教授设计，主要是为了帮助患者寻找最适合的摄取食物的容积和稠度，提高吞咽的安全性和有效性。测试时选择容积为 5 ml、10 ml、20 ml 的量，稠度为低稠度（水）、中稠度（浓糊状）、高稠度（布丁状），按照不同组合进食，观察患者吞咽情况。

受试者从中稠度液体黏度开始，容量逐渐增加，完成中稠度黏度部分测评而患者没有明显误吸症状（咳嗽或者氧饱和度下降大于 3%）时，可以以同样的逐渐加量的方法来测试低稠度黏度部分，最后到相对安全的高稠度黏度部分。如果受试者在中稠度某个容积部分存在安全问题，则这部分试验停止，不需要再进行低稠度黏度部分的测试，直接进行高稠度部分。如果受试者在低稠度黏度某个容积部分存在安全问题，这部分试验停止，直接进入高稠度部分。在吞咽过程中，我们需要观察患者吞咽的安全性和有效性（表4-18）。

具体测试流程如图4-15所示。

表4-18 患者的安全性和有效性的观察要点

安全性问题的症状观察		有效性问题的症状观察	
咳嗽 吞咽后音质改变 血氧饱和度下降 3%	提示患者可能存在误吸或导致肺炎的相关风险，可指导下一步评估是否需要增加稠度或者直接停止测试	唇部闭合不全导致食物漏出 口腔残留 咽部残留	提示患者摄取量不足可能导致营养不良等风险，因没有健康威胁故不用调整稠度

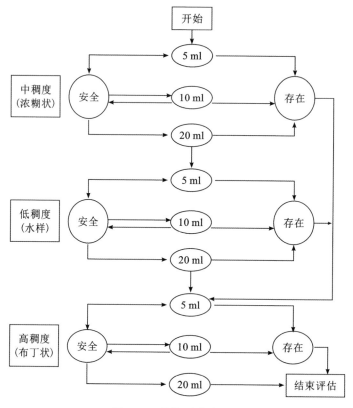

图4-15 具体测试流程图

测试要点：

（1）姿势：能否保持坐位，躯干能否保持平衡，姿势改变是否会对进食产生影响。

（2）容积和稠度的选择：一般从中稠度开始，依次进食5 ml、10 ml、20 ml，也可以改良成3 ml、5 ml、10 ml。

（3）食物入口位置：观察患者张口是否正常，食物入口后有无食物漏出。患者是否有患侧忽略，有无口颜面失用等等。

（4）食团清除能力：观察食团的咀嚼和控制、唾液的分泌，要求患者进食前后发声，并观察进食后口腔内残留量。

（5）咽下食物的能力：舌推送食团启动吞咽动作的能力，观察咽反射是否顺利启动，有无代偿，食团是否顺利通过咽喉部进入胃内，整个过程有无咽部残留和呛咳情况。

（6）颈部听诊：通过吞咽声音来判断有无误吸。

（7）血氧饱和度监测。

（8）分泌物情况：唾液分泌是否正常，进食后是否有痰液，痰液内是否有食物，如果有痰液，进食后应及时清理。

（9）适应证和禁忌证：V-VST 要求患者注意力良好，无严重理解障碍，有气道保护能力，并有足够体力完成整个测试。有呼吸道问题、生命体征不稳定者、严重认知障碍者，不适合该测试。

（曹瀚元）

第五章　脑卒中吞咽障碍的客观检查

由于专业人员的临床评估缺乏一定的客观性，不能明确吞咽器官的病理生理改变，或者不能肯定患者是否存在误吸（存在隐性误吸的患者），不能明确某种代偿性方法是否有效等，越来越多的仪器检查被应用于吞咽障碍的评估。目前客观检查包括影像学检查和非影像学检查。影像学检查包括吞咽造影检查、软管喉内镜检查、超声检查、磁共振检查、CT 检查、放射性核素扫描检查、脑地形图描记检查等。非影像学检查包括舌压测定检查、视频测压技术、脉冲血氧饱和度监测、咽腔测压检查、肌电图检查等。客观检查方法能客观地反映出口咽腔的解剖结构、吞咽的生理功能，可以直接观察到吞咽器官的异常情况。在临床工作中，应根据患者需要选择相应的检查方法。以下将对吞咽障碍的客观检查方法进行讲解，供相关临床工作者参考。

第一节　吞咽造影检查

一、概述

吞咽造影检查，也称为电视荧光吞咽检查（videoflluroscopic swallowing study，VFSS）。即在 X 线透视下，针对口、咽、喉、食管的吞咽运动所进行的特殊造影，通过点片、录像以及进一步的逐帧慢速回放以分析、发现吞咽功能的异常，可用于协助诊治吞咽障碍，被视为吞咽障碍检查的"理想方法"和诊断的"金标准"。

此项检查可对整个吞咽过程进行详细的评估和分析，如观察患者吞咽不同黏度的由造影剂调制的食物和不同容积的食团的情况。通过观察侧位及正位影像对吞咽的不同阶段（包括口腔准备期、口腔期、咽期、食管期）的情况进行评估，同时对舌、软腭、咽喉的解剖结构和食团的运送过程进行观察。

二、检查前准备工作

1. 检查设备　一般用带有录像功能的、具备 800 mA 以上功率的 X 线机，它可记录吞咽时从口腔准备期到食物进入胃的动态变化情况。也可用像素较高的数码相机录下操作台显示屏画面来代替其录像。

2. 人员安排 一般由放射科医生、主管医生及语言治疗师共同完成造影检查。检查过程中，语言治疗师指导患者选择吞咽食物的种类及方法，并对结果进行分析，判断患者的吞咽情况及选择代偿性手段。放射科医生进行仪器操作和协助分析。主管医生通过直接观察患者动态的吞咽过程，更好地了解患者目前的吞咽功能。

3. 材料准备 吞咽造影检查必备的材料：造影剂、饼干、水、杯子、金属汤勺、量杯、注射器、电子秤、增稠剂、吸唾管、餐巾纸、金属数字。

一般需要 4 种性状的造影剂：

（1）稀流质：目前一般用可吸收的水溶性硫酸钡混悬液，常用浓度为 20%～60%。

（2）浓流质：取 100 ml 上述稀流质，加入 3 g 增稠剂，快速搅拌均匀。

（3）浓稠糊状：取 100 ml 上述稀流质，加入 8 g 增稠剂，快速搅拌均匀。

（4）固体：取适量上述浓稠糊状均匀涂抹在饼干上，可以根据患者口味选择其他食物（如馒头）。

将上述 4 种造影剂分别装在 4 个杯子中，从左往右依次为浓流质、浓稠糊状、稀流质、固体，并将 4 个杯子写上数字（图 5-1）。

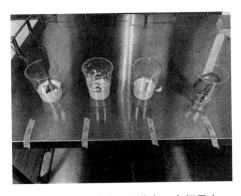

图 5-1 将 4 种造影剂装在 4 个杯子中

三、检查流程

1. 患者体位摆放 采用何种体位取决于患者当时的身体状况，常用的体位如下。

（1）如果患者可以配合，并且可以站立，一般取侧位和前后站立位。

（2）如果患者不能站立，可以坐稳，可采取侧坐和前后坐位。

（3）如果患者不能自己坐稳，则最好坐在头颈部有支撑物的椅子上并固定好躯干，以免跌倒，此椅子要求与所有 X 线机配套，以便在侧坐位和前后坐位间能够转换。

（4）如果患者无力，不能坐站，可以将患者用绑带固定在 X 线机检查台上，为避免发生意外，采取头高脚低的半卧位，并在吞咽造影中调整为侧卧位或斜位。

2. 检查前准备

（1）患者应清洁口腔、给予排痰处理。

（2）特殊情况外，最好拔去鼻饲管进行检查。因为鼻饲管会影响食物运送速度，黏附食物，影响观察。

（3）嘱托患者：开始进行造影之前，语言治疗师应向患者解释并说明检查的过程，检查中有哪些指令，如何按照指令去做。例如吞咽时头和身体不要做大幅度的动作，以免超出摄影的范围。吞咽时不能仰头，尽量低头吞咽。如果检查中出现呛咳，患者应立即咳嗽，必要时进行震动排痰。

（4）嘱托患者家属：喂食时应根据治疗师指令喂给患者相应的造影剂，并将其对应的金属数字贴在患者耳后。喂食时先少量喂，收到指令后再喂下一口食物并调整喂食量。

3. 检查方法

患者采取适宜的体位等待检查，患者家属穿好铅衣进入检查室等待语言治疗师的指令给患者喂食。

喂食顺序：浓流质→浓稠糊状→稀流质→固体。

（1）喂食浓流质及浓稠糊状食物，患者口含一小勺，先在口腔内进行咀嚼动作，观察口腔功能情况，然后嘱患者尽可能一次全部咽下，观察患者咽功能情况、会厌谷及梨状窦情况。

（2）若浓流质及糊状食物皆无误吸，则进食稀流质，先从小剂量开始，逐渐加量。可以分次给 2 ml、4 ml、6 ml、8 ml、10 ml 造影剂，观察不同剂量时患者的吞咽情况，有无误吸现象发生。

（3）如患者口腔功能减退，尽可能将食团或水样造影剂送至舌根后部，并刺激咽帮助患者完成吞咽动作。

（4）若患者会厌谷、梨状隐窝有食物残留，则嘱患者咳嗽或用吸痰器将残留物清除干净再进行下一性状食物的检查。

四、观察内容

1. 侧位像（图 5-2）

（1）口腔期：观察口唇的闭合及随意运动、舌头搅拌和运送食物的情况、舌与硬腭的接触情况、软腭的活动及有无鼻腔内反流、口腔内食物残留情况、食物通过口腔的时间等。

（2）咽期：观察吞咽反射启动的触发时间、咽后壁咽缩肌的运动情况、喉上抬幅度及速度、腭咽和喉部关闭情况、时序性、协调性、肌肉收缩力、会厌及声门关闭情况、会厌谷及梨状隐窝异常滞留及残留、有无误吸，误吸发生的时机（吞咽前、吞咽中、吞咽后）等。

（3）食管期：观察食管上括约肌能否开放、开放程度、食管的蠕动、食管下括约肌的开放等。

2. 正位像（图 5-3）

主要观察两侧咽壁、会厌谷、梨状隐窝、黏膜皱襞是否对称，会厌尖、悬雍垂是否偏斜，两侧软腭高度是否相同，会厌谷和单侧或双侧梨状隐窝是否有残留，以及辨别咽壁和声带功能是否对称。

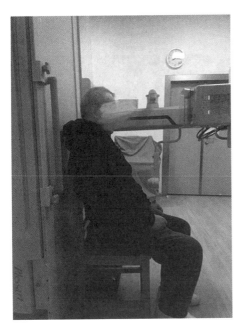

图 5-2　侧位像

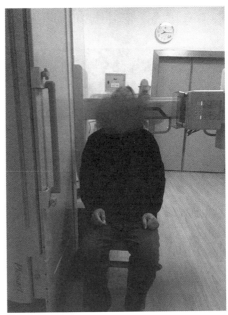

图 5-3　正位像

五、异常表现

1. 滞留（pooling） 吞咽前，内容物积聚在会厌谷或梨状隐窝时的状况。即多量造影剂在会厌谷及梨状隐窝内，数次吞咽后能及时排出，称为滞留，也可在环咽段上方或口腔底部发生阻滞和滞留。

2. 残留（residuals） 吞咽完成后内容物仍留在会厌谷或梨状隐窝的状况。即少量造影剂在会厌谷及梨状隐窝内，数次吞咽后不能及时排出（图5-4、图5-5、图5-6）。

3. 反流（reflux） 造影剂从下咽腔向上反流入鼻咽腔和（或）口咽腔。

4. 溢出（spillage） 在会厌谷或梨状窦的内容物积聚超过其容积溢出来的状况，通常情况下会溢入喉前庭。

5. 渗漏（penetration） 造影剂流向鼻咽腔、喉前庭、气管等处称为渗漏。要注意发生的部位（口、鼻咽、喉、气管等）、数量（大、中、小、微量）和时间（吞咽前、中或后）。应注意因头位、姿势等影响，正常人偶尔可发生渗漏，在吞咽造影检查中，溢出和渗漏往往同时发生（图5-7）。

6. 误吸（aspiration） 造影剂进入气管、支气管及肺泡内（图5-8）。通常以声门为界，未通过声门仍在喉前庭，属于渗漏。

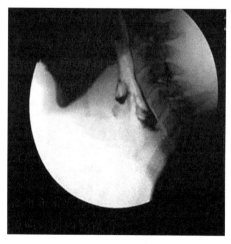
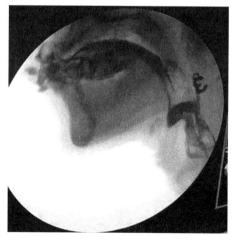

图5-4　侧位像　会厌谷及梨状隐窝残留　　　图5-5　侧位像　会厌谷残留

7. 环咽肌功能障碍（circumpharyngeal muscle dysfuction，CPD） 通常指环咽肌不能及时松弛或发生肌肉痉挛，临床典型症状是进食后出现食物反流，不能下咽，或咽下后剧烈呛咳，为食物流入气管所致（图 5-9）。包括 3 种状态：①环咽肌完全不开放。指通过多次吞咽，造影剂仍不能通过食管上段进入食管（未见食物流线），会厌谷或梨状隐窝有大量残留，食物会溢入喉前庭，经气管流入肺中。②环咽肌开放不完全。通过多次吞咽，仅有细线样造影剂进入食管，会厌谷或梨状隐窝有残留。③环咽肌开放时间不当。表现为吞咽动作触发后，环咽肌能开放，但开放时间不协调。

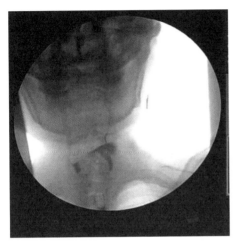

图 5-6　正位像　梨状隐窝残留，左侧居多

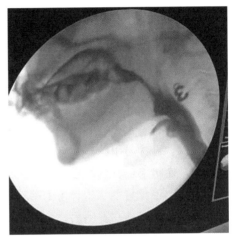

图 5-7　造影剂渗漏

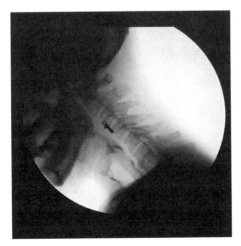

图 5-8　造影剂误吸入气管

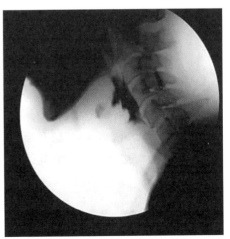

图 5-9　环咽肌开放不全

六、吞咽造影结果常见症状及其分析

1. 口腔准备期及口腔推送期

（1）症状一：食物残留在舌面中部或颊沟、唇沟。

分析：脸颊张力下降、唇张力不足。

（2）症状二：无法形成食团，食物在口腔分散。

分析：舌协调能力不足、无法控制食团（在咀嚼后）、口腔感觉减退。

（3）症状三：食物从舌根掉落到会厌谷或气管。

分析：舌协调能力不足、无法含住食团。

（4）症状四：反复进行舌后缩动作。

分析：舌后移动作不协调、无有效的吞咽动作。

2. 咽期

（1）症状一：在吞咽之前，食物延迟进入会厌谷。

分析：舌骨与甲状软骨上抬延迟，启动咽期吞咽延迟。

（2）症状二：食物缓慢进入会厌谷溢流入梨状隐窝或呼吸道。

分析：舌骨与甲状软骨未上抬、口腔过渡期延长，未启动咽期吞咽。

（3）症状三：在吞咽后，会厌谷有食物残留。

分析：咽收缩幅度减少、舌根后缩幅度不足、喉上抬幅度不足。

（4）症状四：食物残留在一侧或两侧会厌谷或梨状隐窝，在吞咽后发生误吸现象。

分析：单侧或双侧咽麻痹、舌根运动幅度不足。

（5）症状五：在吞咽后梨状隐窝溢流造成误吸现象、梨状隐窝有食物残留、会厌谷产生食物溢流。

分析：环咽肌功能障碍、喉上抬不足。

3. 食管期

症状：吞咽后，食物残留在颈段食管。

分析：食管蠕动不足或有其他食管异常。

七、注意事项

（1）应尽量确保第一次吞咽的造影剂完全通过食管后，再做重复的吞咽检查。

（2）患者若发生呛咳，应立即停止检查，及时采用拍背、诱发咳嗽及吸痰等方法，尽可能将误吸的造影剂排出气道或肺（图 5-10、图 5-11）。

（3）注意患者是否出现隐性误吸，即发生误吸时没有呛咳反应，没有咳嗽的保护反射。

（4）造影完成后，若患者口腔或会厌谷、梨状隐窝残留量多，应用吸痰器将残留物吸出（图5-12）。

（5）造影显影范围应包括口腔、咽腔、环咽段及部分颈椎。

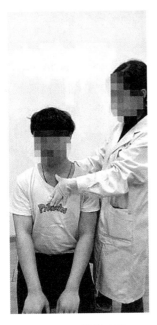

图 5-10 诱发咳嗽

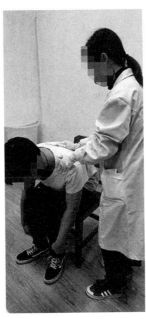

图 5-11 拍背

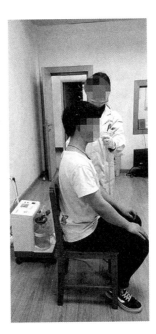

图 5-12 用吸痰器将残留物吸出

八、吞咽造影的优缺点

1. 优点 ①能够对患者吞咽时的口咽解剖结构及功能进行间接的动态观察；②能够明确患者是否发生了误吸以及渗漏出现的原因、发生误吸的时间以及严重程度等指标；③能够精确地对钡剂聚集的部位进行定位，可观察及判断所采取的代偿措施是否能够有效地避免误吸的发生；④能够对患者吞咽食物各个阶段时程进行评估；⑤除上述之外，还有利于对脑卒中患者发生肺炎风险的评估。

2. 缺点 ①患者必须接受 X 线照射，而且有误吸钡剂的风险，是一种侵入性检查手段；②不能区分神经肌肉源性疾病与其他疾病；③不能发现咽喉处是否有唾液残留；④不能定量分析咽肌收缩力等生物力学指标；⑤不能反映咽的感觉功能。

第二节　软管喉内镜检查

一、概述

软管喉内镜吞咽功能评估（flexible endoscopic evaluation of swallowing, FEES）是由 Langmore 等在 1988 年首次描述，它是利用纤维鼻咽喉镜来观察患者的吞咽活动。检查中，内窥镜进入受试者口咽部和下咽部，观察舌根、会厌谷、梨状隐窝咽壁、喉以及这些结构在呼吸、屏气、咳嗽、发音和吞咽时的运动；观察咽部分泌物有无潴留，是否进入喉前庭或发生误吸，以及患者对分泌物的清除能力；嘱患者吞咽不同黏度和量的食物，观察有无潴留、食物进入喉前庭和误吸等征象。检查中同步录像以利于后期的分析。

目前软管喉内镜分两种，一种是纤维喉镜（fibrolaryngoscope），利用透光玻璃纤维的可曲性、纤维光束亮度强和可向任何方向导光的特点，制成镜体细而软的喉镜。其外径 3.2～6 mm，长度 300 mm 以上，远端可向上弯曲 90°～130°，向下弯曲 60°～90°，视角为 50°。光源用卤素灯冷光源。分镜管无工作通道的检查镜和镜管有工作通道的工作镜，后者可以接负压吸引并可以进行活检钳插入局部活检，也可以输送气体。纤维喉镜和摄像系统、彩色监视器、录像系统等相连，可以进行电视观察，并采集静态图像、记录动态图像。纤维喉镜的主要缺点：物镜镜面较小，镜管较长，产生鱼眼效应，图像分辨率较低，出现蜂房影像，容易失真变形，颜色保真程度低。

另外一种软管喉内镜是电子喉镜（electrolaryngoscope），是利用喉电子内镜影像系统（包括内镜部分、摄像系统光源、彩色监视器、录像及打印设备）及数字影像处理系统观察咽喉情况。其内镜影像系统在内镜尖端配以 CCD 片，作为超小型摄像机，获得的影像转换为电子信号后传输，同时可连接数字影像处理系统（接受影像系统的电子信号，实时处理进行结构或颜色增强），以实时处理动态影像进行重建放大，可以避免蜂房影像。也分检查镜和有工作通道的工作镜尖端外径从 3.5 mm 到 5.5 mm 不等。1993 年鼻咽喉电子内镜影像系统投入市场。由于较传统的纤维喉镜具有更高的分辨率，电子喉镜系统有替代纤维喉镜系统的趋势。

FEESST 是在 FEES 基础上增加了对咽喉部感觉的检查。该方法在内镜引导下，对咽喉部进行脉冲气压刺激，测定诱发声带内收反射的气压刺激阈值，以此定量评估咽喉部感觉障碍。FEESST 是检查吞咽时气道保护性咽反射和食团运输的唯一方法，其对确定患者是否能够经口进食有重要指导意义。此项检查能精确地反映杓状会厌襞的感觉功能，同时反映口咽对食团的感知觉程度和保护气道的必要性。

二、检查前准备工作

1. 检查设备 所需设备的最低要求包括一个纤维光学内镜、光源以及一个视频记录系统。

2. 人员安排 FEES 检查和评估的人员，需经过专业的吞咽器官结构和功能等专业知识的培训，而且需要经过 FEES 检查和结果判定的培训，才能进行检查。除了操作者外，至少还需要一名助手和一名护理人员。

3. 材料准备 FEES 检查需要准备亚甲蓝/可食绿色素、呋麻滴鼻液、1％的丁卡因溶液、矿泉水或温开水、酸奶、面包、纸杯、定量调羹、压舌板、棉签、手套、注射器、指夹式血氧饱和度检测仪或监护仪等物品。

食物的调配与吞咽造影食物基本相同。使用亚甲蓝与食物混合，如果在检查的过程中，有食物发生渗漏或误吸，内窥镜则可以观察到蓝色食物的行动路径，从而为诊断提供信息。

三、检查流程

1. 患者体位
(1) 对可以独坐的患者，一般采取坐位，保持身体直立，脸朝向正前方。
(2) 对于不能独坐、长期卧床的患者，可在半卧位下进行检查。

2. 检查前准备
(1) 向患者解释此次检查的流程，以取得患者的配合。
(2) 若患者不能耐受，则用棉签蘸取 1％的丁卡因溶液对插入内镜一侧的鼻腔进行局部麻醉。

3. 检查方法 先将软管内镜连接好吸引器、冷光源和视频录制设备，打开光源和录制设备。操作者从一侧鼻孔缓慢插入软管内镜，轻轻地将其置于下鼻甲和中鼻甲之间的通道（中鼻道），远离鼻中隔，尽量从鼻腔缝隙当中穿过，不要触碰鼻腔黏膜，若患者不耐受，则可以使用适量呋麻滴鼻液和 1％丁卡因喷鼻以降低操作难度，当镜头到达至后鼻孔处观察鼻咽部的结构。随后，继续向前推进软管内镜，经过一处斜坡样结构后，可以清晰地观察到会厌，即到达口咽部。

观察咽部有无结构异常和会厌的位置，观察会厌谷、梨状窝等处有无分泌物的潴留。喉镜继续向下，进入会厌后部，观察喉的结构有无异常，喉前庭内有无分泌物潴留，有无分泌物进入声门下。如果分泌物过多影响视野，可以用负压吸引器及时吸出。然后嘱患者做吞咽动作、屏气、咳嗽、发音，观察声带的活动。

进入口咽部后，一般情况下把镜头置于会厌上方，调整好视野，嘱患者吞咽不同量、不同黏度的食物，观察吞咽过程。一般采用 5 ml 和 10 ml 的水和布丁样黏度的食物。根据患者具体情况也可酌情调整食物的量和黏度。所有的食物中都加入亚甲蓝染成蓝色以利于观察。一般从 5 ml 布丁样食物开始，随后为 5 ml 水、10 ml 水。每种食物需要重复 2～3 次，不能仅根据一次吞咽过程判断结果。

四、观察内容

1. 吞咽器官的解剖结构及运动 　内镜可以直接观察鼻腔、鼻咽、舌根、咽部和喉部的解剖结构和运动情况，在检查过程中要观察以上吞咽器官是否存在异常，并且要注意黏膜的情况，观察有无充血、水肿及有无肿瘤等结构变化。

（1）咽喉的解剖结构：嘱患者发哼声，发元音、辅音及发短句音，检查咽会厌结构功能。嘱患者做空吞咽，评估吞咽过程中的软腭运动功能。通过发声和咽下唾液，并根据软腭和咽后壁的收缩来对鼻腔闭锁功能进行评价。观察鼻咽结构之后，镜头深入口咽和喉咽，置于会厌上，悬雍垂下。这一位置，可以清晰地看见口咽及喉部结构，包括局部黏膜颜色和光泽度，会厌的形状、大小、倾斜角度，舌根部及会厌谷的滤泡增生情况，两咽侧壁及咽后壁是否有溃疡。喉前庭声带及假声带是否有异常增生，两侧梨状隐窝（窦）是否对称。

（2）咽喉部结构的运动：咽活动的评估技巧包括嘱患者发假音，做 Valsalva 动作，吞咽各种食物。嘱患者发"衣"音，检查杓会厌皱襞、声带内收外展解剖结构及运动功能。发假音可以促进侧咽壁向内侧运动，评估一侧咽功能是否减退。咽壁运动减弱或无运动可能是局部麻痹所致。Valsalva 动作是用来展开咽的方法。这一动作可有助于明确解剖微小移位或提示一侧咽功能减退。

2. 口咽部分泌物　内镜可以观察到一滴透明的唾液的位置、走行等，因此对分泌物的观察十分有利。内镜进入口咽部后，可以观察会厌谷、梨状隐窝（窦）等处有无分泌物的潴留，以此来评估咽部收缩功能和感觉功能，因为如果咽部收缩功能或感觉减退的话，才会有会厌谷和梨状隐窝的分泌物潴留。

3. 咽喉部感觉评估　检查者将内镜远端轻触构部/会厌/构状会厌襞，观察患者反应，如发生喉内收反射、咳嗽、呕吐、眨眼、疼痛、清嗓、吞咽任一反应，或患者主诉感觉到了这种触碰，则认为感觉正常。

4. 吞咽功能

（1）口腔期：观察舌根的运动情况及吞咽中舌根对食物的推挤作用；观察软腭是否能与咽后壁接触，鼻咽部的封闭情况。

（2）咽期：观察食团进入下咽部的大小和黏度，以此评估患者的咀嚼功能；观察咽管缩短程度、咽壁向中线运动情况、咽腔能否闭合；会厌及声门关闭情况；喉上抬幅度与速度。

5. 食团通过咽部的路径　观察食物通过咽部时的路径有无异常，即是否出现早溢、渗漏、残留及误吸。

6. 评估代偿吞咽方法的疗效　在内镜下嘱患者空吞咽与交互吞咽，对进食吞咽后残留较明显者，嘱反复作几次空吞咽或饮少量的水（1～2 ml），观察食块是否能全部咽下。对咽部两侧的梨状隐窝残留食物较多的患者，让其分别向左、右转，做转头吞咽，观察去除残留食物情况。如果一侧咽腔麻痹，头侧转向麻痹侧吞咽，观察食物通过情况。遇到会厌谷残留食物，嘱患者做点头样空吞咽动作，通过残留食物去除的情况来评价疗效。

五、评估方法

主要采取六步评分法（six point scoring system），方法如下。

首先评估口咽部分泌物（分泌物的控制）的严重程度。假如唾液潴留伴随穿透或误吸，吞咽障碍的严重程度为 6 分。严禁经口进食，保留鼻饲管，密切观察呼吸状态。如果患者能够控制唾液，没有穿透或误吸，也没有严重的认知功能低下，可以进食一茶匙半流食（浓汤或酸奶）则检查继续。进食一茶匙半流食，存在穿透或误吸而且没有保护反射（例如咳嗽或吞咽），尝试 3 次至少出现一次，吞咽障碍的严重程度为 5 分。禁止经口进食，保留鼻饲管。如果有充分的咳嗽反射评分 4 分，如果患者进食一茶匙染色的水，存在穿透或误吸而没有充分的保护反射，记 4 分。保留鼻饲管进食。有保护反射的存在记 3 分，

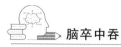

经口进食半流食。如果患者进食 3 次液体没有出现穿透或误吸，最后给予少量白色面包，存在穿透和误吸或非常严重的储留（＞50％食团的体积，食团填充或溢出腔隙）在会厌谷和梨状窝，记 2 分。可考虑经口进食半流食和流食。3 次尝试均没有出现以上情况记 1 分。可经口进食软食和流食。

六、FEES 的优缺点

1. 优点　①可在床旁检查，无辐射风险，具有良好安全性；②可评估患者咽喉部的感觉功能；③能对咽喉部清晰、直观地观察，对吞咽障碍的评估和治疗能提供细微而有价值的信息。

2. 缺点　①能直接观察整个吞咽的过程，但对吞咽协调性的判断比较局限；②对口腔期的观察有限，不能观察舌的功能情况；③不能直接观察是否存在误吸，只能通过间接信息来判断；④可能存在鼻出血的并发症。

七、软管喉内镜检查（FEES）与吞咽造影检查（VFSS）的对比

软管喉内镜检查（FEES）与吞咽造影检查（VFSS）的对比见表 5-1。

表 5-1　FEES 与 VFSS 的对比

指标	FEES	VFSS
复杂性和时间的限制	√	×
床旁检查	√	×
放射量	√	×
食物选择的自由性	√	×
被检查者反馈	√	—
黏膜感觉的检查	√	×
口腔期的评价	—	√
咽期的评价	√	×
食管期的评价	×	√

注：√，有利；×，无利；—，普通

第三节 其他影像学检查

一、超声检查

1. 概念 超声吞咽检查是使用高频声波技术（＞2 MHz），通过探头与皮肤接触，获得动态实时的软组织影像。

2. 作用 通过放置在颏下的超声波探头（换能器）可以观察：①口腔期、咽期吞咽时口咽软组织的结构和动力，主要是舌表面肌、舌内部肌肉和口底肌肉，特别是对口底的颏舌肌和下颌舌骨肌显示较清晰，优于磁共振检查；②舌及舌骨的运动功能，甲状软骨的位移，UES 的开放与喉的提升；③食团的转运情况，通过动态观察误吸；④研究观察咽腔侧壁的活动，对咽腔的食物残留情况进行定性分析。

B 型超声已经初步应用在吞咽的口腔准备期和口腔期，监测舌的时间与空间的运动。同步 B/M 型超声能同步显像咽侧壁的运动，为视觉检查咽侧壁的运动提供了一种简单非侵入性的方法，并提供一种即时的技术来监测现在用于吞咽治疗技术（手法治疗）时的有效性。

3. 方法

（1）超声测量舌骨-甲状软骨间距：被检查者取直立坐位坐于靠椅上，头靠椅背，头部放松并保持固定中立位。检查过程中患者喉部皮肤涂抹足量的超声耦合剂，检查者轻压探头，避免对受检者的吞咽活动产生影响。超声探头置于喉部与正中矢状位相平行，显示器则可显示从甲状舌根至甲状软骨的纵切面图。该切面可见舌骨和甲状软骨呈一后方伴粗大声影的强回声，两者之间的距离即为舌骨-甲状软骨间距。嘱受检者一次性吞下 5 ml 水，仪器捕捉并储存吞咽的动态图像。检查结束后通过回放功能测量舌骨-甲状软骨间最大距离（MHLA）、最小距离（NHLA）。重复检查 3 次，每次间隔 1～2 min，以 3 次测的均值进行计算。舌骨-甲状软骨缩短距离（HLAS）＝MHLA－NHLA，舌骨-甲状软骨间距离缩短率（ASR）＝HLAS/MHLA×100%。HLAS/ASR 越小，提示喉上抬幅度越小，表明吞咽障碍越严重。

（2）超声观察颏舌骨肌的运动：被检查者采取端坐位，目视前方。超声探头直接置于颌下皮肤表面，扫查面与颌下正中矢状平面平齐，并与舌正中矢状面平齐。调节受试者头位和探头，以获得舌体部正中矢状面的清晰图像。应用

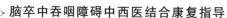

二维及 M 型超声技术，M 型取样线经过舌腹侧颏舌肌舌根部，相当于舌系带根部位置。超声记录被检查者干吞（即口腔无食物及水）时所做的吞咽动作，检测参数为舌吞咽持续时间及舌根运动幅度。然后口腔含 5 ml 水，超声记录被检查者吞咽水时所做的吞咽动作，记录舌吞咽持续时间及舌运动幅度。超声 M 型图像不清晰或不稳定时可重复上述过程。吞咽持续时间越短、舌运动幅度越大，表明吞咽功能越好。

3. 超声吞咽检查的优缺点

（1）优点：①简便易行，可重复性及灵敏度、特异度高，可在床边进行检查；②超声检查对受试者无辐射损伤；③食用一般食物即可，不需要吞服任何试剂；④超声检查对发现舌的异常运动有明显的优越性，特别是对口底肌肉和舌骨位移测量具有较高的可靠性。

（2）缺点：超声检查不能穿透骨和软骨，故不适用于咽、喉功能障碍的患者。

二、CT 检查

1. 普通计算机断层扫描成像（computed tomography，CT） 具有很好的密度分辨率，可以清晰地观察到双侧会厌、梨状窦、口腔、咽腔、喉腔及食管的结构和病变情况，还可以清晰地观察到上述结构周围的情况，对器质性病变具有良好的诊断价值。例如，对于一个喉癌的患者，CT 检查不仅可以清晰显示肿瘤的部位、大小、形态、边界、范围、密度等病变的基本情况，还可以清晰显示肿瘤有无向周围侵犯及其侵犯的范围，周围有无淋巴结转移，甲状软骨等骨质有无破坏等信息。

普通 CT 检查不足之处在于它只能显示静态结构，难以进行动态吞咽成像观察。所以，在评估吞咽情况时，比较少用。

2. 超速 CT（ultrafast CT）和电子束体层摄影术（electron beam tomography，EBT） 此类 CT 可产生动态横截面成像，有助于观察咽喉某些部位内的内在关系，能更好地理解吞咽时咽腔中的空隙，前后咽壁在清除残留物时的作用。

3. 螺旋 CT 螺旋 CT 一次可以 360°扫描，扫描时间更快，能在水平位下提供咽期吞咽的动态图像，可作为吞咽造影或内镜检查的辅助检查。

4. 320 排动态立体 CT 成像（320-ADCT） 320 排动态立体 CT 成像技术的分辨率达到 0.5 mm，仅需 3 s 的扫描就可以借助三维重建和动态显示技术，实现对吞咽活动中的各个动作组分的多角度分析。技术应用熟练的团队，不仅可利用该技术来分析吞咽过程中各运动组分的时序性关系，还能针对咽部残留和食管上括约肌不开放进行演示分析。还可以根据治疗前后患者的 320 排动态立体 CT 参数变化，来模拟出口腔咽和食管吞咽的立体影像，从而起到吞咽障碍病因的精准诊断及对治疗效果做出非常直观的评估。

三、磁共振成像

1. 磁共振成像检查　磁共振成像检查（magnetic resonance imaging，MRI）能在矢状位、冠状位和轴位更好地显示软组织（如脑及其他的神经组织、肌肉），但在吞咽功能评定中，不是使用常规普通的 MRI，而是需要特殊的 MRI。

高速 MRI 如快速小角度激发（FAST）或平面回波快速成像技术能动态分析吞咽在咽阶段的情况，这是传统的 MRI 成像技术所做不到的。对口咽腔、喉管/腔和肌肉组织的情况能在运动中评价，所以 MRI 对吞咽机制的评估成为可能。

在快速 MRI 检查中，患者吞入含对比物质的团块后得到影像。这项技术在评估口腔的快速活动效能时尤其有效。

MRI 的优势为不用暴露在辐射下。然而，目前 MRI 时间和空间的分辨率比电视 X 线透视成像技术差，得到的影像的分辨率低。MRI 检查费用较贵，而且仰卧位吞咽不能反映真正的吞咽生理机制。

2. 功能性磁共振成像　功能性磁共振成像（functional magnetic resonance imaging，fMRI）可用于磁共振成像中检测活动区。使用此技术可检测吞咽的神经机制。此项检查可反映正常控制下，吞咽的功能性神经定位，损伤后大脑皮质中枢对控制的重建。

3. 动态 MRI 检查　动态 MRI 检查吞咽时，可以为肌肉研究提供更高的时空分辨率，具有更佳的时序和重建。软组织在任一方向切片，均可取代累积的矢状位发射，无电离辐射，可以比较水与其他食物吞咽情况。

4. 正电子发射体层显像　正电子发射体层显像（positron emission tomography，PET）和 fMRI 一样，可检查特殊运动产生的神经活动，目前应用在吞咽研究方面也主要是观察吞咽运动时脑代谢增加的部位及其功能，以试图解释吞咽网络形成的机制。因此也适用于吞咽时神经活动的控制与定位研究。尽管它是无创性的，但还是存在暴露于射线下的风险。Smithard 使用 PET 对正常健康志愿者和脑卒中患者进行脑成像的研究表明，脑卒中后吞咽障碍恢复可能是由于自动恢复或药物作用。在这个报道中，研究者提出脑血管病后大脑皮质功能的恢复并不一定是按照原有的神经定位或路径，这为神经可塑性机制提供了新证据。

四、放射性核素扫描检查

放射性核素扫描检查又称闪烁扫描术，是将放射性药物引入人体，用放射性探测仪器在体表测得放射性药物在脏器中随时间的变化，通过计算机对放射性曲线进行分析，获得定量参数用于评估脏器功能和诊断疾病。其最常用于肾功能测定和心功能测定，也可以用于吞咽障碍的评估，主要用来检查食管运送功能及是否存在误吸。

通过在食团中加入半衰期短的放射性核素，用伽马照相机获得放射性核素浓集图像，从而对食团的平均转运时间及清除率即吞咽的有效性和吸入量做定量分析，并且可以观察到不同病因所致吞咽障碍的吞咽模式。

放射性核素扫描诊断误吸的优点是无创、检查过程接近生理状态、患者易于接受和配合，特别适用于隐性误吸的诊断。但由于检查过程不可避免地出现放射线暴露，该技术目前在临床上应用较少。

五、脑地形图描记检查

脑地形图描记检查是一种创新性方法，由日本 Yamawaki 于 2008 年首次报道应用，它可以反映吞咽有关的运动在大脑中的定位。

使用功能性近红外线光谱仪（fNIRS），监测脑皮质氧合血红蛋白、去氧合血红蛋白、总血红蛋白的浓度在脑皮质不同区域的变化，分析口、舌、咽功能活动中所涉及的肌肉活动在大脑中的定位。

第四节　其他非影像学检查

一、球囊法舌压测定技术

经典的舌压测定是采用球囊法，20 世纪 90 年代中期美国开始应用并逐渐推广的爱荷华口腔行为仪（Iowa oral performance instrument，IOPI）是其中最具代表性的一种。

1. 检查设备　IOPI 包括一个球囊状的塑料气囊和主机，主机主要由压力传感器、峰值储存器和计时器组成，球囊状塑料气囊通过一根 11.5 cm 长的导管与主机相连接。

2. 检查方法

（1）将气囊放置在舌体中部，被检查者用最大力量上抬舌体挤压气囊，其最大压力值将通过峰值储存器处理后显示，测得其最大舌压值。

（2）要求被检查者舌体上抬挤压气囊使压力值维持在最大舌压值的 50% 以上，记录可持续的时间，即测得舌肌的耐力。

3. 舌压球囊反馈训练 IOPI 也可作为吞咽训练的干预工具，用此进行舌肌力量和精确性抗阻训练，也可称之为舌压抗阻反馈训练。

舌压抗阻反馈训练是使用 IOPI 将气囊先放置于舌体上让舌头用最大的力量向上去挤压，在这个过程中舌肌需要向前、向上进行等长收缩，通过显示屏上数字的变化，患者可以得到每次的训练结果，从而实现跳跃似的进步。这是一种舌肌的主动抗阻运动训练，是一种直观地将患者舌的抗阻上抬能力通过压力值显示的正反馈技术。通过训练舌肌的力量，患者的舌肌力量增加，舌压增加。当气囊放置舌上时，舌肌需要向上做等长收缩，是一个主动抗阻运动，舌骨上抬，从而增强舌骨上肌群力量。舌骨抬高使食管上端括约肌压力下降，口腔及咽部压力增加，从而使食团顺利进入食管。舌压反馈训练也可以改善环咽肌失弛缓患者的吞咽功能，其机制可能是舌压增加，舌骨上抬力量增加均可以促进环咽肌的开放，从而改善吞咽功能，临床上可与球囊扩张技术联合使用。

4. 球囊舌压测定技术优缺点

（1）优点：IOPI 并不只是单纯的评估手段，它可以应用于吞咽训练中，提高患者舌肌力量和舌的活动能力，进而改善患者的吞咽功能。

（2）缺点：球囊舌压测定技术通常由于舌压位点较少，单次测量只能测量舌的某一位点，且单个球囊易于在舌面滑动，位置不易固定，会影响正常的口腔运动和生理吞咽。

二、脉冲血氧饱和度监测

动脉血氧饱和度是反映人体呼吸功能及氧含量是否正常的重要生理参数。在吞咽障碍的评估与治疗中，可使用脉冲血氧饱和度监测对患者进行动态监测，这对判断吞咽障碍患者是否有误吸及误吸的严重程度有重要意义。此方法操作简便，可在床边开展评估。

1. 工作原理 基于氧和血红蛋白及脱氧血红蛋白在两种不同波长下的红

光和红外光的不同吸光特点及动脉血流的脉动性质。将发射红光的二极管和另一发射红外光的二极管置于电极一侧，将一光电探测器置于电极另一侧。把光电探测器接受的透过光分为 A 和 B 两种成分。A 为收缩期可变强度的透过光，是氧合动脉血的脉动函数。B 为强度恒定的舒张期透过光，是机体各种组织如皮肤、肌肉、脂肪、骨和静脉血的函数。在两种不同波长下，探测器将成分 A 的脉动吸收与成分 B 的底数吸收进行划分，得到吸收率。光电探测器把光信号转换成电信号放大后再转化为计数资料。根据红光和红外光吸收比率，由探测器内的计算系统计算出动脉血红蛋白氧饱和度。

2. 使用方法　将脉冲血氧仪的电极放置在人体的指尖、足尖或耳垂等处，即可直接读出血氧饱和度。目前，脉冲血氧饱和度监测仪普遍采用塑料指夹套在手指上，可保持手指与发光管的稳定接触并起到屏蔽外界光的作用。

3. 判断标准　吞咽后 2 min 最低脉冲血氧定量数值显示血氧去饱和与误吸有明显相关性，大多数吞咽障碍患者发生误吸时，血氧饱和度下降超过 2%。

4. 应用价值

（1）脉冲血氧饱和度监测与饮水试验相结合，具有较高的灵敏度和特异性，有助于发现隐性误吸，可用于急性卒中患者误吸的筛选和治疗指导。

（2）此方法无创伤、简单，可重复操作，且不需要暴露在射线下，已在临床实践中得到广泛的应用。

5. 注意事项

（1）测量部位的指甲不可涂有指甲油，否则光线不易穿透指甲。

（2）使用指电极时将发光的一面对准指甲。

（3）测量部位或周边血液循环不良时，脉冲血氧仪的读数可能会不准确。

（4）偏瘫患者患侧肢体血管病变易造成监测结果假阳性，应测量患者健侧手指。

三、咽腔测压检查

1. 概述　测压技术（manometry techniques）是指利用多导腔内测压仪记录和量化腔壁肌肉收缩过程中腔内压力变化，这种压力可以是腔壁组织与传感器直接接触产生的压力，或者是腔内空气或食团环绕传感器所产生的压力。测压技术是食管动力障碍性疾病重要的诊断手段，咽腔测压可与食管动力性检查一起进行。

视频测压技术是在固态测压的基础上，同步进行视频吞咽检查，以明确食团传送过程中腔内压力变化与解剖结构的位移之间的关系。它提供了一种定量和定性结合的手段来评估咽食管段的动力、压力变化以及协调性。对于咽腔来说，主要是将吞咽造影与高分辨率压力测量技术（high-resolution manometry，HRM）同步进行。两者同步应用，提高了诊断的精确性。

2. 检查设备　传统的固态测压导管仅有 1～3 个传感器，空间分辨率低下，不能适应咽、食管段结构在吞咽时可能产生的移位。新型的高分辨率固态测压导管上有 36 个通道，每个通道均带有环绕微型压力传感器，间距约 1 cm，压力的变化直接通过传感器上的电信号变化输出显示。由于压力值是以大气压为准，因此使用要进行温度、湿度校准，空腔内压力应等同于大气压，设定为"0"。

HRM 采用的是高反应频率的腔内测压导管，该导管柔软有弹性，带有压力微感受器，这些感受器接触咽壁或食管壁后，可直接感受器收缩压力。将信息以电信号的方式传导至计算机进行整合及分析。利用传感器的输出随咽肌肉运动或喉部上抬而变换位置发生变化的特点，不但能够评估咽期吞咽肌收缩和松弛的幅度和时间，而且能够反映吞咽过程中肌肉的协调性。在吞咽障碍评估中，可用以评估咽和食管腔运动、压力和协调性质，并量化空间结构和时间动态的变化，准确地反映其功能状态。而且 HRM 可以感受的压力与受试者的相对高度无关，测试时可采取接近生理状态的坐姿而无需平躺，可针对不同吞咽动作头部姿势和食物进行比较，特别适用于口咽部及 UES 功能障碍导致的吞咽困难患者。

3. 检查步骤

（1）检查前准备：测压前 48 h 停服硝酸甘油、钙通道阻滞剂、胃肠促动力剂、H 受体阻滞剂、镇静剂、止痛剂、抗抑郁药物及抗胆碱能药物等。如病情不允许停用一些影响食管动力的药物（如心脏病患者服用硝酸甘油、钙通道阻滞剂等）。分析检查结果时则必须考虑这些药物的影响作用。测压前至少禁食 6 h 以防呕吐及误吸。

（2）检查方法：患者取坐位，经鼻孔或口腔轻缓地插入测压导管，必要时也可以采用 2% 利多卡因局部麻醉的鼻腔再插管以减轻不适。嘱患者同时进行吞咽动作（干吞咽或水），测压导管更易于进入食管。插入导管 40 cm 时停止，用胶布将导管在鼻翼处固定。此时可看到 UES 高压区处于屏幕中间水平。经过 5 min 的适应期后，嘱受试者停止吞咽及说话，平静呼吸，缓慢放松 30 s，记录咽部及食管上括约肌（upperesophageal sphincter，UES）各段基础压力水平。然后按照检查要求进行吞咽特定容积和种类的食物。

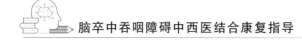

（3）检测指标：①上咽部收缩峰值常采用舌根部压力值；②UES静息压；③UES松弛残余压（UES松弛至最低点时的压力值）；④UES松弛前收缩峰值和松弛后收缩峰值；⑤下咽部压力峰值；⑥UES松弛时间（UES松弛前波和松弛后波之间的时间间隔）；⑦咽腔收缩峰值与UES松弛之间的时间间隔。

检测指标通常会受以下因素影响：①吞咽时UES向口的方向移动2～3 cm；②UES高压区呈狭长卵圆形，且其压力分布不对称；③在软腭上抬或喉上抬时均可能出现传感器上移；④受年龄和性别的影响；⑤受食团容积和黏稠度的影响；⑥受不同的吞咽方式和吞咽时头部姿势的影响。

4. 异常表现　病理情况下，可表现为咽食管肌收缩无力、UES顺应性降低或咽腔收缩与UES松弛不协调。检测咽收缩与UES松弛协调性，对吞咽困难患者的诊断具有重要意义。下咽缩肌食团内压力升高常提示UES功能不全。UES完全松弛时，如果食团内压力仍然升高，说明UES顺应性降低。这是因为UES压力降至最低点时，括约肌却未能完全放松而导致食团内压力升高。

5. 咽腔测压检查优缺点

（1）优点：①其能帮助补充评价吞咽造影检查所未能发现的细微异常，有助于评估咽残渣和口咽吞咽困难的机制；②可评估可能潜在的食管功能异常；③能定量分析咽部及食管上括约肌的压力。

（2）缺点：①HRM检测并不能发现误吸，应用于患者时存在一定的风险；②测量结果会受咽部结构、患者姿势等因素的影响。

四、肌电图检查

（一）表面肌电图

1. 概念　表面肌电图（surface electromyography，sEMG）检查是将表面皮肤电极放置在目标肌肉表面，记录单块或一组、多组肌肉集合性肌电活动，采集肌肉活动的肌电信号，从而对神经肌肉功能作定量和定性分析，同时还可以用来推测神经肌肉的病变特性。

2. 检测设备　采用4通道的基于计算机的表面肌电图仪，表面电极为直径11 mm的AE-131和AE-178，相距10 mm。其他类型的肌电图仪只要符合全波整流、低通滤过后类似心电图的曲线，也可使用。

3. 检查方法　患者坐在椅子上，对受检部位皮肤清洁（尽量把角质层擦干净，减少电阻），把电极贴于受检的肌肉表面上。4组被检肌群包括上下口轮匝肌、咀嚼肌、颏下肌群（包括二腹肌前腹、下颌舌骨肌、颏舌骨肌）、舌骨下肌群（包括喉带肌和甲状舌骨肌），都被颈阔肌覆盖，这些肌肉都是表浅肌肉，一般认为参与吞咽的口腔期和咽期活动。

嘱随意单次吞咽唾液（干吞咽）、从开口杯中单次随意吞咽水（正常吞咽）、单次随意吞咽大量水（20 ml，负荷试验）、连续从开口杯中饮用 100 ml 水。前 3 组测试每组均测试 3 次，第 4 组测试 1 次。

4. 检测指标

（1）时域指标主要包括积分肌电值（integrated electromyogram，IEM）、平均肌电值（average electromyogram，AEMG）、均方根值（root mean square，RMS）等。积分肌电值反映的是一定时间内肌肉中参与活动的运动单位的放电总量，体现肌肉在单位时间内的收缩特性，与肌力及肌张力呈正相关。平均肌电值主要反映肌肉活动时运动单位激活的数量、参与活动的运动单位类型及其同步化程度，与不同肌肉负荷强度条件下的中枢控制功能有关。均方根值是瞬间的 sEMC 信号，反映振幅特征，与肌肉负荷性因素和肌肉本身的生理、生化过程之间存在内在联系。

（2）频域指标包括平均功率频率（mean power frequency，MPF）和中位频率（median frequency，MF）。平均功率频率反映的是信号频率特征，其高低与外周运动单位动作电位的传导速度、参与活动的运动单位类型及其同步化程度有关。中位频率是指肌肉收缩过程中肌纤维放电频率的中间值，与肌肉组织中快肌纤维和慢肌纤维的比例有关，如快肌纤维兴奋以高频放电为主，慢肌纤维兴奋以低频放电为主。

（3）sEMC 技术用于吞咽过程的常用分析指标包括吞咽动作的时限（sc）、肌电活动的幅度（平均值，μV）、图形的模式和吞咽次数（连续吞咽测试时）。

5. 表面肌电图检查的优缺点

（1）优点：①这是一种非侵入性、无放射性的检查，患者无明显不适感，并且简单、快速、价廉；②能鉴别肌源性及神经源性损害，判定咀嚼肌和吞咽肌的功能，且在吞咽功能的检测中具有良好信度；③还可利用肌电反馈技术辅助吞咽功能的康复训练，以达更好的治疗效果。

（2）缺点：①表面电极较大，对形态较小的肌肉无法准确分析；②采样仅限于表面肌肉群，无法掌握较深层肌肉功能情况；③受噪声、电阻、脂肪组织、采样时的姿势、个体差异等因素影响。

（二）喉肌电图

喉肌电图检查能够确定是否存在神经失用（生理性的神经阻滞或局部损

伤，神经纤维保持完整）或轴突断裂（神经纤维受损导致完全的周围性变性退化）；对喉括约肌、声门上喉和咽的感觉（通过环咽肌功能间接评估），以及环咽肌有无异常，能提供有价值的诊断；喉肌电图有助于区分神经源性声带麻痹和喉关节损伤，当声带固定时出现正常的募集模式可确诊为关节错位；喉肌电图也可用于评价预后，例如当诊断为声带麻痹时，喉肌电图还有助于判断自发恢复的预后；为永久性或长期的病损进行最终的手术矫正，或可能自发恢复的损伤进行阶段性评估时提供有价值的信息。在吞咽功能评估方面有研究者将环甲肌肌电图用于评估肌萎缩侧索硬化患者的吞咽功能，并与饮水试验相结合。

（崔晓阳　彭　景）

第六章　脑卒中吞咽障碍的现代康复治疗

吞咽障碍的康复治疗是应用康复治疗技术以改善吞咽生理，恢复经口进食为目标的锻炼方法，每种方法都可针对某个吞咽器官功能异常而改善其功能，降低并发症。吞咽障碍的治疗不仅能改善个体的进食状况，也能改善营养、预防并发症如吸入性肺炎等。本章节主要介绍吞咽障碍的治疗包括功能性训练、行为治疗、物理因子治疗、特色治疗及手术治疗。

第一节　功能性训练

一、呼吸训练

1. 概述　正常吞咽时，口腔准备期咀嚼食物时用鼻呼吸，咽期启动时，呼吸暂停。正常情况下会在吞咽后会回到呼气状态，微小气流可以清理呼吸道入口的少量残留物。如果在吞咽过程中，尤其是咽期出现呼吸急促、咀嚼时用口呼吸，或吞咽瞬间呼吸，都可引起食物或液体进入呼吸道，引起误吸。正常状态下，人们可以通过强有力的咳嗽清除呼吸道异物；而吞咽障碍患者由于胸廓过度紧张、呼吸肌肌力低下，呼吸、吞咽不协调，咳嗽能力减弱，无法咳出误吸物，容易引起吸入性肺炎。呼吸功能的训练可使膈肌活动度增加，胸锁乳突肌、斜角肌等呼吸辅助肌运动减少，胸廓活动范围增加，从而使肺活量、呼吸效率提高，改善呼吸协调能力，以及加强有效咳嗽能力

2. 呼吸功能异常的表现　①呼吸方式异常，如张口呼吸，呼吸不协调；②呼吸支持不足，如音量小，连续换气；③呼吸与吞咽不协调，如吞咽时呼吸；④咳嗽无力，无法将痰液咳出。

3. 呼吸训练方法

1）呼吸方式的调整

（1）呼吸放松训练是指将有节律的呼吸与放松运动相结合，通过手臂和肩部运动带动肋间肌群和肩部肌群运动，使这些肌群甚至全身得到放松，从而促进呼吸系统整体功能的提高，训练步骤如下。

a. 双臂交替上举运动：与患者一起练习双臂交替上举运动。直立位，双脚微开，双臂自然下垂。吸气时，身体重心缓慢移向左侧，同时左手臂尽力向外伸直上举；呼气时，左手臂回到原位。同样方法，吸气时，身体重心移向右侧，同时右手臂尽力上举；呼气时，右手臂回到原位，如此左右交替进行，重复5次（图6-1）。

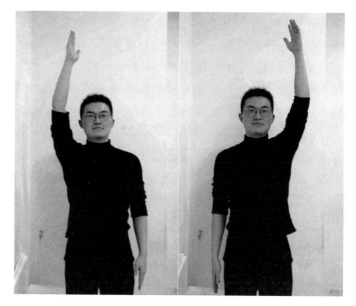

图6-1 双臂交替上举运动

b. 单臂划圈运动：与患者一起练习单臂划圈运动。直立位，双脚微开，双臂自然下垂。吸气时，左臂向前、上、后、下做划圈运动；呼气时，左臂回到准备动作，如此重复5次。同样方法，吸气时，右臂向前、上、后、下做划圈运动；呼气时，右臂回到准备动作，如此重复5次。

c. 双臂划圈运动：与患者一起练习双臂划圈运动。直立位，双脚微开，双臂自然下垂。吸气时，双侧手臂同时做划圈运动；呼气时，双侧手臂回到准备动作。如此重复5次。同样方法换个方向，吸气时，双侧手臂向前、上、后、下做划圈运动；呼气时，双侧手臂回到准备动作，如此重复5次。

d. 双肩耸立运动：与患者一起练习双肩耸立运动。直立位，双脚微开，双臂自然下垂。吸气时，耸立双肩，维持数秒然后迅速放松，呼气时回到准备动作。如此重复5次。

e. 双臂晃动运动：与患者一起练习双肩耸立运动。直立位，双脚微开，双臂自然置于双腿两侧，轻松晃动双臂弯，同时伴随呼气运动，呼气时回到准备动作，如此重复 5 次。

（2）生理腹式呼吸训练指通过不同的体位让患者体验呼吸中"呼"和"吸"的过程，帮助患者建立自然、舒适的生理腹式呼吸方式，其主要适用于呼吸方式异常的患者。

a. 仰位训练

闭目静心：仰躺在诊疗台或床上，双手臂自然地平放于身体两侧，全身放松，闭目，注意观察呼吸方式。

腹部感觉：观察呼吸情况，将一只手放在腹部，感觉这只手是如何随着呼吸而上下起伏的，保持该姿势数分钟。

胸腹同感：将一只手放在腹部，另一只手放在胸部。只有放在腹部的手随着呼吸上下运动。如果双手都在上下运动，应重新进行第一步的训练。

口腹同感：收紧双唇发"p"音，放在口前的手能感觉气流喷出，同时应能听见一种如同噪声的气流声。此时，腹肌应该主动参与呼气运动。

b. 侧位训练：取侧卧位，一只手放在腹部，感觉呼吸时是否只有膈肌或腹肌在运动。如果没有，应重新进行第二步训练。

c. 站位训练

基本站立训练：取站立位，双脚左右稍许分开，前后分开 10 cm，深呼吸，感觉到腹壁向前运动。通过腹肌运动将空气挤出肺部，呼气时试着想象在吹一朵蒲公英，照镜子观察身体运动；吸气时身体应稍许向前运动，呼气时身体应稍许向后运动。

同步训练：要求患者站立位，双脚前后分开，与治疗师并肩站立，患者与治疗师双手交叉互握。治疗师深吸气，让患者感受治疗师吸气时腹部隆起，并学习其动作。然后治疗师呼气，患者感受治疗师的腹部回缩，同时学习治疗师的动作。如此循环进行治疗师与患者的同步呼吸运动，互相用放于对方腹部的手感受其呼吸运动。治疗师可提示患者在吸气时腹部隆起，呼气时腹部回缩。

2）呼吸支持不足的矫治

（1）快速用力呼气法指首先尽量用鼻深吸气，然后用力快速地将气流从口腔呼出，从而增加肺活量，提高言语呼吸支持能力，其主要适用于呼吸支持不足。

"快速用力呼气法"动作要领的学习：利用图片，让患者体会深吸气后快速呼出的感觉（可通过吹羽毛、吹蜡烛、吹纸青蛙等活动让患者感知）。

（2）缓慢平稳呼气法指让患者深吸气后，缓慢平稳持续地发音，来提高患者言语时对呼气的控制能力，从而为患者的言语提供稳定持久的呼吸支持，其主要适用于呼吸支持不足的患者。

缓慢平稳呼气法动作要领的学习：利用图片，与患者一起吹蜡烛。把几根蜡烛固定在桌上排开并点燃。患者站在桌子的旁边，与桌上的蜡烛保持一段距离，深吸气，然后缓慢、平稳地吹气，使蜡烛的火苗不断闪动但不灭。也可将游戏换成吹肥皂泡、吹哨子等。

（3）吞咽气道保护机制训练，适用于吞咽时呼吸不协调的患者。利用生理呼吸控制，来协调吞咽时呼吸暂停。

训练方法：①深吸气（吸气要快）；②屏气（屏气时间可根据患者情况而定）；③吞口水（吞咽的动作可延长）；④咳嗽（咳嗽要用力）。以上动作必须一口气完成。

二、直接摄食训练

直接摄食训练以安全管理和口腔卫生为基础，通过对进食时的进食体位、食物形态、食团入口位置、食团性质、一口量、进食速度、吞咽辅助手法、进食时提醒和进食环境等进行系统管理及训练，以提高吞咽功能。并在进食前后注重清洁口腔、促进排痰等，减少食物滞留，降低误吸及肺部感染风险。

基于安全评估指导下的直接摄食训练，可最大限度调动患者自主进食的主观能动性，尽早拔除鼻胃管进行饮食管理，可防止吞咽肌群萎缩，提高吞咽反射安全性和灵活性，对于患者实现经口进食、重塑生活信心、尽快全面康复意义重大。

1. 评估 评估包括吞咽障碍相关病史采集、临床体检、吞咽障碍量表评估及特殊仪器检查等。

2. 操作技术

1）准备工作

（1）体位：由于口腔阶段及咽腔阶段同时存在功能障碍的患者较多，因此进食的体位因人、因病情而异。

a. 床上半坐卧位：开始训练时应选择既有代偿作用又安全的体位。对于不能坐位的患者，一般至少取躯干30°仰卧位，头部前屈，偏瘫侧肩部以枕头垫起，喂食者位于患者的健侧。此时进行进食训练，食物不易从口中漏出，有利于食团向舌根方向运送，还可以减少鼻腔逆流及误吸的发生危险。颈部前屈位也是预防误吸的一种有效方法。

b. 坐位：坐位进餐时，双脚面平稳接触地面，双膝关节屈曲90°，躯干挺直，前方放一适宜餐桌，双上肢自然放于桌面，食物放于桌上，让患者视觉能看到食物，以使食物的色香味觉刺激能增强患者食欲。

（2）餐具的选择：根据患者的功能情况尽量选择适宜、方便操作的餐具，以利于进食过程顺利完成。具体要求如下。

a. 匙羹：患者手抓握能力较差时，应选用匙面小、柄长或柄粗、边缘钝的匙羹，便于患者稳定地握持餐具。一般采用边缘厚匙柄较长，容量5～10 ml的匙子为宜，便于准确放置食物及控制每勺食物量，同时不会损伤到口腔黏膜。

b. 碗：可选择广口、平底瓷碗或边缘倾斜的盘子等，碗底可加用防滑垫，预防患者舀食物时碰翻碗具。

c. 杯子：可选择杯口不接触鼻部的杯子，以避免患者费力伸展颈部。

d. 吸管：用普通吸管吸取有困难时，在吸口部分可以适当改造，如在吸口或注射器上加上吸管等，慎重调整一口量。此外，还可以采用挤压柔软容器，挤出其中的食物。

（3）食物的选择：根据吞咽障碍的严重程度，按照先易后难的原则准备食物。容易吞咽的食物应符合以下要求：①密度均匀；②黏性适当；③不易松散、通过咽和食管时易变形且不易在黏膜上残留；④稠的食物能较好地刺激触觉、压觉及唾液分泌，使吞咽变得容易；⑤兼顾食物的色、香、味及温度等。

2）喂食方法

（1）食团在口中的位置：进食时应把食物放在口腔最能感觉食物的位置，最适宜促进食物在口腔中保持及输送。应将食物放在健侧舌后部或健侧颊部以利于食物的吞咽。

（2）一口量及进食速度

a. 一口量：指最适于吞咽的每次摄食入口量。进行摄食训练时，如果一口量过多，食物将从口中漏出或引起咽残留导致误咽；过少则会因刺激强度不够，难以诱发吞咽反射。一般正常成年人一口量：稀液体1～20 ml；果酱或布丁5～7 ml；浓稠泥状食物3～5 ml；肉团平均2 ml。一般先以少量尝试（稀液体1～4 ml），然后酌情增加。为防止吞咽时发生误吸，进食时可结合声门上吞咽法训练，在吞咽时使声带闭合更好后再吞咽，吞咽后紧接着咳嗽，以除去残留在咽喉部的食物残渣。

b. 进食速度：为减少误咽的发生，应调整合适的进食速度，前一口吞咽完成后再进食下一口，避免两次食物重叠入口的现象。

食团大小和进食速度对患者能否顺利完成吞咽有一定影响，食团过大、进食速度过快，食物容易滞留于咽部并发生误吸。因此，咽缩肌无力的患者慎用或禁用大食团。另外，根据患者吞咽功能情况，指导患者改变和适应饮食习惯，速度过快，提醒放慢，以防误咽。

（3）代偿性吞咽：根据患者进食情况及不同时期的吞咽特点，可采用代偿性进食姿势。仰头吞咽适用于有口或舌功能缺损，口咽腔运送慢的患者；低头吞咽则适用于吞咽时呼吸道保护功能欠缺的患者。单侧咽功能减弱患者，为了清除梨状窦残留物，最好做转头姿势吞咽；一侧口腔和咽无力的患者，头应侧向健侧，做侧头姿势吞咽。

（4）进食前后清洁口腔、排痰：正常人每 2 min 左右会自然吞咽一次，把口腔及咽部分泌物吞入食管处理，进食后，口腔及咽部如有残留物会有异物感，正常人能反射性咳出及清除。而吞咽障碍患者口腔及咽部感觉、反射差，口腔及咽部分泌物通常容易流进呼吸道。进食后残留在口腔及咽的食物容易随呼吸进入呼吸道，导致进食后发生吸入性肺炎。因此，进食前后口腔及咽部的清洁对于吞咽障碍患者预防肺部感染是一项重要措施。

a. 对于口腔唾液分泌不足，存在口干、口腔溃疡等患者，采用清水或漱口水漱口，保持口腔湿润和清洁，在进食过程中，应用交互吞咽清理残留食物。

b. 对于分泌物异常增多患者，在进食前需清理分泌物，再进食，进食过程中如分泌物影响吞咽，也需要清理，保持进食过程顺畅。

3. 治疗作用

（1）恢复正常经口进食模式：直接摄食训练通过在安静、整洁、愉快的环境下，利用食物直接刺激参与摄食-吞咽的器官，使患者由鼻饲营养逐渐过渡到经口进食。减少了留置鼻饲管的使用时间，降低置管导致压迫性损伤的风险。

（2）提高吞咽功能：通过直接的摄食活动训练，增加了吞咽肌群的主动参与，可防止吞咽肌群萎缩，提高吞咽反射安全性和灵活性，促进吞咽功能恢复。同时，通过主动经口进食，可增加患者的康复欲望及信心。

4. 适应证与禁忌证

（1）适应证：患者全身状态稳定，意识清醒，经过间接训练后吞咽功能得到一定程度改善，能产生吞咽反射，少量的误吸能通过随意咳嗽咳出。

（2）禁忌证：意识不清；咳嗽反射消失；存在明显的进食后呛咳，气道廓清能力差；存在饮水呛咳，且反复出现呼吸道感染。

5. 案例分析

1）病情简介

患者男性，56 岁，脑卒中后吞咽障碍 3 周，2019 年 6 月 15 日转入康复医学科。目前仍遗留吞咽障碍，言语清晰度下降。既往有高血压病史。

2）吞咽功能评估

下颌张口幅度 3.5 cm，咀嚼力量减弱，唇力度减弱，噘嘴、咧嘴运动不充分，鼓腮较差；伸舌可过唇，可左右摆，弹舌力弱，舌舔左右嘴角不充分；咽反射减弱，软腭运动提升差，吞咽启动延迟，吞咽动作＜2 cm，反复唾液试验 3 次，口腔干燥，自主空吞咽困难，自主咳嗽力量弱，功能性经口进食分级（FOIS）Ⅴ级，洼田饮水试验Ⅳ级，患者鼻音较重，声音嘶哑，言语清晰度降低。吞咽造影检查发现，进食 2 号、3 号食物各 3～5 ml，口腔控制及运送功能较正常，吞咽启动明显延迟，可见少量食物反流至鼻腔，多次吞咽后仍见大部分食物残留于会厌谷及梨状窦，有少量食物渗漏至喉前庭，进食 1 号稀流质食物有呛咳及误吸现象，环咽肌开放不完全。

3）直接进食训练技术

（1）麦克尼尔吞咽障碍治疗技术（MDTP）：MDTP 共有 15 次治疗疗程，每次 1 h，前两次治疗是适应期，其主要目的是让患者了解治疗方式和学习吞咽技巧，并且测试吞咽的基线。

第 1 次治疗练习内容：

a. 介绍吞咽治疗的原则。

b. 陪同患者看以前所记录的资料，包括吞咽造影检查资料。

c. 教导患者吞咽所需技巧，带领患者先以吞唾液练习如何吞咽。

d. 处理患者及家属成员的问题及忧虑。

e. 教导患者如何记录饮食以及如何使用吞咽技巧。

吞咽技巧：口唇轻闭；试着不要在嘴巴内移动食物、饮料；当准备好吞咽时，吞咽越快、越用力越好；试着把所有在口中的食物一次咽下；此时可能会呛咳，但尽量要克制住，如果无法克制，咳嗽是没有关系的；一旦完成吞咽动作，轻轻地清一下喉咙。

注意：在用鼻子呼吸且口腔紧闭后，再进行一次吞咽，此时仍越快、越用力越好，吞咽治疗师教导患者快速、用力吞咽时，患者必须先学会吞咽的正确方法，包括颈部姿势、口唇、吞咽动作等。

观察患者在练习吞咽时是否有误吸的症状：

a. 流眼泪、呼吸方式改变、身体姿势改变。

b. 不愿意吃下一口食物，应改变吞咽方式（如多次吞咽）。

c. 延迟咳嗽，如果发现患者有隐性误吸现象时，必须做吞咽造影检查。

第2次治疗：

a. 复习第1次所设的目标与饮食进展。

b. 复习正确的吞咽方式及吞咽的技巧。

c. 以吞口水复习吞咽的技巧。

必要时，参考用吞咽造影检查时确认的饮食阶段，指导学习如何正确使用吞咽技巧

第3次到第15次治疗：

a. 按照吞咽治疗的步骤，监督患者进展，每一次要达到80～100次的吞咽（视患者能力而定）。

b. 每次治疗开始和结束，需作伸展舌头15～30 s，来增加舌头的运动范围，进而减少舌头肌肉紧张度。

（2）安全的指导进食过程中需要注意：

a. 患者及家属健康教育和指导。

b. 进食环境需要安静，不能让患者分心。

c. 选择合适的进食体位及姿势。

d. 根据患者吞咽功能水平合理调配食物性状（图6-2）。

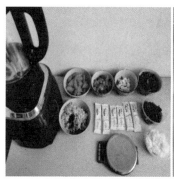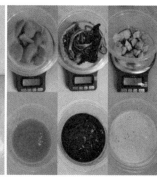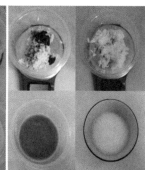

图 6-2 食物的选择与调配

e. 控制进食速度（图6-3），选择合适餐具。

f. 掌握好患者每次摄入的一口量。

g. 利用交互吞咽、空吞咽方式减少咽部残留（图6-4）。

h. 详细记录每日进食次数、进食量、食物的性状、进食的反应、进食所

用时间。进食后观察咳嗽及痰量变化等。

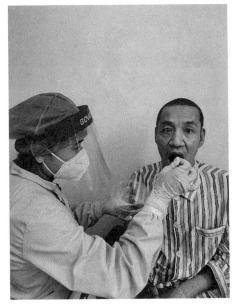

图 6-3　控制进食速度

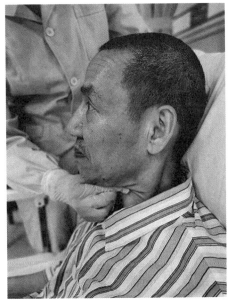

图 6-4　空吞咽练习

4）治疗成效

该患者住院期间予以直接摄食训练技术为主的综合康复治疗，患者开始治疗初期采用间歇置管方式注入食物和水，治疗 2 周后，患者自述体力有所提升，咳嗽、咳痰症状减少，患者治疗 4 周后，可经口进食浓流质食物 200 ml/（餐·d⁻¹），2 餐/d；治疗 6 周后，可经口进食细泥类食物 3～4 餐，250 ml/餐，治疗 8 周后出院回家行自我康复治疗，数周后来院复查，吞咽造影检查经口进软食，饮水需添加增稠剂或间歇置管方式。

案例二

1）病情简介

患者，女性，65 岁，2020 年 8 月 16 日突发言语不能、右侧肢体无力，于武汉市中心医院行头颅 CT 检查示：左侧枕顶叶及右侧顶叶区脑梗死、多发性腔隙性脑梗死、脑萎缩。仍遗留言语不清及吞咽困难，既往有 8 次脑梗死病史，双侧肢体无力等症状、高血压病史。2020 年 9 月 11 日转入武汉市第一医院康复医学科行系统康复治疗。

2）吞咽功能评估

下颌张口幅度 3 cm，咀嚼力量减弱，部分牙齿缺损，唇力度减弱，噘嘴、咧嘴运动不充分，鼓腮明显漏气；伸舌可过唇，左右摆不充分，弹舌不能，舌舔左右嘴角不充分；咽反射减弱，软腭运动提升差，吞咽启动延迟，吞咽动作<2 cm，反复唾液试验3次，口腔内有少量白色黏液积存，自主空吞咽困难，自主咳嗽力量弱，功能性经口进食分级（FOIS）Ⅴ级，洼田饮水试验Ⅳ级，患者声音嘶哑，气息音、言语清晰度差。吞咽造影检查发现，用注射器依次向患者舌中后部注入2号、3号食物各3～5 ml，患者咀嚼力差，舌向后运送食团困难，吞咽启动明显延迟，可见少量食物反流至鼻腔，多次吞咽后仍见大部分食物残留于会厌谷及梨状窦，有少量食物渗漏至喉前庭，进食1号稀流质食物有呛咳及误吸现象，环咽肌开放不完全。

3）治疗成效

该患者住院期间予以直接摄食训练技术为主的综合康复治疗，患者开始治疗初期并采用间歇置管方式注入食物和水，治疗2周后，患者口腔控制改善，治疗3周后，可经口进食浓流质食物100 ml/（餐·d^{-1}），10～15 min/餐，2餐/d；治疗6周后，可经口进食细泥类食物3餐，200 ml/餐，治疗7周后患者经口进软性食物，水中添加适量增稠剂可饮用。

第二节　行　为　治　疗

吞咽障碍的行为治疗包括口咽部运动训练、口腔感觉技术、呼吸道保护手法。

一、口咽部运动训练

吞咽障碍的行为治疗包括口咽部运动训练、口腔感觉技术、呼吸道保护手法。

口腔运动训练技术是指借助工具或徒手，对患者的下颌、唇、舌等口腔运动器官进行主动或被动训练，以达到增强力量及运动协调性，改善口腔咀嚼及运动功能的目的，最终达到改善吞咽过程的训练方法。

1. 唇运动训练　唇在吞咽过程中主要包裹食团，使食团不漏出唇外；并且参与面部表情的形成和构音运动。良好的唇闭合有助于口腔内压力的形成，当食物放置在口中时，整个吞咽过程中各个阶段嘴唇都是紧闭的，唇肌肌力减弱，可出现流涎，食物或液体将会从口中流出，口腔压力不足等，而唇肌张力过高则会出现口唇打开幅度减小或无法打开，唇的所有运动都必须依靠一定的唇肌力量才能完成，因此提高唇肌肌力是唇运动治疗中最基本和最重要的方法；而唇肌张力过高的治疗方法关键是降低唇张力，提高唇的运动能力。训练方法如下。

（1）闭唇运动：用力闭合双唇，也可以让患者嘴唇抿住压舌板并维持 10 s，10 次/组，1～2 组/d（图 6-5）。

（2）闭唇抗阻运动：双唇抿住压舌板（提醒患者不可用牙齿咬住压舌板），治疗师轻轻向外拉（图 6-6），嘱患者用力抿住并维持 10 s，10 次/组，1～2 组/d，也可以利用唇抗阻工具，将双唇用力抿紧，治疗师轻轻向外拉，嘱患者用力抿住，10 次/组，1～2 组/d。

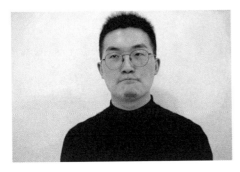

图 6-5　闭唇运动

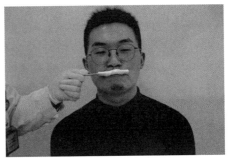

图 6-6　闭唇抗阻运动

（3）展唇运动：用力将唇向两边展开，可同时发"i"音，并将动作维持 10 s，10 次/组，1～2 组/d，如患者唇角偏向一侧，治疗师可辅助将患侧唇角轻轻拉回（图 6-7）。

（4）缩唇运动：用力将唇噘起，发"u"音的准备动作，并维持 10 s，10 次/组，1～2 组/d（图 6-8）。

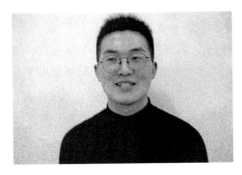

图 6-7　展唇运动

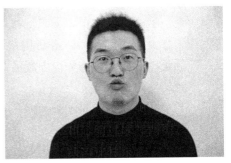

图 6-8　缩唇运动

（5）缩唇抗阻运动：治疗师将拇指与示指放于患者两侧嘴角，轻轻将唇两侧展开，同时嘱患者用力缩唇，维持 10 s，10 次/组，1～2 组/d。

（6）双颊内缩运动：双唇闭合，微微向前缩起，再将两颊从唇角位置往内吸至凹陷，如"吸吸管"状，并维持 10 s，10 次/组，1～2 组/d。此动作可改善颊侧的内收控制，对于维持咀嚼时的食团向内控制力和维持吞咽时的口腔负压都有积极作用（图 6-9）。

（7）闭唇鼓腮运动：双唇闭合，鼓腮直至双颊凸起。每个动作维持 10 s，10 次/组，1～2 组/d（图 6-10）。

（8）交替鼓腮：鼓起一侧面颊后放松，再鼓起另一侧面颊，交替重复动作，如"漱口动作"。

以上 8 种训练方法可根据患者不同的症状选择不同的治疗方法，如流涎可选择 1、2、7、8 等，进食后面颊或唇前沟有残留可选择 1、2、3、6 等。

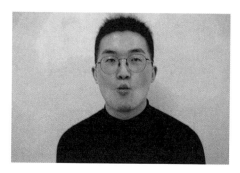

图 6-9　双颊内缩运动

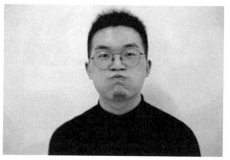

图 6-10　闭唇鼓腮运动

2. 下颌运动训练　下颌关节在吞咽过程中主要起咀嚼的作用，咀嚼的过程是在神经系统的支配下，通过咀嚼肌的收缩，颞下颌关节、颌骨、牙齿及牙周组织产生节律性的运动，下颌运动是由牙齿、咀嚼肌及颞下颌关节共同参与进行的一种复杂三维运动，对于咀嚼、吞咽及语言等功能具有十分重要的意义。下颌运动功能障碍可分为下颌运动受限、下颌运动过度、下颌分级控制障碍、下颌转换运动障碍。

（1）下颌运动受限的主要表现：张口困难或闭口障碍，无法咀嚼。临床中较多见为咬肌、颊肌等张力过高使下颌无法打开，或打开的幅度较小，勺子或食物无法送进口腔，故患者选择的食物就非常有限，只能选择流质食物；而另一种为张力过低，下颌无法上抬，特别是在坐位的情况下，患者嘴巴无法闭拢，除了影响患者美观以外，还可能会出现流涎等症状，训练方法如下。

a. 下颌前后运动：下颌尽力前伸，保持 5～10 s 再尽力回缩，重复 5～10 次。亦可连续完成交替动作 10 次（图 6-11）。

b. 下颌前伸抗阻运动：治疗师将虎口置于患者唇下方，嘱患者前伸下颌，治疗师给予一定阻力，维持 5～10 s。

c. 下颌上下运动：下颌尽力向下，张大口腔，保持 5～10 s 再尽力合上，咬紧牙关至咬肌凸起，同样维持 5～10 s，亦可只连续完成交替动作 10～20 次。

d. 下颌向下抗阻运动：治疗师将掌心置于患者下巴处，嘱患者用力张口，治疗师给予一定阻力，维持 5～10 s（图 6-12）。

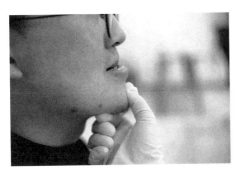

图 6-11 下颌前后运动

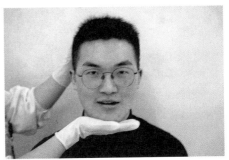

图 6-12 下颌向下抗阻运动

e. 下颌左右方向运动：下颌向左、向右运动，可在每个动作末端维持 5～10 s，亦可连续完成交替动作 10～20 次。

f. 下颌左右抗阻运动：治疗师双手的四指分置下颌左右两边，并在患者下颌左右运动时，在两侧给予一定阻力，嘱患者尽力并维持 5～10 s（图 6-13、图 6-14）。

g. 下颌咀嚼运动：上下齿咬合，然后做咀嚼动作，尽量最大范围做到下颌上下，左右运动 10 次。

h. 下颌咬合训练：将纱布缠绕住压舌板后，置于左右两侧磨牙间，嘱患者用力咬紧压舌板，治疗师将压舌板向外拉出口外，或者选用专用的咀嚼训练器进行训练。此训练可单侧分别进行，每次咬合坚持 5～10 s。

i. 下颌放松练习：治疗师一手托住患者下颌骨，另一只手四指以画圈状轻轻按摩双侧面侧，可从耳屏前按揉至唇角（图 6-15）。

j. 下颌牵伸训练：治疗师用双手的四指托住下颌，以双手示指轻扣患者下牙床，辅助患者做张口动作，缓慢进行，在张口至最大位置时治疗师可稍加助力将下颌向下牵拉，重复10～20次（图6-16）。

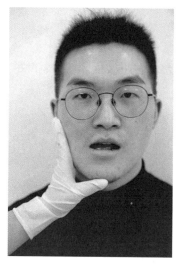

图 6-13　下颌左抗阻运动

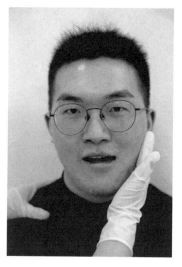

图 6-14　下颌右抗阻运动

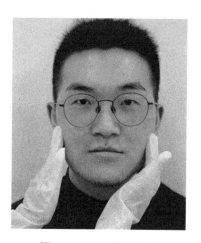

图 6-15　下颌放抗练习

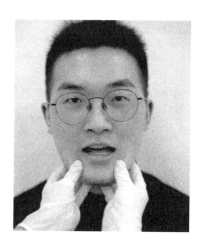

图 6-16　下颌牵伸训练

（2）下颌运动过度包括下颌向下运动过度、侧向运动过度、前伸运动过度和后缩过度等四类。临床中较为多见的为上下过度的治疗，治疗方法主要为被动治疗技术。

a. 低位抵抗法：治疗师可用手托住患者下颌，使患者下颌保持在微微打开的状态5～10 s，可逐渐延长时间（图6-17）。

b. 侧向控制法：治疗师将拇指放于患者一侧耳屏前，示指与中指分别放于下颌上、下处控制患者过度侧向活动，减小活动范围（图6-18）。

c. 前位控制法：治疗师将拇指与示指捏住患者下巴，控制下颌过度前伸下颌分级控制障碍的针对性治疗（图6-19）。

（3）下颌分级控制障碍可分为下颌急动和下颌分级控制不能或控制不

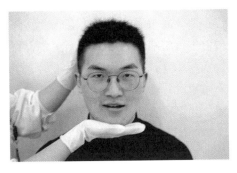

图6-17　低位抵抗法

稳两种。下颌急动是指下颌突然运动，此时很可能存在肌张力问题，分级控制不能或不稳指下颌对处在姿势位、闭合位、全开位、半开位或更精细的分级运动不能随意调整，或者下颌在这些位置时不能长时保持，出现急动、抖动或其他不稳定现象。治疗法主要针对下颌控制不稳的患者，其目的是促进下颌精细分级控制，使下颌在不同位置能保持稳定。只有下颌处控制自如的情况下，唇和舌的精细分级运动才能够分化。治疗方法以主动治疗为原则，包括低位控制法、大半开位控制法、小半开位控制法和高位控制法。

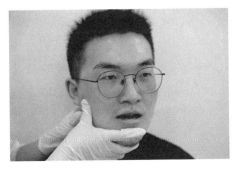

图6-18　侧向控制法

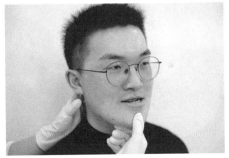

图6-19　前拉控制法

（4）下颌转换运动障碍是指下颌转换不能、转换速度缓慢或转换无节律等症状。主要表现为下颌只能做单一运动，不能连续运动，或者能在不同位置之间进行转换，但运动速度缓慢或者转换过程中出现急动、抖动等现象。下颌转换运动治疗是下颌受限、下颌运动过度以及颌分级控制障碍得到基本解决的前提下，针对下颌在不同位置之间的转换能力而设计，可将分级控制法综合起来，通过不同位置的转换运动而完成。

3. 舌运动训练 舌的主要功能是将食物搅拌成食团，并由舌前部输送到舌根部。在咀嚼时，舌头会将食物侧送，也就是将食物拨到口腔侧面，放到牙齿上进行咀嚼；如果患者无法将食物从中央侧送到两侧，表示舌头往侧面移动的程度不足；当食物在舌面上时，舌头无法压碎食物，表示舌上抬幅度不足；当咀嚼时，食物掉入口腔底部，表示舌头塑形与协调能力不足，不能包住食团；如果在食团往后推送过程中，不能维持舌尖及两侧与牙龈的接触，表示舌头控制能力不足；当咀嚼食团的过程中食物在口中四处溢散，表示舌头塑形及精细动作控制能力不足。这些动作的异常会影响食团的形成，使食物不能很好地从前、向后推送，使口腔期运动时间较长，不能较好地诱发吞咽反射。舌的主动训练方法如下。

（1）舌前伸及后缩运动：舌用力前伸，维持 5～10 s，后用力后缩（图6-20）。

（2）舌前伸抗阻运动：将压舌板横放于舌尖处，舌用力前伸将压舌板往外推，治疗师可施加一定阻力，保持 5～10 s，也可向左、右、上、下不同方向进行抗阻运动（图6-21）。

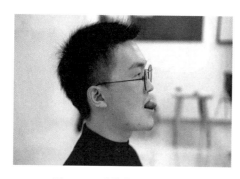

图 6-20 舌前伸及后缩运动

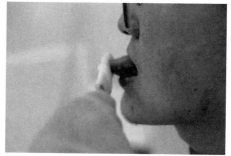

图 6-21 舌前抗阻运动

（3）舌后缩抗阻运动：可借助吸舌器或纱布，将舌拉出后，嘱患者舌后缩，脱离吸舌器或纱布，视患者情况可稍加放松吸舌器气囊。

（4）舌左右运动：舌尖向左右嘴角方向运动，并各方向维将 5～10 s，运动能力较好者可将舌尖伸向两侧面颊内侧，顶起面颊，并维持 5～10 s。

（5）舌左右抗阻：将压舌板放于舌体左或右侧处，嘱患者用舌用力将压舌板往左或右侧推，治疗师施加一定阻力，保持 5～10 s（图6-22、6-23）。

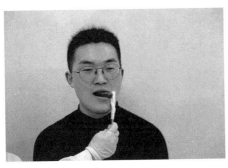

图 6-22 舌左抗阻

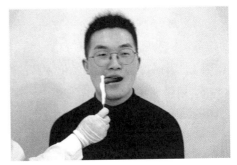

图 6-23 舌右抗阻

（6）舌上抬运动：①舌尖上下抬。舌尖伸出唇外，并尽力向上或向下抬，触及上或下唇，保持 5～10 s，可交替运动。②舌面上抬。张大口腔，舌面尽力上抬触及硬腭，保持 5～10 s。③弹舌运动。唇微张，舌前叶贴近上腭，然后在舌面和上腭间施加一个向内的吸力，使舌面快速脱离上腭，并发出"得"弹响声。此动作可以加强舌前叶与上紧贴的力量，使吞咽时食团的推进更加有力。

（7）舌环转运动：嘱患者将舌伸出唇外，从左至右，从上至下，依次环转扫过上下唇面，重复 10 次。

临床工作中有部分患者因昏迷或认知障碍等不能进行主动舌运动训练，此时可选择吸舌器将舌被动拉出，维持舌的活动度，延缓失用性萎缩，以及舌后坠，需注意的是对于年纪较大的患者，拉出的力度及时间不宜过长，以免舌尖出现充血或青紫现象。

4. 软腭运动训练 口腔的顶部由硬腭、软腭及腭垂构成。食物进入口腔后，在咀嚼搅拌的过程中，软腭下降与舌中部形成一个腔，防止食物过早进入舌后部，滑入咽腔，出现呛咳的情况。当形成的食团通过舌运送到舌根处，引发吞咽反射时，软腭抬升使食团通过腭弓，一旦软腭抬升完全，与咽后壁接触，则像阀门一样关闭鼻腔，阻止食物进入鼻咽，食物通过后软腭下降。在吞咽过程中，软腭下降幅度减小或完全不能下降则可能出现吞咽前呛咳的情况，而软腭上抬幅度减小或完全不能抬升则可能会出现鼻反流现象，发音时会出现鼻音过重，语言清晰度下降，以下为软腭训练方法。

（1）嘱患者发"啊"音，有利于软腭运动的恢复，因为发"啊"音时，软腭的运动类似于吞咽时软腭向上、向后隆起变形的动作，并同咽后壁接触。

（2）g、k、h 音也需要有软腭和舌根的参与，因此这些发音训练可以同时训练软腭和舌根的力量。

（3）屏气-发声运动这一方法是使患者双手支撑在椅背上或桌面上做推压动作等固定胸廓，吸气后屏气，之后突然声门大开呼气发声，该方法除了能训练声门的闭锁功能，还能强化软腭的肌力，也能去除残留在咽部的食物。

5. 声带训练　在吞咽过程中，穿透进入喉前庭的食物可以通过双侧声带之间的缝隙进入气道而引发误吸，所以良好的声带闭合可以减少误吸的风险。脑卒中后部分患者可出现一侧声带麻痹，或双侧声带麻痹，当声带难以闭合时，患者往往表现为发声困难、声音嘶哑、声音低弱、气息音过重，甚至发声不能。有部分患者虽然无明显音质的改变，但是在喉镜检查中可显示双侧声带闭合不紧密，当声带关闭不紧密时，患者咳嗽力量可能会下降，一旦出现渗漏或误吸时，无法将食物等咳出，误吸的风险会增加，故提高声带闭合是预防误吸的重要因素之一，方法如下。

（1）姿势训练：哪一侧声带力弱，使头偏向那一侧，可以促进声带闭合。

（2）练习咳嗽：患者经鼻深吸气，憋住气，治疗师手放于患者腹部，嘱患者用力咳嗽同时，治疗师快速按压腹部。

（3）提高语音：可以让患者从 1 数到 10，音量从低到高。

（4）用爆发声来发声，屏气-发声运动：这一方法是使患者固定胸廓，然后吸气、屏气，即声门紧闭，然后突然声门大开，呼气并发声。该方法能训练声门的闭锁功能，强化软腭肌力，也能去除残留在咽部的食物。固定胸廓的方法较多，如双手支撑在椅背上或桌面上用力推压，但并不伴有身体的前后或左右活动，而是维持该姿势不变。这时可以使胸廓固定在一个位置，当呼气发声时，可以主要训练双侧声带的力量，而不是胸廓上呼吸肌的力量。

（5）鼓励患者做清嗓动作：经鼻孔深吸气，闭唇屏气 5 s，然后做清嗓动作。

（6）练习延长发音的时间：努力延长发音时间并保持音质持续一致，可练习发元音"i"。

6. Sharker 训练法（头抬升训练法）　Sharker 训练法目的是增强颌舌肌、甲状舌骨肌、二腹肌等有助于增加环咽肌开放的肌肉力量，使环咽肌开放的幅度增大。减小下咽腔食团内的压力，使食团通过环咽肌时阻力较小。

方法：患者去枕平卧于床，向上抬起头颈（双肩不可拍离床面），尽力使双眼盯住脚尖，尽量保持 1 min（可根据患者情况增减时间），头放松回原位，休息 1 min。

由于 Sharker 训练法需要平卧于床上，而大部分患者吞咽训练时是在座位上进行的，所以部分患者可能需要轮椅与床进行转移，增大了治疗难度。在此情况下，治疗师们根据临床工作情况，将 Sharker 训练法进行改良，由仰卧位调整为坐位，其改善舌骨肌群的作用依然存在。改良后的 Sharker 训练法：患者保持坐位，治疗师将手掌心放于患者下巴，嘱患者用力低头下压治疗师的手，治疗师给予一个抵抗的力，保持 10～30 s，然后放松；也可以在颈部放置一个拳头大小的皮球，让患者下巴去压球。

　　7. Maseko 吞咽法　　Maseko 吞咽训练法又称为舌制动吞咽法，目的是在吞咽时，通过对舌的制动，使咽后壁向前突运动与舌根部相贴近，增加咽部的压力，使食团推进加快。此方法主要用于咽后壁向前运动较弱，或咽腔压力不足的患者。

　　方法：使用纱布或吸舌器将患者舌体拉出一小部分，然后嘱患者空吞咽，此时舌位置不变，在此过程中患者咽后壁会向前收缩。

　　需注意的是，此方法不能在进食过程中使用，可能会增加渗漏或误吸的危险。

　　8. 球囊舌压抗阻反馈训练　　舌压抗阻反馈训练是应用舌压抗阻反馈训练仪改善舌流体静压，提高舌活动能力的一种训练方法，是一种可以直接客观地将患者舌上抬抗阻能力通过压力值显示的正反馈训练技术。

　　（1）所需工具：舌压抗阻反馈训练仪、球囊导管、秒表。

　　（2）操作方法：根据患者舌的功能水平选择球囊内注水量，在导管球囊内注入适量水后接于舌压抗阻反馈仪接口处，把球囊放于患者的舌中部，患者舌部放松，此时记录显示屏的压力值（基线值）后，嘱患者舌中部用力上抵硬腭。舌体上抬挤压注水球囊后，通过舌压抗阻反馈训练仪上的显示屏可显示瞬间压力值，嘱患者眼睛看显示屏的数值，舌持续上抬用力给球囊加压并保持在目标值以上，同时治疗师记录舌压抗阻反馈仪显示屏的数据变化，每次训练以保持 5 s 以上为宜并尽量延长抗阻训练时间。

　　（3）治疗作用：促进患者的舌肌运动传出，增强舌上抬肌力及耐力，可以较快速地提高舌肌力量。此外，根据患者舌肌功能水平变化设定的不同目标值，治疗中的正反馈可最大限度调动患者主观能动性，改善吞咽动作协调性，重新建立吞咽反射神经通路。在治疗吞咽动作不协调、咽反射消失和吞咽启动延迟方面具有良好的疗效。

9. 案例分析

病情简介：患者男，61岁，2018年9月突发言语不清，饮水呛咳，意识清醒，无头痛、头晕，无恶心、呕吐，急送医院就诊，MRI示脑梗死，行溶栓治疗，术后转入ICU，患者病情好转出院，现仍有言语不清，饮水呛咳，为求康复来我院治疗。

吞咽功能评估总结：唇运动功能差，抿唇动作无法维持，噘嘴、咧嘴、鼓腮动作无法完成，舌无法伸出唇外，舌向左、右运动不充分，下颌运动差，软腭抬升差，自主咳嗽力量弱，无有效咳嗽，咽反射减弱，吞咽启动明显延迟，吞咽动作幅度<2 cm，反复唾液试验2次，饮水试验V期。

吞咽造影结果提示：口腔期障碍，咀嚼推送时间较长，食物无法形成食团，咽反射延迟，稀流质食物有渗漏。

治疗计划：第一阶段进行唇运动训练，包括闭唇运动、展唇运动、缩唇运动；舌运动训练，包括舌前伸后缩运动，舌左右运动；下颌运动训练，包括下颌上、下运动及左、右运动。促进咽反射训练，包括冰刺激训练、口面部振动刺激、冰酸刺激。两周后患者唇、舌、下颌运动功能，咽反射情况有所好转，则进行第二阶段治疗。

第二阶段新增治疗性进食从10 ml开始，逐渐增加进食量并新增闭唇抗阻运动、双颊内缩运动、闭唇鼓腮运动。舌面上抬及环转运动。

总结：患者入院时吞咽功能评估与造影检查提示为口腔期吞咽障碍，唇无法长时间闭合，舌无法伸出唇外，下颌呈松弛状态，痰液无法咳出，计划第一阶段治疗以增加唇舌下颌运动，促进咽反射及呼吸咳嗽训练为主要目标。第二阶段吞咽造影检查提示浓流质食物一口量10 ml没有出现误吸，此时增加治疗性进食训练，练习咀嚼能力，促进食团的形成，加快口腔期动作，使口腔推送时间缩短，加快咽反射启动速度。当患者进食量可达到100 ml时，可让患者家属自行经口进食，食物的性状以浓流质为主，每餐可先从100 ml开始，剩下的食物可继续从胃管进食，逐渐增加量。

二、口腔感觉训练技术

口腔感觉训练技术：主要针对口腔浅深感觉障碍，利用本体感觉刺激技术帮助改善口腔器官的各种感觉功能。口腔感觉训练技术包括冷刺激训练、K点刺激、嗅觉刺激、振动刺激、气脉冲感觉刺激训练等口腔感觉训练方法。

1. 冰刺激训练　冰刺激主要通过寒冷刺激口咽部内壁，提高吞咽反射敏感性，增加感觉输入，同时通过刷擦刺激口咽部相关肌群，使吞咽反射增强，加快吞咽启动速度，改善口咽部神经肌肉的协调性，增加患者口咽部的感觉，有助于咽反射的恢复，进而改善吞咽功能。相关研究还表明，冰刺激可以显著缩短吞咽反射的延迟时间，触发吞咽运动，使用冰棉棒刺激舌根及软腭等部位，适用于口腔感觉较差、咽反射延迟等患者，刺激患侧面颊处，适用于流涎、夹食等患者。

方法：①准备冰冻好的棉棒，将棉棒放入舌根部下压后向前划出，或者将棉签在软腭部左右来回刷擦3～5下（图6-24）。②准备冰冻好的棉棒，将棉棒放入患侧面颊内侧来回刷擦3～5下。

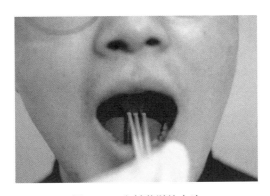

图6-24　冰刺激训练方法

2. 味觉刺激　舌的味觉是一种特殊的化学性感觉刺激，将不同味道的食物放置于舌部相应味蕾敏感区域，如酸味、甜味、苦味、辣味等可以增强外周感觉的传入，从而兴奋吞咽皮质，改善吞咽功能。

3. 口面部振动刺激　使用改良的振动按摩棒刷擦口腔内部、舌部、面部等，给予这些部位深感觉刺激，提高口部的运动协调能力。此方法的刺激范围比手动刷擦范围更广、程度更深，振动频率和强度可根据患者不同情况进行调节，适用于范围较广。

方法：使用振动按摩棒（类似于电动牙刷，图6-25）依次在患者面颊内侧、舌面、唇周、脸部等部位来回缓慢刷擦，每个部位10～20 s。

4. 气脉冲感觉刺激　使用气脉冲导管（图6-26），通过气流冲击刺激口咽腔黏膜诱发吞咽反射，提高口咽腔黏膜敏感性，加快吞咽启动。此方法没有误吸风险，操作简单，安全性高，患者无不适感，适用于严重认知障碍不能配合其他治疗者，以及气管切开口水呛咳、误吸严重者。

方法：一手将气脉冲导管一头放入口腔后部，另一手将球囊快速挤压3～5下后，嘱患者空吞咽一次。

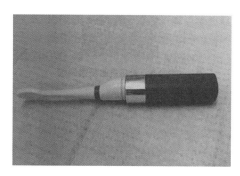

图 6-25　振动按摩棒

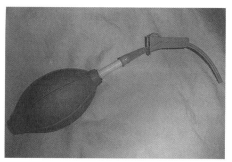

图 6-26　气脉冲导管

5. 冰酸刺激　冰酸刺激，可以通过增强喉上神经和舌咽神经咽支的感觉传入，提高口咽对食团知觉的敏感度，并通过激活吞咽关系密切的脑区系统，提高对食物的感知和对进食吞咽的注意力，促进吞咽启动。可用于口腔温度觉和味觉较差的患者。

方法：将棉签蘸上柠檬汁冻成冰，放置于舌根及软腭处，左右来回刷擦3～5下，后嘱患者空吞咽一次，可重复6～10次。

6. K 点刺激　K 点（K point）位于后磨牙三角的中央，腭舌弓和翼突下颌帆的凹陷处。可选择专用的小勺、普通棉棒或手指等方法刺激该点。目的是促进张口和诱发吞咽反射，适用于上运动神经元损伤后张口困难的患者，以及认知障碍或昏迷患者都可用此方法刺激患者张口，在使用棉棒刺激昏迷或认知障碍患者时要注意患者咬住棉棒，如患者不小心咬住棉棒，不要硬性将棉棒拔出，可再用新棉棒刺激患者另一侧 K 点，当患者牙齿松开后再将咬住的棉棒拿出来（图6-27）。

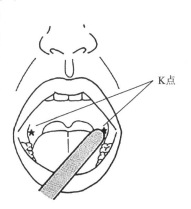

图 6-27　K 点刺激

方法：用棉签2～3根从患者一侧嘴角进入，到达后磨牙三角处后将棉签往里面轻轻刺激，直到患者口腔张开。

7. 案例分析

病情简介：患者，男，58岁，因视物模糊、头痛头晕、步态不稳到厦门医院就诊，行头部CT检查诊断鞍区占位，2019年8月14日行开颅肿瘤切除术，术后突发昏迷，CT提示颅内脑组织肿胀，急诊行去骨瓣减压术，术后予脱水、护脑、抗感染等对症支持治疗（具体不详）。术后患者左侧肢体活动不利、言语不能、进食困难。经治疗后病情好转出院。现患者仍存在左侧肢体活动不利、言语不能、进食困难，为求进一步康复治疗，今来我院就诊。

诊断：脑胶质瘤术后。

主要症状：流涎，进食后口腔残留较多，进食时间较长（吃一顿饭约1.5 h）。

吞咽功能评估：饮水2期，唇运动功能尚可，下颌运动功能尚可，舌运动功能减退，咽反射减弱，口腔感觉减退。

治疗计划：舌肌运动训练，如舌前伸抗阻运动、舌后缩抗阻运动、舌面上抬运动、舌环转运动。冰柠檬刺激舌根部及双侧面颊内。软毛牙刷刷擦舌面及口腔双侧面颊内。振动按摩棒刺激舌面及口腔双侧面颊内。气脉冲刺激舌面及口腔双侧面颊内。低频电刺激双侧面颊。

总结：患者主要症状表现有流涎，而患者无法感知口水从嘴角流出，没有下意识擦拭嘴角的动作。进食后口腔残留较多，患者自身感觉不出食物的存在，舌运动功能减退，使食团推送减慢，故进食时间较长。患者口腔感觉是缺失状态，故感觉训练与舌肌训练应是此次治疗重点。

三、呼吸道保护手法

呼吸道保护手法是一组旨在增加患者口、舌、咽等结构本身运动范围，增强运动力度，增强患者对感觉和运动协调性的自主控制，避免误吸，保护呼吸道的徒手操作训练方法。呼吸道保护手法可在配合直接摄食训练或者进行吞咽造影检查时使用，可以更好地避免误吸的发生，选择出更适合的进食方法。此方法适用于意识清醒，可听从指令、能够配合者，对于有认知障碍，不能听从指令，体力欠佳者不适用。呼吸道保护手法包括用力吞咽法、声门上吞咽法及门德尔松吞咽法、超声门上吞咽法等。

1. 用力吞咽法

（1）概念：用力吞咽，主要是为了在咽期吞咽时，增加舌根向后的动作以增加食团的压力，多次干咽，少量剩余在咽喉的食物被清除干净，并借此改善会厌软骨清除食团的能力。

（2）作用：当用力吞咽时，舌与腭之间更贴近，口腔内压力增大，往下挤压食团的压力增大，减少会厌谷的残留。用力吞咽增加了舌根向后运动能力，使舌根与咽后壁的距离减少，咽腔吞咽通道变窄，咽腔压力增大，咽食管段的开放时间持续增加，食团的流速加快，减少吞咽后的食物残留。

（3）方法：当吞咽时，所有的咽喉肌肉一起用力挤压。

2. 门德尔松吞咽法

（1）概念：门德尔松吞咽法是为了增加喉部上抬的幅度与时间而设计，并借此增加环咽肌开放的时间与宽度的一种呼吸道保护治疗方法。

（2）方法：①对于喉部可以上抬的患者，当吞咽唾液时，让患者感觉有喉向上提时，保持喉上抬位置数秒；或吞咽时让患者以舌尖顶住硬腭、屏住呼吸，以此位置保持数秒，同时让患者示指置于甲状软骨上方，中指置于环状软骨上，感受喉结上指（图6-28）。②对于上抬无力的患者，治疗师可用手上推其喉部来促进吞咽。即只要喉部开始抬高，治疗师即可用置于环状软骨下方的示指与拇指上推喉部并固定。注意要先让患者感到喉部上抬，上抬逐渐诱发出来后，再让患者借助外力帮助，有意识地保持上抬位置，此法可增加吞咽时喉提升的幅度并延长提升后保持不降的时间，因此也能增加环咽肌开放的宽度和时间，起到治疗作用（图6-29）。

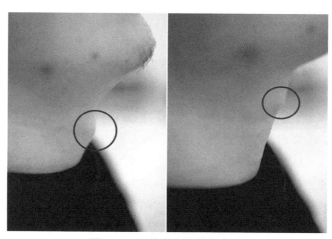

图6-28　保持喉上抬位置数秒

Hoffman等研究对14例健康成人使用高分辨率压力测量正常吞咽，使用用力吞咽法和门德尔松吞咽法的吞咽变化（腭咽和食管上括约肌），发现门德尔松吞咽法能够显著增加腭咽闭合压力曲线的面积和线积分，用力吞咽法可增加线积分；食管上括约肌开放前的压力显著被门德尔松吞咽法降低，而关闭后

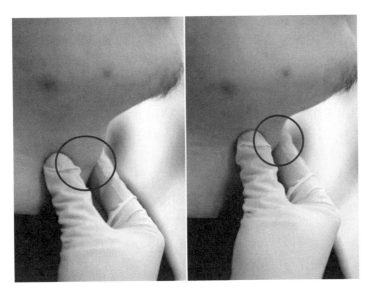

图 6-29　用手上推喉部促进吞咽

的压力趋向于被两种吞咽法稍微增加；压力曲线面积和线积分、最低压力持续时间被两种吞咽法增加。

3. 声门上吞咽法

（1）概念：声门上吞咽法是一项呼吸道保护技术，是在吞咽前及吞咽时通过呼吸道关闭，防止食物及液体误吸，吞咽后立即咳嗽，清除残留在声带处的食物。

（2）适应证：患者需意识清醒，能听从治疗师的指令，患者必须能领悟动作的每一个环节，由治疗师指导患者逐步完成整个过程。必要时，可在 X 线下行吞咽造影检查，观察其可行性。

（3）禁忌证：声门上吞咽法尽管是常用的吞咽训练方法，但此法可产生的咽鼓管充气效应可能导致心脏猝死、心律失常。有冠心病的脑卒中患者应禁用声门上吞咽法。

方法：①深吸一口气后屏住气；②将食团放在口腔内吞咽位置；③保持屏气状态，吞下食团（1～2 次）；④立即咳嗽。也可让患者先含住一口食物，然后深吸气、屏住气，保持屏气状态，吞下食团，立即咳嗽。

4. 超声门吞咽法

（1）概念：超声门吞咽法的目的是让患者在吞咽前或吞咽时，将杓状软骨向前倾至会厌软骨底部，并让假声带紧密闭合，使呼吸道入口主动关闭。

（2）方法：吸气并且紧紧地屏气，用力将气向下压。当吞咽时持续保持屏气，并且向下压，当吞咽结束时立即咳嗽。

（3）适应证：①呼吸道入口闭合不足的患者，特别适合做过喉声门上切除术的患者。因为喉声门上切除术必须移除患者的会厌软骨，手术后的呼吸道入口或前庭在构造上与手术前不同（喉部入口只能由舌根部与杓状软骨所组成）。因此喉声门上切除术后的患者，可借助超声门上吞咽法改善舌根后缩。②超声门上吞咽法可在开始增加喉部上抬的速度，对于颈部做过放射治疗的患者特别有帮助。

（4）声门上吞咽法和超声门上吞咽法的比较。在吞咽过程中，气道保护主要是依赖于声门的完全闭合。声门上吞咽法和超声门上吞咽法都是关闭声门，保护气管免于发生误吸现象的气道保护技术，这两种方法之间的差异是吞咽前用力屏气的程度不同。声门上吞咽法只需要用力屏气，而超声门上吞咽法需要用尽全力屏气，确保声门闭合。喉内镜检查可直视它们之间声门闭合的差异。在检查中还发现，超过 1/3 的成年人在做简单屏气动作时，其声门不是完全闭合，用力屏气才能使声门闭合更完全。喉内镜检查附加录音分析表明，这两种声门闭合模式反映了正常吞咽时声门闭合的两个阶段：最初会厌的关闭由声带的内收运动完成；当喉上抬时，杓状软骨前倾并靠近会厌谷。

四种气道保护法的比较如表 6-1 所示。

表 6-1　四种气道保护法的比较

气道保护法	适应证	作用
声门上吞咽法	声带关闭减少，咽期吞咽延迟	在吞咽前或吞咽时，用来关闭真声带处的呼吸道；可减少或避免食物从声带处掉落入气道
超声门上吞咽法	气道入口关闭减少	在吞咽前或吞咽时，用来关闭呼吸道入口，防止误吸的发生
用力吞咽法	舌根向后运动减少	在吞咽时用来增加舌根部后缩力量，使咽腔压力增大，减少咽腔的食物残留
门德尔松手法	喉上抬幅度小，吞咽不协调	用来增强喉部上抬的幅度与时长，借此增加环咽肌开放的程度与时间
总结	气道保护法可针对患者不同症状进行选择，可配合进食同时训练，可以更好地避免误吸的发生，选择出更适合的进食方法，在临床应用时，应向患者详细解释，以求最大限度配合	

第三节 物理因子治疗

一、低频电刺激

低频电刺激治疗是吞咽障碍治疗的辅助手段之一，其主要作用是通过刺激局部浅表与吞咽相关肌群，引起肌肉的被动运动而发挥治疗作用，目前使用较多的有神经肌肉电刺激（NMES）、经皮神经电刺激（TENS）、功能性电刺激疗法（FES）等，临床研究证实，低频电刺激治疗对改善脑卒中患者吞咽功能具有积极的治疗作用。

1. 基本概念 医学上将频率在 1 000 Hz 以下的低频电流或低频脉冲电流刺激，称为低频电刺激（low frequency electrical stimulation）。部分研究表明，对于运动神经，1～10 Hz 频率的低频电刺激可引起单个肌肉的收缩，20～30 Hz可引起肌肉的不完全性的强直收缩，50 Hz 可引起肌肉的完全强直收缩；对于感觉神经，50 Hz 频率的低频电刺激可引起明显的震颤感，10～200 Hz 特别是100 Hz左右的频率可产生镇痛和中枢神经的镇静作用；对于自主神经，1～10 Hz 频率的低频电刺激可以兴奋交感神经，10～50 Hz 可以兴奋迷走神经。

常用的低频电刺激疗法有下列几种类型。

（1）神经肌肉电刺激疗法：利用低频脉冲电流刺激神经或肌肉以促进功能恢复的方法称为神经肌肉电刺激疗法（neuromuscular electrical stimulation，NMES），其主要作用有 NMES 刺激运动神经可激活肌纤维，引起肌肉的收缩，增强肌力；可保持肌肉的性能与质量，有助于运动功能的恢复；可改善肌肉的血液循环，减轻水肿，改善营养，防止、延缓或减轻肌肉萎缩的发生，防止肌纤维化、硬化和挛缩；对于中枢性瘫痪，刺激瘫痪的肌肉收缩可向中枢输入皮肤感觉、运动觉、本体感觉的信息冲动，促进中枢运动控制功能的恢复和正常运动模式的重新建立；可提高平滑肌的张力。

进行神经肌肉电刺激疗法时，使用能输出三角波或方波的低频脉冲诊疗仪，治疗时一般以阴极为刺激电极，将点状刺激电极置于患肌或患肌的运动点上，另一个较大的辅极电极置于肢体近端或躯干，电极下均应放置衬垫。刺激电流的强度以能引起明显可见的肌肉收缩而无疼痛为度，避免波及邻近肌肉或引起过强的收缩，肌肉收缩的次数以不引起过度疲劳为度。

（2）经皮神经电刺激疗法（transcutaneous electrical nerve stimulation，TENS）：也称为周围神经粗纤维电刺激法，主要应用于体表，主要刺激感觉纤维，多用于疼痛时的治疗，也包括吞咽时的疼痛治疗，其主要作用为镇痛。

TENS 是根据闸门控制学说发展而来。产生镇痛作用的 TENS 强度往往只兴奋 A 类纤维，阿片肽在两种方式的 TENS 镇痛中作用有所不同。高强度针刺样 TENS（2 Hz）引起的纳洛酮逆转。TENS（弱强度、100 Hz）使强啡肽有所升高，脑啡肽不受影响。高强度高频率（100 Hz）TENS 的作用能被防己毒素逆转，说明 GABA 能神经元参与了镇痛机制。临床证明，TENS 疗法对于各种不同性质疼痛的抑制作用简单而有效。大部分在开始治疗后 1~2 min 疼痛消失，局部压痛明显减轻，疼痛范围缩小。该疗法的主要优点是镇痛效果持续时间长，可持续几分钟到几小时不等。某些急性躯体疼痛或根性疼痛加剧时疗效最好。除此之外该疗法还有改善周围血液循环以及促进伤口愈合等作用。

（3）功能性电刺激疗法（functional electrical stimulation，FES）：使用低频脉冲电流刺激失去神经控制的肌肉，使其收缩，以替代或矫正器官及肢体已丧失的功能，其应用非常广泛。FES 的生理作用原理是利用神经细胞的电兴奋性，通过刺激支配肌肉的神经使肌肉收缩，因此，它要求所刺激的肌肉必须有完整的神经支配。适当宽度和强度的刺激脉冲输出足够的电荷刺激神经元就能产生一个动作电位。当电刺激的脉冲波宽增加或电流强度增大时，刺激将从电极附着处向远处扩散，从而引起更多肌纤维的收缩，这就是刺激的空间总和。

在临床应用上，FES 主要侧重于肢体功能的重建，多用于上运动神经元引起的肢体功能障碍，可以产生即刻的功能性动作，如吞咽障碍可产生即刻的吞咽动作；尿失禁可产生膀胱收缩等。

（4）电肌肉刺激疗法（electrical muscle stimulation，EMS）：在缺乏外周神经支配的情况下直接激活去神经支配的肌肉纤维的电刺激。主要治疗目标是延缓肌肉萎缩，改善局部血流，可用于吞咽障碍的一般治疗。

2. 低频电刺激的生物学效应

（1）兴奋神经肌肉组织：神经肌肉组织具有对外界刺激产生反应的能力，即具有兴奋性，细胞的兴奋与许多因素相关，常见的刺激有化学、温度、机械、光、电、磁等，任何刺激要引起组织兴奋，需要必要的刺激强度、刺激持续时间和刺激强度。三者互相影响，组成了可兴奋组织时间曲线关系。引起组织兴奋所需的最小刺激强度（阈值）与刺激的持续时间成反比，即当刺激较强时，只需较短的刺激时间就可引起兴奋；当刺激强度较弱时，则需较长时间的刺激才能引起组织的兴奋。但当刺激强度低于阈值时，无论刺激时间怎样延长，也不能使组织兴奋；同样，当刺激时间短于某值时，无论怎样加大刺激强度，也不能引起组织的兴奋。不同组织（如神经与肌肉组织）的基强度、最小刺激持续时间（脉冲宽度）也是不同的。因此低频脉冲电流的主要治疗作用之一是刺激神经肌肉兴奋。低频电流的频率不断变化可以兴奋神经肌肉组织，引起肌肉收缩，恒定的直流电是不引起神经肌肉收缩的。而不同类型的低频电流的波形、强度、持续时间的变化对神经肌肉刺激的反应也各不相同，从而达到不同的治疗作用。

（2）镇痛：低频电流镇痛的学说与理论认为其机制主要是低频电流通过兴奋粗纤维、释放 GABA，导致 C 纤维末梢钙离子通道受阻等，引起脊髓和大脑的中枢神经系统对痛觉的调制、以及神经与体液对痛觉的调节作用，从而产生镇痛效应。多次治疗后的累积镇痛作用，和产生即时镇痛作用的各种因素和局部血液循环的改善密切相关。局部血液循环的改善能够减轻局部缺血、缺氧，促进致痛物质和酸性代谢产物的清除、减轻组织和神经纤维间的水肿、改善局部的营养代谢，从而减弱或消除疼痛的刺激因素，达到镇痛效应。

（3）改善局部血液循环及其他作用：低频电流通过轴突反射、释放组胺、抑制交感神经的兴奋等途径，改善局部血液循环，可增加局部营养，促进伤口愈合。小电流刺激可促进骨折愈合，以及具有消炎、镇静、催眠等作用。

3. 电疗法与运动训练 临床研究中发现，单独进行电刺激不及电刺激联合主动运动更有效。随意收缩减少时，例如患者处于昏迷、脊髓损伤、认知功能下降等状态下，电疗法对肌肉功能的影响显著降低；而反射性的或自主的功能性收缩时，电疗法的影响则明显得到加强。

电疗法能改善肌肉功能，失用性肌萎缩时，肌纤维成分会有一定程度的失用性萎缩，最明显的改变是Ⅱ型肌纤维的体积减小。参与吞咽功能的肌肉系统也有同样的变化，只是所受影响相对更大，因为参与吞咽功能的肌肉的Ⅱ型肌纤维总体比例相对较高，使吞咽情况变得复杂的是横纹肌失用时出现的功能紊乱：Ⅰ型纤维占优势的张力肌倾向于僵硬和纤维化，而Ⅱ型纤维为主的局部肌群倾向于肌力减退。这就出现了矛盾：失用性萎缩所致Ⅱ型纤维显著变弱，但是口颜面的常规训练和饮食调节实际上是在加强Ⅰ型纤维的作用。

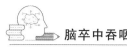

有研究证实，电刺激是逆转募集模式，即Ⅱ型纤维先收缩，Ⅰ型纤维仅在脉宽和强度超过一定阈值时才收缩。出现该现象的原因是支配Ⅱ型肌纤维的运动神经元大于支配Ⅰ型纤维的神经元，比支配Ⅰ型肌纤维的神经去极化阈值低，因此对所接触的电流反应更快。因此获得最佳治疗效果是使电刺激与运动训练协调运作，利用电刺激强化Ⅱ型肌纤维的募集，同时利用主动训练整合整个肌肉的运动。

吞咽时，食团一旦从口进入咽腔，所有肌肉都因反射性作用参与收缩。正常情况下，每天发生2 000多次吞咽动作，因此治疗的电刺激效益会通过每天其他时间的不断应用而得以强化。所有运动功能是在极其复杂的协调运动模式下产生的，不可能用电刺激准确再现自然运动。即使为此做出了努力并达到目的（如使用功能性电刺激），但所产生的运动与自然运动相比仍然非常原始、粗略。吞咽运动也是如此，属于复合协同运动模式，电疗法不能控制或训练运动节律，也没有必要尝试去这样做。当患者有意地去控制运动的协调性时，电疗法只能提供强化力量的作用。因此，电刺激的作用是易化肌肉的收缩，增强肌肉的力量，功能训练和日常生活活动产生的肌肉主动应用才是对恢复正常吞咽功能起主导作用的。

4. Vitalstim 电刺激治疗 Vitalstim 是 NMES 的一种类型，Vitalstim 电流一般会在神经进入肌腹的地方，即在神经肌接头或运动终板处使外周运动神经去极化，从而产生动作电位，并沿着轴突进行传导。当动作电位传导至肌纤维时，通过兴奋收缩耦联，发生肌肉收缩。电触发肌肉收缩时，神经或神经的运动终板直接受到刺激，导致神经递质传递，依次触发肌肉收缩。若肌纤维直接受到电流刺激，也可触发收缩，但需要更强的电流和更宽的脉冲宽度。

Vitalstim 电刺激主要用于辅助强化肌力，帮助喉的提升，增加咽缩肌收缩力与速度，增加感觉反馈和时序性。患者接受 Vitalstim 电刺激的同时，做空吞咽或进食的治疗，效果更佳。Vitalstim 电刺激的适应证：各种原因所致神经性吞咽障碍是该项治疗的首选适应证，头、颈、肺癌症术后还有面、颈部肌肉障碍都能够用该方法进行治疗。Vitalstim 电刺激的禁忌证：有心脏起搏器、其他植入电极的患者慎用；由于使用鼻饲管而严重反流的患者应慎用；癫痫发作患者慎用。不要在主动运动禁忌处使用，仅应用于引发实际肌肉收缩，电极不要直接放置在颈动脉窦处。

吞咽神经肌肉低频电刺激治疗技术常用的电极放置方式如下。

垂直放置法：适用于大多数患者。沿正中线垂直排列所有电极（图6-30），将第一电极刚好放置于舌骨上方，第二电极紧挨第一电极下放置，置于甲状软骨上切迹上方，第三和第四电极按前两个电极之间的等距离放置（图6-31），最下面的电极不应放置于环状软骨之下。通道1主要作用于舌骨上及舌骨下肌肉系统，通道2则作用于舌骨下肌肉系统。

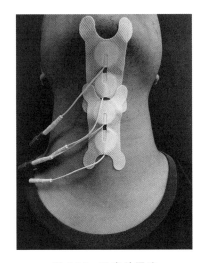
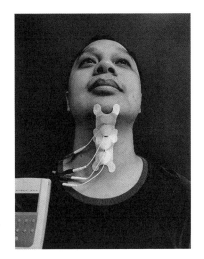

图6-30　垂直放置法　　　　　**图6-31　电极放置位置**

T型放置法：适用于伴有原发性会厌谷滞留和喉部移动功能障碍的患者。通道1紧位于舌骨上方，水平排列电极；通道2沿正中线排列电极，最上面的电极放置于甲状上切迹上方，最下方的电极放置于甲状软骨上切迹下方（图6-32）。该放置方法上方的通道电流主要作用于舌骨下肌肉。

并置放置法：适用于大多数咽及喉部运动缺陷者。在中线两侧垂直排列通道，最下方电极恰好位于或放置于甲状软骨上切迹上方（图6-33）。但应注意不要向旁侧过于远放电极，以免电流通过颈动脉窦。本放置方法是方法一的替代方案，电流主要作用于下颌舌骨肌、二腹肌和甲状舌骨肌，当电流足够强时，电流向深部穿透并可到达舌骨咽肌，可能情况下，可到达上咽缩肌和中咽缩肌。

面-颊放置法：适用于口腔期吞咽障碍的患者。将通道1电极置于颏下方，通道2电极放置于面神经颊支位置上（图6-34）。通道1刺激舌外附肌群和某些舌内附肌群组织及舌骨上肌肉，促进咽上抬；通道2刺激面神经，引发面部肌肉收缩；颊肌和口轮匝肌是口腔期吞咽障碍治疗的靶肌肉。

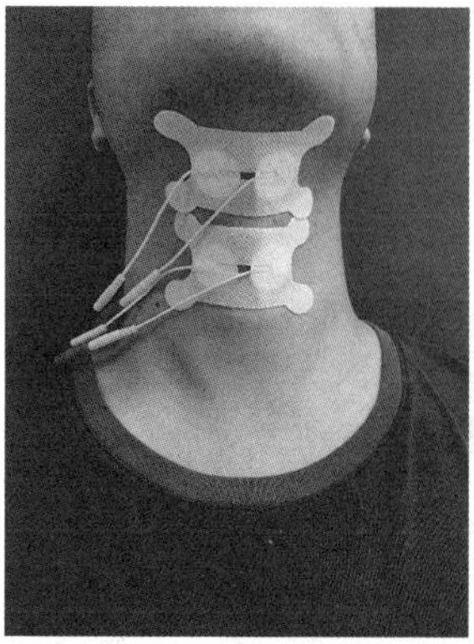

图 6-32 并置放置法

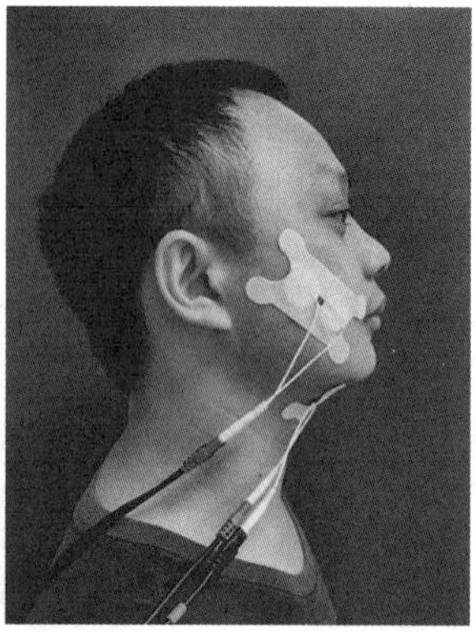

图 6-33 面一颊放置法

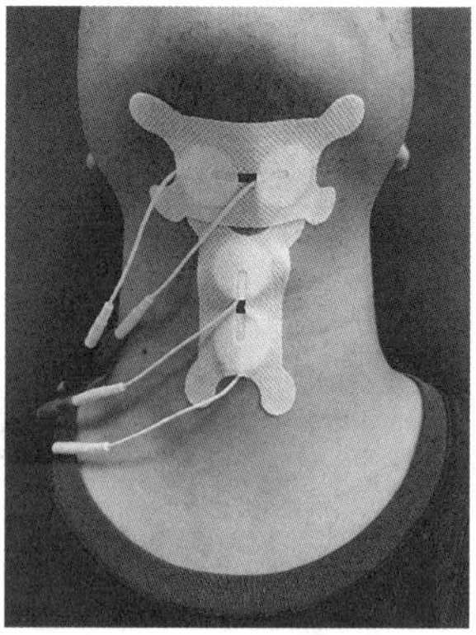

图 6-34 T 型放置法

5. 案例分析

案例一

（1）病情简介：患者男性，35 岁，2019 年 12 月 5 日无明显诱因突发言语含糊、右侧肢体乏力，伴饮水呛咳，颅脑 CT 示脑干梗死，目前仍遗留吞咽障碍，经鼻饲饮食，言语清晰度下降。既往高血压、糖尿病史 10 余年，有糜烂性胃炎、痛风病史数年。

（2）吞咽功能评估：唇力度减弱，噘嘴、咧嘴运动不充分；伸舌可过唇，可左右摆，弹舌力弱，舌舔左右嘴角不充分；咽反射减弱，软腭运动提升差，吞咽启动延迟，吞咽动作＜2 cm，反复唾液试验 3 次，口腔内有少量白色黏液积存，自主咳嗽力量弱，功能性经口进食分级（FOIS）Ⅱ级，洼田饮水试验Ⅳ级，患者鼻音较重，声音嘶哑，言语清晰度降低。吞咽造影检查发现进食 2 号、3 号食物各 3～5 ml，口腔控制及运送功能尚可，吞咽启动明显延迟，多次吞咽后仍见部分食物残留于会厌谷及梨状窦，进食 1 号稀流质食物有少量误吸现象，环咽肌开放不完全。

（3）治疗成效：该患者住院期间予以神经肌肉低频电刺激为主的综合康复治疗，治疗 2 周后，可经口进食浓流质食物 100 ml/（餐 · d^{-1}）；治疗 4 周后，可经口进食细馅类食物 3～4 餐，250 ml/餐，添加适量增稠剂饮水；治疗 8 周后经口进软食，小口低头饮水。

案例二

（1）病情简介：患者女性，65 岁，2020 年 7 月 8 日摔倒，导致右下肢骨折，入住武汉协和医院行手术治疗，术后出现肺部感染，行气管切开术，现气管套管置入，20 d 前因痰量增多于武汉市第一医院呼吸科住院，行颅脑 CT 示脑干、双侧基底节区及双侧半卵圆中心区腔隙性脑梗死，脑白质变性，脑萎缩。2020 年 8 月 10 日转入我院康复医学科行康复治疗，目前仍遗留气管切开、鼻饲饮食，言语吞咽障碍及肢体活动困难。既往有原发性胆汁性肝硬化；胆囊结石病史 3 年；重度骨质疏松伴病理性骨折病史，多次发作重症肺部感染。

（2）吞咽功能评估：患者气管切开术后，留置金属套管，痰液较多，张口幅度 4 cm，唇力度减弱，噘嘴、咧嘴运动不充分；伸舌可过唇，可左右摆，弹舌力弱，舌舔左右嘴角不充分；咽反射减弱，软腭运动提升差，吞咽启动明显延迟，吞咽动作＜ 2 cm，反复唾液试验 3 次，口腔内有大量痰液积存，自主咳嗽力量弱，痰液积聚导致痰液黏稠不易排出，染色试验（＋），功能性经口进食分级（FOIS）Ⅱ级，洼田饮水试验不能完成，试堵管患者最长发音时间 3 s，声音嘶哑，音量低，气息音，言语清晰度较差。吞咽造影检查发现，进食 2 号、3 号食物各 3～5 ml，口腔控制及运送功能尚可，吞咽启动明显延迟，多次吞咽后仍见部分食物残留于会厌谷及梨状窦，进食 1 号稀流质食物有少量误吸现象，环咽肌开放不完全。

（3）治疗成效：该患者在住院期间行体位排痰、肺康复、佩戴说话瓣膜、间断堵管的治疗，2 周顺利拔除气管套管；经过以神经肌肉低频电刺激为主的综合康复治疗，2 周后经口进单一性状食物 100 ml/餐，10 min/餐，2 餐/d，结合用力吞咽法及代偿方式，强化咽缩肌力量，4 周后过渡到糊状食物，6 周后经口进软性食物，水药间歇置管，9 周后恢复正常饮食。

二、经颅磁刺激

重复经颅磁刺激（repetitive transcranial magnetic stimulation，rTMS）技术，已有 20 多年的研究历史，目前 rTMS 具有的检测和调节大脑皮质活性作用，逐渐被应用于临床神经学、神经康复学和精神心理学领域。由于刺激参数和被刺激脑皮质区功能状态的不同，所引起的生物学效应也不同，目前仍在深入探索 rTMS 独特的作用机制、引起的生物学效应、分子生物学水平的变化及针对不同疾病的适宜刺激参数，通过进一步的临床应用提供理论依据及高质量临床证据。

rTMS 技术是一种利用时变磁场作用于大脑皮质产生感应电流来改变皮质神经细胞的动作电位，从而影响脑内代谢和神经活动的磁刺激技术。是一种无疼痛、无创伤、安全可靠的中枢神经和外周神经的刺激方法。rTMS原理利用刺激发生器内高压电容，经充放电产生高压电流，快速变化的电流传递到刺激线圈产生时变磁场，磁力线以非倾入的方式轻易无衰减地穿过头皮、颅骨和脑组织，并在颅内产生反向感生电流，使神经元膜电位变化，激活较大的锥体神经元，引起轴突内的微观变化，进而诱发电生理和功能变化来达到治疗的目的。

1. 评估

在进行治疗前，首先评估运动阈值（motor threshold，MT），也就是能引出动作诱发电位的最小刺激。治疗过程根据阈值确定患者刺激强度，以防强度太高诱发癫痫。具体步骤如下。

（1）嘱患者取坐位或仰卧位，手指放松，掌心朝上，刺激时线圈平面与头皮切面相贴并保持平行。

（2）线圈手柄均朝向枕侧，线圈与受试者矢状线成45°角，线圈的中心圆对准受试者大脑左/右M区。

（3）将刺激强度调至70%左右进行单次刺激，同时观察对侧拇指（拇短展肌）的收缩，并找出能引起拇短展肌运动诱发的最佳刺激位点。

（4）用荧光笔在头皮上做好标记并逐步减小刺激强度，以10次刺激中有5次能引起对侧拇短展肌轻微收缩的最小刺激强度作为静息运动阈值。

（5）如不能诱发出手指肌肉收缩，可将静息运动阈值设定为平均值即40%～50%。

（6）患者治疗时的刺激强度一般为80%～110%MT，也可以根据患者的耐受能力，调小MT的百分比。

2. 操作技术

（1）接通电源，检查仪器，开机，注意线圈温度，检查患者是否携带金属品。rTMS治疗仪器属于大型用电设备，保证电压稳定、电流不会过载，避免安全隐患。

（2）签署知情同意书并完成安全筛查评估，询问患者治疗需求，告知患者治疗时间及过程中可能发生的反应。

（3）首次治疗测定患者皮质静息运动阈值。

（4）rTMS治疗靶点定位。先测定M1区，可以观测到外显运动反应进行确定，之后以M1区作为参照点，沿头皮各个方向进行定位。

（5）吞咽障碍患者的rTMS治疗。刺激部位为控制吞咽皮质区：中央前沟的运动前区。应用 Magstim2 磁刺激器，最大磁场强度 2.5T，采用 B70 But-terfly 的"8"字形线圈。患者取坐位，治疗前，用单脉冲磁刺激测定受试者静息态运动阈值（resting motor threshold，RMT），以右手第一背侧骨间肌肉运动阈值（图 6-35）为参考。治疗者手握"8"字形线圈，正对患者头部中央前沟的运动前区，调整治疗参数，采用频率 3 Hz，刺激强度 80% RMT，刺激时间 2 s，间歇 10 s，左右交替，每侧治疗 10 min，总治疗 20 min，共 600 个脉冲，1 次/d，每周 6 d，6 d 为 1 个疗程，间隔 1 d，继续治疗，共治疗 5 个疗程。应严格限制在安全序列范围内。避免诱发癫痫风险。

（6）治疗期间，可适当微调强度、频率，避免患者产生耐受性，降低疗效。

3. 治疗作用

（1）高频 rTMS 刺激患侧皮质：卒中患者患侧吞咽皮质延髓通路的传导减少，兴奋性降低，增加患侧皮质的兴奋性可能改善吞咽功能。

（2）高频 rTMS 刺激健侧皮质：吞咽功能由双侧皮质支配，增加健侧皮质兴奋性可能改善吞咽功能。

（3）高频 rTMS 刺激双侧皮质：增加双侧皮质的兴奋性，可能促进吞咽功能的恢复。

（4）低频 rTMS 刺激健侧皮质：抑制健侧皮质的兴奋性，重建双侧皮质兴奋性的平衡，可能改善吞咽功能。

4. 案例分析

案例一

（1）病情简介：患者男性，52 岁，2020 年 1 月 4 日无明显诱因突发吞咽困难，颅脑 MRI 提示延髓梗死，2020 年 5 月 18 日入院，仍遗留吞咽障碍，鼻饲饮食。既往高血压病史、胃炎病史。

（2）吞咽功能评估：唇力度尚可，噘嘴、咧嘴运动充分；伸舌可过唇，可左右摆，弹舌力弱，舌舔左右嘴角不充分；咽反射消失，软腭上抬欠佳，吞咽启动延迟，吞咽动作 < 2 cm，反复唾液试验 2 次，口腔内有大量白色黏液积存，自主空吞咽困难，自主咳嗽力量弱，功能性经口进食分级（FOIS）Ⅱ级，洼田饮水试验Ⅴ级，患者最长发音时间 8 s，音质正常，言语清晰度尚可。吞咽造影检查发现：进食 2 号、3 号、4 号食物各 3～5 ml，口腔控制及运送功能尚可，吞咽启动明显延迟，多次吞咽后仍见大部分食物残留于会厌谷及梨状窦，进食 1 号稀流质食物可见呛咳及误吸现象，环咽肌开放不完全。

（3）治疗方法：经颅磁刺激治疗技术（图 6-36）。

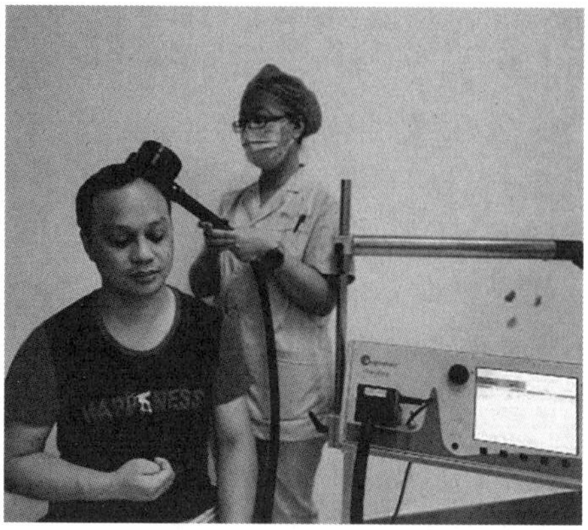

图 6-35　运动阈值测定

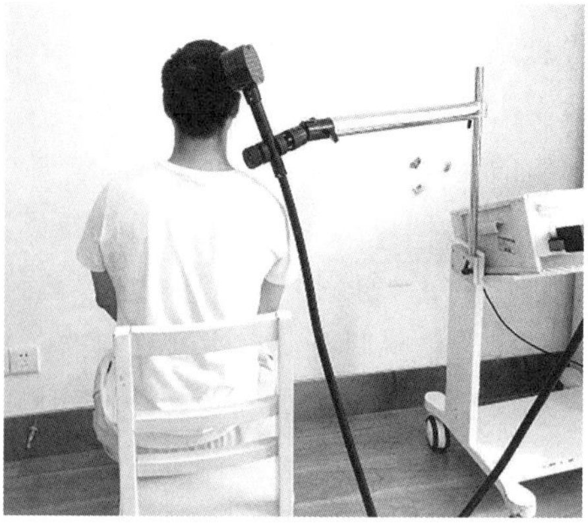

图 6-36　经颅磁刺激治疗

（4）治疗成效：在该患者住院期间予以经颅磁刺激电为主的综合康复治疗，治疗一周内，吞咽专科护士拔除胃管，指导患者及家属采用间歇置管注食方式，治疗 2 周后，可经口进食浓流质食物 150 ml/（餐・d^{-1}）；治疗 4 周后，经口进食细泥类食物 3～4 餐/d，250 ml/餐，水全部间歇置管注入；治疗 8 周后经口进软食。

案例二

（1）病情简介：患者，男性，48 岁，2020 年 4 月 23 日突发头昏头痛，伴右侧肢体活动不利，于武汉协和医院行头颅 CT 检查示脑干出血，予以相关治疗后病情逐渐平稳，仍遗留言语不清、吞咽困难、右侧肢体活动不利，既往有高血压病史、长期吸烟史、2 型糖尿病史。2020 年 6 月 5 日转入武汉市第一医院康复医学科行系统康复治疗。

（2）吞咽功能评估：患者构音障碍，声音嘶哑，言语清晰度较差，有明显鼻漏气，唇力度差，有流涎现象，噘嘴、咧嘴运动不充分；伸舌可过唇，舌左右摆不充分，弹舌力弱，舌舔左右嘴角不充分，舌灵活性差；咽反射消失，软腭运动提升差，呼吸支持不足，最长发音时间 3 s，吞咽启动明显延迟，吞咽动作＜2 cm，反复唾液试验 3 次，自主咳嗽力量弱，功能性经口进食分级（FOIS）Ⅱ级，洼田饮水试验 4 级。吞咽造影检查发现进食 2 号、3 号食物各 3～5 ml，口腔控制可，食团运送较慢，吞咽启动明显延迟，多次吞咽后仍见部分食物残留于会厌谷及梨状窦，有少量食物渗漏，进食 4 号固体食物舌后缩力量弱，舌骨前移力量差，有大量食物残留，环咽肌开放不完全，进食 1 号稀流质食物有少量误吸现象。

（3）治疗成效：该患者在住院期间经过以经颅磁刺激为主的综合康复治疗，2周后经口进浓流质食物 80 ml/餐，2 餐/d，3 周后经口进浓流质食物 200 ml/餐，4 餐/d，5 周后经口进软性食物，采用小口低头的方式饮水并注意气道保护的方式。

三、经颅直流电刺激

经颅直流电刺激（transcranial direct current stimulation，tDCS）技术，历史比较悠久，当 tDCS 的正极或阳极靠近神经元胞体或树突时，神经元自发放电增加；而电场方向颠倒时神经元放电减少。tDCS 影响的只是已经处于活动状态的神经元，不会使处于休眠状态的神经元放电。另外，tDCS 刺激足够时间后停止刺激，此效应会持续长达 1 h。tDCS 也不同于其他作用于大脑和神经的传统电刺激技术，它不会导致神经元细胞自发放电，也不会产生离散效应，因其安全性较高，它将作为临床治疗的辅助手段，越来越多地应用到临床实践当中。

tDCS 是一种非侵入性的，利用恒定、低强度直流电（1～2 mA）调节大脑皮质神经元活动的技术。有两个不同的电极及供电电池设备，外加一个控制软件设置刺激类型的输出。刺激方式包括 3 种，即阳极刺激、阴极刺激和伪刺激。阳极刺激通常能增强刺激部位神经元的兴奋性，阴极刺激则降低刺激部位神经元的兴奋性。伪刺激多是作为一种对照刺激。

1. 评估

（1）经 CT 或 MRI 检查证实患者有颅脑病变。

（2）进食评估调查工具-10（eating assessment tool-10，EAT-10）评分≥3 分，且有饮水呛咳、吞咽困难等临床表现。

（3）生命体征稳定，意识清楚，能够执行治疗指令，能配合完成治疗及评定。

2. 操作技术

（1）询问患者有无治疗禁忌证。

（2）将金属极板置于电极套板内，海绵垫用盐水浸湿后放在电极套板内的金属极板上。将 1 对导线与治疗仪输出接口、电极套板相接。

（3）检查治疗仪的输出旋钮是否在零位，导线所接经颅直流电刺激仪的输出接口的极性以及电极垫的极性是否正确、一致。

（4）开始治疗前，向患者交代治疗时应有的感觉（均匀的针刺感，或轻微的蚁行感）。患者坐位或平躺皆可。

（5）吞咽障碍治疗参数：将大小 4.5 cm×6.0 cm 的阳极电极置于健侧吞咽感觉运动皮质区 S1M1（图 6-37，图 6-38），根据国际脑电图 10-20 系统电极放置法进行定位，左右侧吞咽相关 S1M1 区位于左侧半球 C3、T3 连线的中线或右侧半球 C4、T4 连线的中点。阴极置于对侧肩部，电流强度为 1.6 mA，每日刺激 1 次，每次刺激 20 min，每周治疗 6 d，连续治疗 8 周。

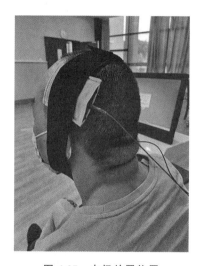
图 6-37　电极放置位置

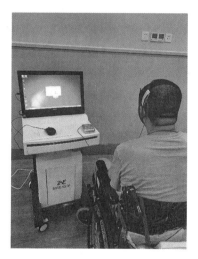
图 6-38　经颅直流电技术

（6）使用脑电极帽或绷带固定电极片。

（7）打开电源，调整刺激强度，注意缓慢增加刺激强度，避免因刺激强度突然增加引起的不适。

（8）使用完毕后逆时针方向将电流调降到零位，避免患者因刺激突然停止出现的不适。

（9）注意取下海绵衬垫，避免其金属极板潮湿变性。

（10）机器使用完毕应及时关机。

（11）治疗过程中不要离开人。

3. 治疗作用

（1）tDCS 可以作用于特定脑区，引起大脑皮质兴奋性的改变，调节局部皮质和脑网联系，这使得其在神经系统疾病的治疗中获得广泛的应用。包括脑卒中、癫痫、帕金森病、阿尔茨海默病、运动神经元病、多发性硬化、脊髓损伤等神经性疾病的应用，并可用于改善运动功能、语言功能、认知功能、吞咽功能等。

（2）研究还发现，tDCS 对于精神障碍、纤维肌痛症、外伤性脊柱损伤、幻听等都有一定的调控作用。

（3）tDCS 不仅对于神经损伤患者的康复有很好的效果，对于正常人的研究表明，经颅直流电刺激可以增强学习能力，并且其作用具有长效性。其影响持续时间从几十分钟、几个小时甚至长达 6 到 12 个月。

4. 注意事项

（1）首次经颅直流电刺激治疗仪器需要由经过专业训练的医务人员进行操作，需调整刺激强度、刺激位置、电极片放置位置等参数，院外治疗时由医务人员确认患者本人或家属学会操作后，可由患者本人或家属操作，或视频监督患者操作，避免错误操作可能引起的损伤。

（2）使用前必须掌握经颅直流电刺激治疗技术的适应证及禁忌证。

（3）常见的不良反应有头痛、头晕，但持续时间多较短暂，可自行缓解。

（4）严禁设备进水、被雨淋、受潮，使用中远离水池，不能在露天使用。

（5）如果刺激强度过大可致皮肤烧伤，在治疗过程中要注意刺激强度。

5. 案例分析

案例一

（1）病情简介：患者，男性，42 岁，2019 年 11 月 8 日无明显诱因突发头部抽搐、言语含糊、右侧肢体不利，伴吞咽困难，到武汉市第一医院检查显示中脑出血，目前仍遗留吞咽障碍，鼻饲饮食，言语清晰度下降。既往有高血压病史，脑出血术后多次发作重症肺部感染。

（2）吞咽功能评估：唇力度减弱，噘嘴、咧嘴运动不充分；伸舌可过唇，可左右摆，弹舌力弱，舌舔左右嘴角不充分；咽反射消失，软腭运动提升差，吞咽启动延迟，吞咽动作＜2 cm，反复唾液试验 3 次，口腔内有少量痰液积存，自主咳嗽力量弱，功能性经口进食分级（FOIS）Ⅱ级，洼田饮水试验Ⅴ级，患者最长发音时间 3 s，鼻音较重，声音嘶哑，音量低，言语清晰度降低。吞咽造影检查发现进食 2 号、3 号食物各 3～5 ml，口腔控制及运送功能较正常，吞咽启动明显延迟，有少量食物反流至鼻腔，多次吞咽后仍见部分食物残留于会厌谷及梨状窦，进食 1 号稀流质食物有少量误吸现象，环咽肌开放不完全。

（3）治疗方法：经颅直流电治疗技术。

（4）治疗成效：该患者住院期间予以经颅直流电为主的综合康复治疗，治疗 2 周后，可经口进食浓流质食物 150 ml/（餐·d^{-1}）；治疗 4 周后，可经口进食细馅类食物 3～4 餐，300 ml/餐，治疗 8 周后经口进软食，饮水需添加适量增稠剂，部分药物需碾碎。

案例二

（1）病情简介：患者，男性，62 岁，2020 年 6 月 23 日突发右侧肢体活动不利，于武汉长航医院进行检查，被诊断大脑动脉闭塞，行溶栓治疗后生活基本自理。2020 年 7 月 14 日双侧肢体活动不利加重，伴言语及吞咽障碍，行颅脑 CT 示脑干梗死、颅内少许腔隙性脑梗死、轻度脑萎缩。目前仍遗留四肢活动不利伴言语吞咽困难。既往有肺部感染病史，高血压病史。2020 年 8 月 5 日转入武汉市第一医院康复医学科行系统康复治疗。

（2）吞咽功能评估：患者唇力度减弱，噘嘴、咧嘴运动不充分；伸舌过唇一横指，可左右摆，弹舌力弱，舌舔左右嘴角不充分，舌灵活性差；咽反射消失，软腭运动提升差，构音障碍，鼻音较重，言语清晰度差，呼吸支持不足，最长发音时间 4 s，吞咽启动明显延迟，吞咽动作＜2 cm，反复唾液试验 2 次，自主咳嗽力量弱，功能性经口进食分级（FOIS）Ⅱ级，洼田饮水试验 5 级。吞咽造影检查发现进食 2 号、3 号食物各 3～5 ml，口腔控制及运送功能较正常，吞咽启动明显延迟，有少量食物反流至鼻腔，多次吞咽后仍见部分食物残留于会厌谷及梨状窦，进食 4 号固体食物咀嚼力量弱，舌骨前移力量差，有大量食物残留，环咽肌开放不完全，进食 1 号稀流质食物有少量误吸现象。

（3）治疗成效：该患者在住院期间经过以经颅直流电刺激为主的综合康复治疗，2 周后经口进浓流质食物 150 ml/餐，10 min/餐，1 餐/d，其余间歇置管，结合舌制动以及吸吸管等方式，减少咽部残留，4 周后经口进糊状食物 3 餐/d，患者吞咽时梗阻感明显减轻，7 周后全部经口进软性食物，在饮用水中添加适量增稠剂。

第四节　特色治疗

一、导管球囊扩张

1. 概念及机制

（1）概念：导管球囊扩张技术是从生物学、神经反射性调控着手，用适当号数球囊导管经鼻孔或口腔插入食管，确定完全穿过环咽肌并进入食管后，用分级注水的方式向球囊内注水，使球囊充盈，通过间歇牵拉环咽肌，激活脑干与大脑的神经网络调控，持续扩张环咽肌，并通过让患者主动吞咽，训练、改善患者吞咽的协调性，恢复患者吞咽的功能（图6-39）。

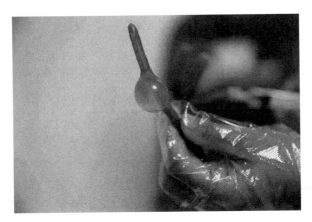

图6-39 导管球囊扩张技术

（2）机制：环咽肌失迟缓是指环咽肌开放不全或完全不开放，导致患者进食时食物及水无法通过环咽肌，滞留于咽腔而出现吞咽障碍。环咽肌位于咽下缩肌的下缘，是一组保持张力性收缩的括约肌，分隔咽和食管，为食管上括约肌。正常情况下，呈张力性连续收缩状态，可缩窄咽部，它是防止腹压增高时食物反流到咽部及吸气时阻止空气吸入胃部的一道重要屏障，在吞咽的咽-食管期有特殊作用，而在吞咽、嗳气和呕吐时则处于松弛状态。即使在松弛时，此括约肌纤维仍具有被动弹性闭合力。当吞咽时，在食团大小和重量刺激、舌骨上肌肉系统向上和向前的牵引力量的共同作用下，环咽肌处于松弛状态，这一过程由脑干吞咽中枢调控。在通向环咽肌运动神经元的径路上，存在一个少突触性皮质延髓通道，当此通道受到病理改变的影响时，环咽肌出现超反射性，即失弛缓。目前，神经源性环咽肌失弛缓的治疗已成为吞咽障碍治疗的重要内容之一。神经源性环咽肌失迟缓症的首选治疗是分级多次球囊导管渐进均匀性扩张术，操作简单、安全、有效、损伤小，且患者依从性好。扩张技术分为两种插管途径，分别为经口腔插管和经鼻腔插管，即经口扩张和经鼻扩张。

2. 分类

（1）经鼻腔插管：操作者将导管经鼻腔插入咽部，当导管到达咽部时可嘱患者空吞咽，操作者配合患者的吞咽动作使导管通过环咽肌进入食管。

（2）经口腔插管：操作者将导管经口腔插入咽部，在插入的过程中，嘱患者做主动吞咽动作，操作者配合患者的吞咽动作使导管通过环咽肌进入食管。

不论经鼻还是经口行球囊扩张术，环咽肌失迟缓致吞咽障碍治疗临床疗效无明显差异。

3. 操作流程（图 6-40）

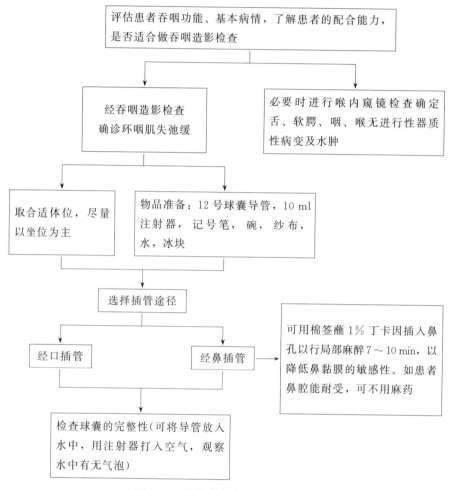

图 6-40　导管球囊技术操作流程图

4. 经鼻扩张操作步骤

（1）患者取坐位，将导尿管缓慢从鼻腔插入，进入 15 cm 后嘱患者做吞咽动作，治疗师配合动作缓慢插入，直至导管全部插入，嘱患者张口检查口腔，排除导管是否经咽后壁进入口腔，或导管盘旋在咽腔。

（2）将露在外侧的导管头部放入水杯中，观察水中有无气泡，并嘱患者发"衣"的音，检查患者发音是否清晰，以排除导管是否插入气管。

（3）注射器抽水，将水打入导管中（初次水量可从 3 ml 开始扩张，水量的大小是根据球囊通过环咽肌时的阻力来判断，如果阻力较大可回抽水，阻力较小者可增加水量，每次以 0.5～1 ml 为基数增加或减少水量），顶住气囊导尿管注水管尾端的针栓防止水回流到针筒内，之后开始向上拉出导管，当出现有卡住感，可用记号笔在鼻孔处的导管上做出标记。此时导管球囊位于环咽肌下缘，此时开始，嘱患者嘴唇闭紧，用力吞咽，治疗师配合着向上牵拉导管，直到通过环咽肌后（通过环咽肌时有一种阻力锐减或滑过感），立刻将球囊的水抽出来，因为此时球囊位置相当于喉前庭水平，注水的气囊可能会导致窒息；有部分患者吞咽反射较难启动，在确定没有呛咳的情况下，治疗师可用注射器抽少量水（1 ml 左右）打入口腔，能更好地诱发吞咽启动。

（4）将导管放入准备好的水中清洗，进行第 2 次扩张，每天可扩张 5～8次，自上而下缓慢移动球囊，充分牵拉环咽肌，降低肌张力，每次需要 30 min 左右，球囊注水的量可根据患者情况逐次增加量，每次以 0.5～1 ml 开始。

5. 经口扩张操作步骤

（1）患者取坐位，将导尿管缓慢从口腔插入，边插边嘱患者做吞咽动作，治疗师配合吞咽动作缓慢插入，直至导管全部插入只留出导管头，嘱患者张口检查口腔，判断导管是否经咽后壁进入口腔，或导管是否盘旋在咽腔。

（2）将露在外侧的导管头部放入水杯中，观察水中有无气泡，并嘱患者发"衣"的音，检查患者发音是否清晰，以排除导管是否插入气管。

（3）注射器抽水，将水打入导管中（初次水量可为 3 ml，水量的大小是根据球囊通过环咽肌时的阻力来判断，如果阻力较大可回抽水，阻力较小者可增加水量，每次以 0.5～1 ml 为基数增加或减少水量），顶住气囊导尿管注水管尾端的针栓防止水回流到针筒内，之后开始向上拉出导管，当出现有卡住感，说明导管球囊位于环咽肌下缘，此时开始，嘱患者用力吞咽，治疗师配合着向上牵拉导管，直到通过环咽肌后（通过环咽肌时有一种阻力锐减或滑过感），迅速拉出导管，当患者咽反射无法启动时，可以确定没有呛咳的情况下，治疗师可用注射器少量打水进口腔，能更好地诱发吞咽启动。

（4）将导管放入准备好的水中清洗，进行第 2 次扩张，一般每天可扩张 5～8次，自上而下缓慢移动球囊，充分牵拉环咽肌，降低肌张力，大约需要 30 min，可根据患者耐受情况增减次数，球囊注水的量可根据患者情况逐次增加量，每次以 0.5～1 ml 开始，

6. 注意事项

（1）扩张前要做：①内窥镜检查。确认舌、软腭、咽及喉无进行性器质性病变；②患者需签署球囊扩张知情同意书。

（2）鼻孔局部麻醉扩张前插管及上下提拉时，移动导管容易引起鼻黏膜处

疼痛、打喷嚏等不适，影响插管进程，因此插管前可用棉签蘸1‰丁卡因插入鼻孔以行局部黏膜麻醉，降低鼻黏膜的敏感性。

（3）扩张后行雾化吸入，可给予地塞米松、糜蛋白酶、庆大霉素雾化吸入，防止黏膜水肿，减少黏液分泌。

（4）咽反射正常或减弱、张口困难者更倾向于选择经鼻途径，而鼻腔充血、鼻中隔偏曲等鼻腔通道不通畅或咽反射缺失者倾向于选择经口途径。临床上可根据实际情况选择。

（5）遇到以下情况无法插管时需作调整：驼背，可去掉导丝插管；咽腔变形，去掉导丝或边插边改变导管方向。

（6）终止扩张治疗标准：①吞咽动作引出，进食时吞咽功能改善即可；②主动扩张，不要求注水量的大小，吞咽功能改善，即可终止扩张治疗；③被动扩张，一般注水容积达10 ml并顺利通过环咽肌或吞咽功能改善，终止扩张治疗。

临床上脑卒中后引起环咽肌失迟缓者尽量选择主动扩张或者主动辅助扩张，可降低患者痛苦，并且更好地改善患者的协调性，不需要盲目追求扩张，应是以功能改善为目的，切合患者实际情况，同时结合吞咽基础训练效果更佳。

7. 适应证

（1）神经系统疾病导致的环咽肌功能障碍、吞咽动作不协调，咽部感觉功能减退而导致吞咽反射延迟。

（2）头颈部放射治疗导致环咽肌纤维化形成的狭窄；头颈癌症术后瘢痕增生导致食管狭窄。

8. 禁忌证

（1）鼻腔、口腔或咽部黏膜不完整或充血严重、出血者。

（2）呕吐反射敏感或亢进者。

（3）头颈部癌症复发者。

（4）食管急性炎症期。

（5）未得到有效控制的高血压或心肺功能严重不全。

（6）其他影响治疗的病情未稳定者。

二、吞咽与说话瓣膜的应用

气管切开术是中、重度吸入性损伤或急、危重症患者保持呼吸道通畅和改善呼吸的重要抢救措施。但长期的气管插管会使呼吸道和吞咽功能产生许多生理性变化，常导致吞咽、发声等功能障碍。特别在吞咽障碍方面，渗漏和误吸是此方面的主要表现，常导致肺部感染，甚至窒息，严重危及患者的生命，故在安全条件下尽快拔管是每个患者的迫切目标。

1. 工作原理   众所周知，气管切开患者拔除套管或封管会增强吞咽功能。然而，并非所有患者都能耐受拔管或封管，有一种方法是在气管套管口放置吞咽-通气-说话瓣膜，吞咽说话瓣膜是一种单向通气阀装置，吸气时开放，呼气时关闭，呼气时气流经气管套管周围外与气管壁之间的间隙通过声带，自口鼻排出。

佩戴说话瓣膜可以恢复喉和上呼吸道中的气压和气流，使患者从人工气道呼吸模式过渡到正常的经鼻呼吸模式，可以尽早进行呼吸和言语以及吞咽功能方面的训练，还可以显著降低误吸的程度和发生率，减少吸入性肺炎的发生。

2. 种类与特点   根据气管套管的不同，说话瓣膜的佩戴流程也有所不同，气管套管常见的有金属套管与塑料套管。

金属套管优点是管口较小，管口与气管壁之间的空隙较大，可每天更换，方便清洁；缺点是没有气囊，分泌物容易直接进入气道（图6-41、图6-42）。

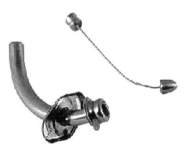

图 6-41   金属套管侧面图

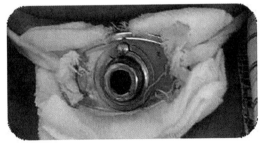

图 6-42   金属套管管口

塑料套管优点是有气囊，可将分泌物及时抽出，减少误吸；缺点是部分套管没有冲洗管道及抽痰管道，不利于清洁，当气囊过度充气时会压迫食管（图6-43、图6-44）。

3. 应用评估

（1）检查患者生命体征是否平稳，是否要吸痰，戴气囊的气管套是否放气。

（2）用无菌纱布盖住气管套口，明确发声情况。

（3）佩戴前经评估确定无禁忌证后为患者配戴说话瓣膜。

（4）每次佩戴前必须完全清除呼吸道内分泌物，必要时使用吸痰机先后将气管、口鼻内分泌物吸除，同时确保气囊已放气，以保持呼吸道通畅。

（5）戴说话瓣膜前及试戴说话瓣膜时观察和记录呼吸、脉搏、血氧饱和度等生命体征及患者的主观反应，特别在试戴说话瓣膜时更应密切观察 1 min、5 min、15 min、30 min 的上述指标，并记录最长的耐受时间。

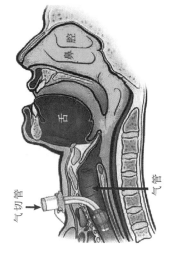

图 6-43　塑料套管插入位置

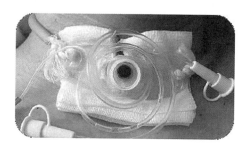

图 6-44　塑料套管管口

4. 佩戴流程

1）金属套管佩戴流程

（1）选择说话瓣膜。

（2）检查气管套管与说话瓣膜装置内径是否一致（金属套管口径小而短，常与说话瓣膜径口不一致，我们可以制作一个连接装置，将检验科化验小便的管子上段剪下来，一端插入说话瓣膜内，另一端就放置在金属套管上，管口如果还是偏大可以在管口内贴一层布胶布，制作完后进行消毒）。

（3）佩戴前需要准备的物品：吸痰机、吸痰包、指脉氧。

（4）正确摆放体位：让患者处于适当体位，通常取半卧位，床头抬高 45°以上。

（5）操作者用示指、拇指轻轻固定气管套管，另一只手将瓣膜放在套管入口处，旋转式放入套管，因为瓣膜没有锁扣，在咳嗽等情况下，可能会突然掉下，需要确保固定，但也不能固定太紧，以免紧急情况下不好取下来。

（6）观察患者呼吸、脉搏、血氧饱和度。

（7）严密观察患者主观感受及对瓣膜的耐受情况，确保安全，初次佩戴者不用限定佩戴时间，以患者耐受情况而定，1 min、5 min 等都可，一般不超过 30 min。

2）塑料套管佩戴流程

（1）选择说话瓣膜。

（2）检查气管内套管与说话瓣膜装置内径是否一致。

（3）佩戴前需要准备的物品：吸痰机、吸痰包、指脉氧。

（4）正确摆放体位：让患者处于适当体位，通常取半卧位，床头抬高 45°以上。

（5）吸痰：先吸口腔内，然后侧管内（用 10 ml 注射器将侧管内的痰液缓慢抽出），最后吸套管内。

（6）气囊放气：用 10 ml 注射器通过连接气囊的导管将气囊内的气抽出，可重复多抽几次（此步骤非常重要）直至球囊变瘪，此时患者经气管吸气，必须经由气管套管的周边呼气，分泌物也必须经套管外径的周边排出，故此时需要再吸一次痰，确保呼吸道通畅。

（7）操作者用示指、拇指轻轻固定气管套管，另一只手将瓣膜放在套管入口处，旋转式放入套管。

（8）可让患者发音、说话。

（9）观察患者呼吸、脉搏、血氧饱和度。

（10）佩戴完毕后将说话瓣膜取出，然后将气囊打气，后测定气囊压力是否合适，如没有气囊压测定仪可触及导管处的气囊，手感如碰鼻尖感即可，打气量不可过大亦不可过小。

（11）严密观察患者主观感受及对瓣膜耐受情况，确保安全，初次佩戴者不用限定佩戴时间，以患者耐受情况而定，1 min、5 min 等都可，一般不超过 30 min。

3）佩戴过程中出现的问题

佩戴过程中如出现呼吸困难，窒息，应立即拔出瓣膜。

不能发声、说话可能的原因：①失语；②声带麻痹；③声带萎缩；④肌张力障碍。可通过失语症筛查、纤维喉镜检查等对语言、声带及运动能力进行评估。

气囊已放气，但仍占据太多空间，此时可以更换较小的气管套管，以便气管壁与套管周围间隙更大，更利于气体通过

瓣膜随呼吸发出异常的声音，可能是瓣膜漏气，需更换新的瓣膜

5. 注意事项

（1）每次使用前必须完全清除气道内的分泌物，以保持气道通畅不被阻塞。

（2）佩戴时长的控制：①如患者首次佩戴时可耐受，一般佩戴 30 min；

②如不可耐受，时间可缩短，以患者耐受情况而定，循序渐进延长时间；③逐渐增加佩戴时间，直至白天全天佩戴。

（3）下列情况下不宜使用：①睡觉时；②严重的活动性上呼吸道或下呼吸道感染导致的气道阻塞或有黏稠的分泌物时；③雾化治疗期间。

（4）机械通气的患者使用时，应有合适的气体交换，保证下列观测指标在正常范围内：①误吸气氧浓度（FiO₂）≤40%；②动脉血氧分压（PaO₂）＞60 mmHg；③动脉血二氧化碳分压（PaCO₂）＜55 mmHg；④血流动力学稳定，不需应用血管活性药物；⑤意识应保持清醒。另外，一旦出现呼吸困难，要立即拔掉瓣膜并通知医生。

（5）要严密监护那些不能自己拔掉该装置的儿童和体力较差的患者，因配合能力有一定限制，起始的佩戴时间较短，需慢慢学会口鼻协调呼吸后才能逐渐延长佩戴时间。

（6）PMV等说话瓣膜属消耗性产品，不宜反复多次使用，更不宜混用，使用前应检查此装置是否合格，是否完好无损。

（7）说话瓣膜的应用，最主要的目的是为拔除气管插管创造条件，因此必须配合呼吸训练。

（8）拆除及清洗：①一手示指、拇指固定气管套管，一手将瓣膜逆时针轻轻旋转取下；②将扣在气管套管的固定带上的塑料带解下；③将瓣膜放在盒子中用清水泡洗后取出，阴干；④禁忌用热水洗或高温消毒，禁用电吹风风干；⑤慎用消毒水清洗。

（9）气囊管理：应定期监测人工气道的气囊压力。一般气囊压力应控制在2.45～2.94 kPa，过低会出现漏气和误吸；过高则可导致气管壁受压，严重时发生缺血、穿孔，也可诱发气道痉挛。

6. 适应证 ①患者气管切开术后不能短时间封管；②清醒，有警觉，有恢复言语交流的愿望；③合并吞咽障碍；④不能耐受塞子堵住气管套管切口。

第五节　手术治疗

胃肠道置管术是保障吞咽障碍患者营养及内环境稳定的重要治疗手段。随着吞咽障碍康复的发展，外科手术干预在疑难重症吞咽障碍患者的处理方面显得尤为重要。针对吞咽障碍严重、长期留置鼻胃（肠）管造成鼻咽部持续性的不良刺激，出现局部感染不适或肺部感染的患者，胃造瘘术可在保证营养的同时避免上述问题。针对需长期管饲的胃食管反流、胃轻瘫或排空能力受损患者，肠造瘘术是一个较为合适的选择。对于因昏迷、咳嗽反射消失、下呼吸道分泌物潴留或呕吐物进入气管不能咳出的脑卒中患者，气管切开术可有效清除气道分泌物、改善肺部气体交换。

1）鼻饲

（1）适应证：①卒中后意识障碍；②经口饮水或进食存在明显呛咳；③存在饮水呛咳，且反复出现呼吸道感染；④经口进食不能获得足够的营养和液体。

（2）手术方法

对清醒患者的手术方法：①根据患者病情，取平卧位、半卧位、坐位均可。②测量胃管插入长度。测量患者鼻尖至耳垂再至剑突的长度，成人为45～55 cm。③戴无菌手套，用液状石蜡纱布润滑胃管前段15～20 cm，一手用纱布托持胃管，另一手用镊子夹住胃管，沿一侧鼻孔轻轻插入，插入14～16 cm至咽喉处时，嘱患者做吞咽动作，同时缓慢插入。插入过程中如患者出现呛咳、呼吸困难、发绀等情况表示误入气管，应立即拔出，休息片刻后重插。插入适当深度后可将胃管外侧端置于水碗中，观察有无气泡以判断是否插入气管中。④通过抽吸胃液法或通过胃管打气，在剑突下听诊有无气过水声以确定胃管插入胃内。⑤用胶布粘贴法固定胃管于鼻翼或颊部。

意识障碍患者吞咽反射和咳嗽反射均消失，为提高插管成功率，采用双枕垫头快速插管法：①将两个枕头垫于患者头下，使其下颌尽量贴近胸骨柄。②从一侧鼻孔置入胃管，胃管进入鼻腔后双手快速插管，使管端沿食管后壁滑行至胃内。③胃管插入长度与清醒患者相同，成人为45～55 cm。④置管后采用胃液抽吸法及剑突下听诊气过水声法以确定胃管插入胃内。⑤用胶布粘贴法固定胃管于鼻翼或颊部。

（3）效果评价：鼻饲管置管侵入性小，简单易行，平均有效时间在10～28 d。长期使用，患者不易耐受，容易导致鼻胃管压迫鼻腔、咽腔黏膜，引发鼻腔损伤、鼻窦炎；咽反射消失者增加口咽腔分泌物误吸风险，增加肺部感染及胃肠道细菌感染机会。

（4）注意事项：①鼻饲需要患者有一个逐步适应的过程，开始时鼻饲量应以少量、清淡食物为主，适应后逐渐增加，每次灌注量（包括水在内）一般应为200～300 ml，每日4～5次，每次间隔3 h以上。为降低反流及误吸风险，鼻饲前应将床头抬高至45°。②每次鼻饲后用温水20 ml冲洗胃管，避免食物残渣滞留在胃管内发酵变质，引起患者胃肠炎或堵塞管腔。进食后保持半卧位30～60 min后再恢复至平卧位。③注入食物应保证清洁新鲜，食物加热后应冷却至38～40℃再注入，食物温度过高或过低均可损伤胃黏膜。④保持口腔清洁，防止口腔感染。⑤为减少长期置管造成的不利影响，患者吞咽功能改善后应尽早拔管。

2）胃造瘘手术

（1）适应证：①脑卒中后吞咽障碍明显，短期不能经口进食，行鼻饲营养法超过3～4周时，应行胃造瘘；②存在反复明显鼻饲下反流、误吸时。

（2）手术方法：胃造瘘多采用胃镜下胃造瘘术（percutaneous endoscopic gastrostomy，PEG）。①患者左侧卧位，术者插入胃镜后转平卧位，头部抬高15°～30°，双腿伸直，向胃腔注气，使胃前壁与腹壁紧密接触。②胃镜在胃内前壁窦体交界处定位，同时在体表左上腹透光处确定穿刺点。助手在腹壁透光处用手指按压此点，术者在内镜直视下可见胃腔内被按压的隆起，指导助手选定体表PEG最佳位置（通常在左上腹肋缘下中线外3～5 cm）。③术者固定胃镜前端，并持续注气保持胃腔张力。助手协助术者将圈套器经胃镜活检孔插入胃腔内，并张开置于胃内被按压的隆起处。④常规消毒穿刺点皮肤，铺无菌洞巾，用1%利多卡因局部逐层浸润麻醉至腹膜下。⑤在穿刺点皮肤纵切0.5～0.8 cm至皮下，再钝性分离浅筋膜至肌膜下，助手用16号套管穿刺针经皮肤切口垂直刺入胃腔的圈套器内，术者镜下直视指导助手套住穿刺针头，并固定穿刺针外套管，拔出金属针芯，将长150 cm的粗丝线或导丝经穿刺针外套管插入胃腔，圈套器套紧粗丝线或导丝后，连同胃镜退出口腔外。让粗丝线或导丝一端在腹壁处，一端在口腔外。⑥术者在造瘘管外涂润滑油，助手缓慢牵拉腹壁外粗丝线或导丝，将造瘘管经口、咽喉、食管、胃和腹壁轻轻拉出腹壁外。⑦再次插入胃镜，观察造瘘管头端是否紧贴胃黏膜，确认垫盘是否张开后退出胃镜，用皮肤垫盘固定，锁紧造瘘管，并于造瘘管距腹壁20 cm处剪断，接上"Y"形管。

（3）效果评价：与鼻饲管相比，胃造瘘有更好的营养效果，适于长期应用，患者更易耐受，反流和误吸发生率显著降低，同时较鼻饲管美观，管径较粗，不易被药物或食物堵塞。目前的研究发现，脑卒中后吞咽障碍患者，胃造瘘与鼻饲管进食比较，肺炎发生率无明显差异，同时PEG较鼻饲管更能增加患者不良预后的风险。因此，对于鼻饲管能提供足够营养，数星期内恢复吞咽功能的患者，不适宜先行胃造瘘术。

（4）注意事项：①术后24 h禁食，之后少量多次逐渐增加食量，每天局部消毒，更换敷料1次，直至造瘘口形成；②每次管饲后用30 ml生理盐水冲洗导管，保持导管畅通；③每次喂食前抬高床头使患者处于半卧位或坐位，食后保持此姿势30～60 min，以减少胃食管反流风险；④每天观察造瘘口周围皮肤，清洁伤口，预防皮肤感染和造瘘口感染；⑤注意胃造瘘管蘑菇头与胃壁、造瘘管固定盘片与腹壁接触的松紧度，保持轻度紧张以免腹部皮肤及胃黏膜坏死，同时也避免造瘘管与腹腔壁有空隙而发生腹腔感染。

3）空肠造瘘术

（1）适应证：①适用于胃食管反流症状较重或需长期管饲的患者。②胃轻瘫或排空能力受损者。

（2）手术方法：采用经皮空肠造瘘术。①患者仰卧位，左上经腹直肌切口，助手提起横结肠。②术者自其系膜根部向外提出空肠，距起始部 15～25 cm处选定造瘘部位。③在选定造瘘处的肠系膜对侧肠壁上，用细线作一荷包缝合（直径 1～1.5 cm）。肠管周围用盐水纱布垫保护后，用尖刃刀在荷包缝合的中央将肠壁戳一小孔，用吸引器吸引肠内容物。④随即向肠腔远端置入一条尖端有 2～3 个侧孔的 16 号胶管，尖端通向空肠远端 10～15 cm，将荷包缝线收紧结扎。⑤将导管顺肠管纵轴平置于近端肠壁上，沿导管两旁以细线作浆肌层间断缝合，将导管连同荷包缝合口埋于两侧肠壁折叠而成的沟内，埋藏长度 5 cm 左右。⑥将导管穿过大网膜，并将网膜覆盖造瘘处，经左上腹切口引出胶管。⑦将造瘘肠管的浆肌层和腹壁膜固定数针，胶管和皮肤固定缝线扎一针，逐层缝合腹壁切口。

（3）效果评价：空肠造瘘术具有侵入性小，容易放置，可降低误吸风险等优势。但管径一般较鼻饲管细，容易堵塞，肠造瘘管移位后可能不在十二指肠或空肠，可能造成肠道穿孔、倾倒综合征及吸收不良等。

（4）注意事项：①术后继续胃肠减压 1～2 d，如无腹胀即可拔除；可肌注抗生素控制感染。②术后 6～10 h，即可自导管滴入糖水、牛奶、维生素等饮食，开始 50～60 ml/h，以后逐渐增加。③待病情好转，不需要继续造瘘时，可将造瘘管拔除，但必须术后 10 d 以上，造瘘口周围已有瘢痕粘连后，导管拔出后，造瘘口可望在数日内自行愈合。

二、改善呼吸道防护的手术

改善呼吸道防护的手术主要有气管切开术。

（1）适应证：由于昏迷、咳嗽反射消失、下呼吸道分泌物潴留或呕吐物进入气管不能咳出，需通过气管切开便于清除气道分泌物、改善肺部气体交换者。

（2）手术方法：①体位。患者仰卧位，肩下垫一小枕，头后仰，使气管接近皮肤，暴露明显，以利于手术操作。助手坐于头侧，以固定头部，保持正中位。常规消毒，铺无菌巾。②麻醉。采用局部麻醉，沿颈前正中上自甲状软骨下缘，下至胸骨上窝区域进行浸润麻醉。③切口。采用直切口，自环状软骨下缘至接近胸骨上窝处，沿颈前正中线切开皮肤和皮下组织。④分离气管前组织。用血管钳沿中线分离胸骨舌骨肌及胸骨甲状肌，暴露甲状腺峡部，若峡部过宽，可在其下缘稍加分离，用小钩将峡部向上牵引，必要时也可将峡部夹持切断缝扎，以便暴露气管。分离过程中，两个拉钩用力应均匀，使手术视野始终保持在中线，并经常用手指探查环状软骨及气管，检查它们是否保持在正中位置。⑤切开气管。确定气管后，一般于第2～4气管环处，用尖刀片自下向上挑开2个气管环，切开第4～5气管环者为低位气管切开术。刀尖勿插入过深，以免刺伤气管后壁和食管前壁，引起气管食管瘘。⑥插入气管套管。以弯钳或气管切口扩张器，撑开气管切口，插入大小适合，带有管芯的气管套管，插入外套管后，立即取出管芯，放入内管，吸净分泌物，并检查有无出血。⑦创口处理。气管套管上的带子系于颈部，打成死结以牢固固定。气管套管以上的伤口可以缝合，但不必缝合切口的下部，以防气肿，用纱布垫于伤口与套管之间。

（3）注意事项：①手术时患者头部位置应保持正中后仰位，保持切口在颈中线进行，术中随时探摸气管位置，指导分离的方向和深度。②气管前筋膜不宜分离，可与气管前壁同时切开，气管侧壁不要分离，否则易伤及胸膜顶或纵隔，也可能导致气管切口偏向一侧，造成拔管困难。③气管切开位置宜在第3～4两个软骨环，太高容易损伤第1软骨环及环状软骨，引起永久性喉狭窄，太低容易使套管脱出或顶住隆凸，致黏膜损伤出血，或造成纵隔气肿，甚至伤及胸内大血管。④术中止血要完全，皮肤不能缝合过紧，以防止发生血肿或气肿。⑤防止套管脱出，保持呼吸道湿润通畅。⑥密切观察有无出血、皮下气肿、气胸、感染等并发症。⑦病情平稳后可酌情试堵管，拔管前视患者情况可行半堵管或全堵管，观察24～48 h后，如无呼吸困难，可拔除气管套管。如用带气囊的气管套管，应先排空气囊，再堵塞套管。⑧对以长期依赖气管套管，不能拔除套管者，为改善吞咽、语言交流能力，可佩戴说话瓣膜。

（章志超　周　芳　徐志鹏）

第七章 脑卒中吞咽障碍的中医康复

第一节 吞咽障碍的病机与辨证

吞咽障碍是指食物不能顺利通过口、咽、喉、食管，进入胃部的一种症状，主要表现为进食困难、构音障碍、饮水呛咳等，其发生与口咽疾病、食管疾病、神经系统疾病、肌肉系统疾病等有关。

在中医学文献中，虽未出现与吞咽障碍或吞咽困难一样的病名，但出现"舌謇、喑痱、喑哑、喉痹"等描述吞咽障碍症状的词语。舌謇，又名舌涩，系指舌体转动不灵、语言謇涩之病症。汉代张仲景在《金匮要略·卒中历节病脉证并治》中指出："邪在于络，肌肤不仁；邪在于经，即重不胜；邪入于脏，舌即难言，口吐涎。"邪入经、络、脏，患者症状表现有所不同。清代著名医家程钟龄在《医学心悟》中指出："若脾经不语，则人事明白，或唇缓，口角流涎，语言謇涩；若肾经不语，则腰足痿痹，或耳聋遗尿，以此为辨。"按经脉将不同症状进行相关论述。隋代巢元方在《诸病源候论》中云："喉痹者，喉里肿塞痹痛，水浆不得入也"，其中对于喉咽部的描述与吞咽障碍常见并发症喉咽部肿胀类似。吞咽障碍患者喉咽部受上、下两方面的影响，喉咽以上由于唾液和食物不能完整下咽，造成喉咽部经常存留食物，容易对喉咽部黏膜造成刺激；喉咽以下，由于很多吞咽障碍患者会长期置入鼻饲管，造成鼻饲内容物的反流或患者本身存在胃食管反流现象，使喉咽部黏膜受到化学物质刺激，造成喉咽部黏膜充血、肿胀、进食时疼痛难忍。对脑卒中吞咽障碍病因病机的认识，历代医家提出了不同的见解，但普遍认同脑卒中吞咽障碍是内虚外邪的共同作用导致的。

一、咽喉部经络分布

经络可以到达全身各个地方，经络病症会在身体局部反映出来，相反，身体局部的疾病也可以在经络上反映出来。咽喉有着丰富的经络循行，与十二正经、经别、络脉、经筋、奇经八脉联系密切。

《灵枢·海论》中记载："夫十二经脉者，内属于府藏，外络于枝节。"经

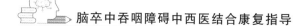

络使人体构成一个有机的整体，并保持协调和相对平衡。据《内经》记载，除手厥阴心包经外，其余经脉都与咽喉部有直接或间接的联系。

十二正经中，手阳明大肠经"其支者，从缺盆上颈，贯颊……是主津所生病者，目黄，口干，鼽衄，喉痹，肩前臑痛，大指次指痛不用"；足阳明胃经"从大迎前，下人迎循喉咙，入缺盆……是主血所生病者……口㖞，唇胗，颈肿，喉痹"；足太阴脾经"连舌本，散舌下……是动则病，舌本强，食则呕……是主脾所生病者，舌本痛，体不能动摇，食不下"；手少阴心经"其支者，从心系，上挟咽"；手太阳小肠经"循咽下膈"；足少阴肾经"循喉咙，挟舌本……是动则病，饥不欲食"；手少阳三焦经"从膻中，入缺盆，上项……是动则病……喉痹"；足厥阴肝经"循喉咙之后，上入颃颡……是主肝所生病者，胸满，呕逆"。

在经别中，《灵枢·经别》记载："手太阴之正……循喉咙，复合阳明""手阳明之正……上循喉咙，出缺盆""足阳明之正……上循咽，出于口""足太阴之正……上结于咽，贯舌本""手少阴之正……上走喉咙，出于面""足少阴之正……直者系舌本""足少阳之正……上挟咽"。

络脉中，"足阳明之别，名曰丰隆，上络头项，下络喉嗌。其病气逆则喉痹卒喑""手少阴之别，名曰通里……系舌本，属目系……其实，则支膈；虚，则不能言"。

经筋中，"足阳明之筋……上颈，上颊口……其病足中指支，胫转筋，脚跳坚……卒口僻""手少阳之筋……其支者，当曲颊入系舌本……其病当所过者支、转筋、舌卷""足太阳之筋……其支者，别入结于舌本"。

奇经八脉中，督脉"分支入喉，上颐"；任脉为阴脉之海，"起于胞中……至咽喉"；冲脉"分支从胸中上行，会咽喉"。

二、吞咽障碍的病机

《灵枢·本藏》载："经脉者，所以行血气而营阴阳，濡筋骨，利关节者也。"通过咽喉部的经络较多，凡是能引起咽喉部经络气血阻滞不通或气血虚衰推动无力等运行失常的致病因素均可导致吞咽障碍。本病病机又分虚实，气滞、瘀血、痰湿、气血不足等因素均可引发该症。

《素问·阴阳别论》载："三阳结，谓之膈"，其中三阳是指大肠、小肠、膀胱经，当此三阳经气血不通时则会引起噎膈。《济生方》载："阴阳平均，气顺痰下，膈噎之疾，无由作矣"，说明该病发病与痰气郁结有关。朱丹溪在《脉因证治·噎膈》中提出噎膈病机为"血液俱耗，胃脘亦槁"，指出该病与脏腑经络气血不足有关。《临证指南医案·噎膈》载："噎膈之症，必有瘀血、顽痰、逆气阻胃气"，当胃经气血瘀滞时，则会出现噎膈。《素问·至真要大论》载："厥阴之胜，胃脘当心而痛，上交两胁，甚则呕吐，膈咽不通"，指出当厥阴气盛时，经络气血逆乱则发病。《景岳全书》载："凡治噎膈，大法当以脾肾为主"，说明噎膈与脾肾关系密切；"人之任脉上循咽嗌……肾虚则任脉不润丹田……而成噎矣"，任脉病变也可导致此病发生。

《外台秘要》载："喉痹，闭不通利而痛，不得饮食者"，此为喉痹的一个定义。《阴阳别论》言："一阴一阳结，谓之喉痹。一阴者手少阴君火，心主之脉气也；一阳者，手少阳相火，三焦之脉气也"，说明手少阴心经和手少阳三焦经联系密切。《针灸甲乙经》载："手阳明少阳厥逆，发喉痹"，认为手阳明及少阳经气血逆乱会导致吞咽障碍的发生。

《奇效良方》中关于"喑痱"的记载："舌喑不能语，足废不能用。"其中喑痱的"喑"是指舌强言謇或失语，"喑"的临床表现就是吞咽障碍。《金匮翼》："其气宣通，则声音无所阻碍……故令人失音。其邪气入脏者，则并不能言语也。"认为表里邪气集聚，气机逆乱，脏腑功用失调引起经脉阻滞而导致吞咽困难的观点。

近代医家把脑卒中吞咽障碍的患者发病先期已产生的"风、火、痰、瘀"等病理产物归为诱发脑卒中吞咽障碍的基本原因，病情变化加剧阴阳气血逆乱、瘀痰互结，致使气机闭塞、咽喉气机不畅，最终导致脑卒中吞咽障碍发生。

因此咽喉部经络气血功能失常为吞咽障碍的核心病机，虽咽喉部经络众多，但此病发生多与大肠、小肠、脾胃、肝、肾、心、三焦经及督脉、任脉关系密切。

三、辨证分型

1. 风痰阻络证　症见：吞咽困难，饮水呛咳，痰涎壅盛，舌强语謇，伴头晕目眩，舌苔白腻或黄腻，脉弦滑。

2. 痰热腑实证　症见：吞咽困难，饮水呛咳，舌强语謇，口黏痰多，腹胀便秘，午后面红烦热，舌红，苔黄腻，脉弦滑数。

3. 气虚血瘀证　症见：吞咽困难，饮水呛咳，舌强语謇，气短乏力，面色萎黄，心悸自汗，舌淡暗，苔薄白或白腻，脉细涩或细弱。

4. 肝阳暴亢证　症见：吞咽困难，饮水呛咳，口舌歪斜，舌强语謇，眩晕头痛，面红目赤，心烦易怒，口苦咽干，便秘尿黄，舌红或绛，苔黄或燥，脉弦有力。

5. 阴虚风动证　症见：吞咽困难，饮水呛咳，舌强语謇，心烦失眠，眩晕耳鸣，手足拘挛或蠕动，舌红少苔，脉弦细。

四、吞咽障碍经脉辨证

1. 根据经络体系对吞咽障碍分类

（1）经脉吞咽障碍证：手足阳明经、足太阴经、手足少阴经、手太阳经、足厥阴经、手少阳经。

（2）络脉吞咽障碍证：手足阳明之别、手少阴之别。

（3）经筋吞咽障碍证：足阳明经、手少阳经。

（4）奇经八脉吞咽障碍证：督脉、任脉。

2. 辨证归经　根据经脉、络脉及经筋病变各自的症状特点，合参经络循行所过，确定病变所属之经络，此为吞咽障碍经络辨证。如《灵枢·经脉》载："足阳明之别……其病气逆则喉痹卒喑"，《灵枢·杂病》载："喉痹不能言，取足阳明"，当出现喉痹失音，则病在足阳明之别。再以手阳明大肠经病变导致吞咽障碍为例，若出现吞咽障碍，伴目黄、口干、衄血，同时结合手太阳经脉循行臑外、肩前、大指次指等特点，判断病位在手太阳经，在选穴时配合大肠经穴位。临床上，该病病情复杂多变，可能为一条经脉病变，也可能为多条经脉同时受损，致吞咽障碍伴随症状不同，辨络脉、经筋证亦不同。各类经脉、络脉、经筋、奇经八脉吞咽障碍症的症状特点分别如表 7-1、表 7-2、表 7-3、表 7-4 所示。

表 7-1　各类经脉吞咽障碍症状特点

经脉	症状特点
手阳明大肠经	喉痹，目黄，口干，鼻衄，肩前臑痛，大指次指不用
足阳明胃经	喉痹，汗出，口干，颈肿，鼻衄，循膺、乳、气街、足跗上皆痛，中趾不用
足太阴脾经	舌本痛，体不能动摇，食不下，烦心，溏、瘕、泄
手少阴心经	嗌干，心痛，渴而欲饮
手太阳小肠经	嗌痛，颔肿，不可顾，肩似拔，臑似折
足少阴肾经	口热，舌干，咽肿，上气，嗌干而痛
手少阳三焦经	喉痹，舌卷，口干，心烦
足厥阴肝经	胸满，呕逆，飧泄，狐疝，遗溺，癃闭

表 7-2 各类络脉吞咽障碍症状特点

络脉	症状特点
手阳明经脉	喉痹，齿龋痛，鼻鼽
足阳明经脉	喉痹卒暗，实则狂癫，虚则足不收、胫枯
手少阴经脉	实则支满，虚则不能言，苦呕，喉痹，少气，遗尿

表 7-3 各类经筋吞咽障碍症状特点

经筋	症状特点
足阳明经筋	足中趾支，胫转筋，脚跳坚，伏兔转筋，髀前肿，疝，腹筋急，引缺盆及颊，卒口僻急者，目不合，热则筋纵，目不开
手少阳经筋	当所过者支、转筋、舌卷

表 7-4 奇经八脉吞咽障碍症状特点

经脉	症状特点
督脉	督脉为病，嗌干
任脉	喉痛，暗不能言，男子内结、七疝，女子带下、癥瘕

第二节 吞咽障碍的中医治疗

吞咽障碍常常会导致呛咳等意外发生，极易引发肺炎等不良后果。及时有效的治疗不仅可以改善疾病症状，而且在提高患者生活质量方面也有极为重要的临床意义。在现有医疗条件下，西医在治疗吞咽障碍方面还没有系统的治疗方法。目前大量临床研究证明，中医中药在治疗该病方面有着显著的疗效，尤其是非药物治疗，因其操作便捷、方法多样、安全、无副作用，目前已经广泛应用于临床。

一、中药治疗

1. 中药内服

（1）风痰阻络

症见：吞咽困难，饮水呛咳，痰涎壅盛，舌强语謇，伴头晕目眩，舌苔白腻或黄腻，脉弦滑。

治法：熄风、化痰、开窍。

方药：化痰熄风汤加减。制马钱子 4 g，半夏 12 g，胆星 6 g，天竺黄 12 g，菖蒲 15 g，郁金 18 g，白术 12 g，陈皮 12 g，天麻 12 g，茯苓 30 g。

（2）痰热腑实

症见：吞咽困难，饮水呛咳，舌强语謇，口黏痰多，腹胀便秘，午后面红烦热，舌红，苔黄腻，脉弦滑数。

治法：化痰、通腑、泄热。

方药：蒌星汤加减。制马钱子 4 g，半夏 12 g，胆星 6 g，天竺黄 12 g，菖蒲 15 g，郁金 18 g，全栝蒌 30 g。生大黄后下 8～15 g，芒硝冲 20 g，枳实 15 g，川朴 12 g。大便正常后去芒硝、大黄。

（3）气虚血瘀

症见：吞咽困难，饮水呛咳，舌强语謇，气短乏力，面色萎黄，心悸自汗，舌淡暗，苔薄白或白腻，脉细涩或细弱。

治法：补气、活血、通络。

方药：补气活血汤加减。制马钱子 4 g，胆星 6 g，天竺黄 12 g，郁金18 g，菖蒲 15 g，半夏 12 g，黄芪 30～120 g，红花 9 g，当归 12 g，桃仁 12 g，赤芍 20 g，川芎 12 g，地龙 30 g。

（4）肝阳暴亢

症见：吞咽困难，饮水呛咳，口舌歪斜，舌强语謇，眩晕头痛，面红目赤，心烦易怒，口苦咽干，便秘尿黄，舌红或绛，苔黄或燥，脉弦有力。

治法：平肝潜阳，熄风通络。

方药：平肝熄风汤加减。制马钱子 4 g，胆星 6 g，天竺黄 12 g，郁金18 g，菖蒲 15 g，半夏 12 g，天麻 12 g，钩藤 30 g，石决明 30 g，怀牛膝 30 g，白芍 30 g，生龙牡各 30 g。

（5）阴虚风动

症见：吞咽困难，饮水呛咳，舌强语謇，心烦失眠，眩晕耳鸣，手足拘挛或蠕动，舌红少苔，脉弦细。

治法：滋阴熄风。

方药：滋阴熄风汤加减。制马钱子 4 g，胆星 6 g，天竺黄 12 g，菖蒲15 g，郁金 18 g，白芍 30 g，生地 20 g，天寸冬各 15 g，生龙牡各 30 g，怀牛膝 30 g，代赭石 30 g，当归 12 g，云参 30 g。

2. 中药药棒咽部刺激

药物：白僵蚕、石菖蒲、胆南星各 10 g，加水煎煮至 50 ml；冰片 0.3 g，麝香 0.1 g，研末后溶于 5 ml 白酒，与药液混合。低温冷冻保存备用。

操作方法：用棉签蘸取药汁后依次在两侧软腭弓、舌根后部、咽喉壁缓慢滑动，同时嘱患者配合完成吞咽动作。

3. 中药溻渍　溻渍是溻疗和渍疗的结合，溻是将饱含药液的纱布或棉絮敷于患处，渍是将患处浸泡于药液中。

药物：秦艽 20 g，牛膝 15 g，杜仲 20 g，桑寄生 20 g，红花 10 g，赤芍 20 g，当归 15 g，地龙 10 g，艾叶 20 g，独活 20 g，川芎 15 g，透骨草 20 g，醋延胡索 15 g，鸡血藤 15 g。

操作方法：将以上几种药物研磨成粉末状，用陈醋兑温水调和均匀，使其温度在45～60℃之间，将中药均匀涂抹于药垫上，厚度2～3 mm。协助患者取仰卧位，取中药敷于咽部，每次2～4 h，每日1次，2周为1个疗程。

在为患者进行中药溻渍治疗前，首先要对患者局部的皮肤进行评估，若有破溃或皮肤过敏者禁用。操作时注意将中药均匀涂抹于药垫上，避免中药颗粒与皮肤直接接触，将不能溶解的部分与皮肤隔离，减少对皮肤的刺激。中药溻渍同时可配合红外线灯照射，治疗过程中注意保护患者眼部，温度以患者能耐受为宜。随时调节红外线灯的距离，防止出现烫伤等意外。

二、针灸治疗

针刺疗法根据"经脉所过，主治所及"及腧穴"穴位所在，主治所在"的原理，可远近选穴组方，卒中后"舌强不语""类噎膈"多为气、血、痰、瘀阻塞经脉，经筋、经脉失濡养而致。针刺治疗于相应穴位可以活血、化瘀、祛痰，调节咽部神经功能的重建，从而改善吞咽能力。

1. "项三针"结合"舌三针"　舌针疗法以局部取穴为主，类似于取阿是穴。唐代孙思邈《千金要方》记载："有阿是之法，言人有病痛，即令捏其上，若里当其处，不问孔穴，即得便成痛处，即云阿是。灸刺借验，故云阿是穴也。"舌针疗法虽不是直接针对疼痛症状，但亦直接针对病痛之处局部治疗，适用于卒中后吞咽障碍。舌咽为人体全身多条经脉所经过之要处，"刺之要，气至而有效""经之所过，病之所及""经脉所过，主治所及"，这几点均为该疗法提供了可靠的取穴依据，从舌咽的多个方位加强刺激舌窍，达到上开脑窍、下调脏腑的目的。局部针刺疗效不可忽视，往往疗效出乎意料，以得气为前提，多方位刺激舌窍将有助于舌咽肌功能的恢复。

选穴："项三针"为风池、翳风、完骨；"舌三针"为廉泉穴及左右旁开各1寸旁廉泉穴。

操作方法：选用规格为 0.3 mm×45 mm 的"安迪牌"毫针，取风池穴、完骨穴，针尖向对侧下颌角方向直刺，缓慢进针约 30 mm，翳风穴向对侧翳风穴透刺，进针约 30 mm，行小幅度的提插捻转，针感传至咽喉部为佳；每10 min 行针 1 次，每次每穴行针约 30 s。廉泉穴针刺时让患者稍稍头后仰，充分暴露颈部，针尖向舌根部直刺，进针约 40 mm 即可，可不提插捻转，左右旁开各 1 寸的旁廉泉穴施针方法同廉泉穴。

可根据吞咽障碍分期情况，配合"面三针"（地仓透颊车，下关，牵正）和"喉三针"（天容，天鼎，人迎）。

操作方法：选用规格为 0.3 mm×45 mm 的毫针，地仓针尖向颊车方向平刺约 30 mm，下关、牵正穴直刺 25～30 mm，天容、天鼎、人迎穴位直刺约20 mm，行小幅度的捻转，有针感即止，留针 30 min，每天治疗 1 次。

2. 于氏头穴丛刺　选择于氏头穴七区中的项区（风府、风池及其二穴之间，共 5 穴）为主穴区；局部皮肤消毒后，选用规格为 0.3 mm×45 mm 的毫针，风府穴针尖向下颌角方向缓慢刺入约 25 mm，其他四穴针尖向对侧下颌角方向缓慢刺入约 25 mm，得气后接脉冲电针治疗仪，选取疏密波，留针 40 min/次，每天治疗 1～2 次。

3. 体针

在上述两种针刺疗法基础上，根据病情辨证加减。

肝阳上亢证者加行间、太冲、太溪，以上三穴针刺 10～25 mm，行间、太冲行泻法，太溪行补法。

痰邪阻络者加中脘、内关、丰隆，以上三穴针刺 25～40 mm，中脘、内关行平补平泻法，丰隆行泻法。

气虚血瘀者加气海、血海、膈俞，采用补法。

肾阴阳两虚加肾俞、太溪，以上二穴针刺 25～40 mm，二穴均行补法。

以上各穴针刺完毕后接通脉冲电针治疗仪，选取疏波，频率为 2 Hz，留针 30 min，每天治疗 1 次。

4. 三部开窍利咽针刺法　基础取穴：百会、印堂、风池（双）、完骨（双）、天柱（双）、肩髃、曲池、外关、合谷、环跳、阴陵泉。

三部开窍利咽针刺法辨证取穴主穴：舌体、海泉、咽后壁、上廉泉、上夹廉泉。

操作方法：嘱患者张口，以苍龙摆尾手法点刺舌面；再以灵龟探穴手法点刺舌尖；再嘱患者抬高舌体暴露舌下，避开舌系带；先以金雀啄米手法点刺舌下；再以白蛇吐信手法将针沿海泉穴向舌根方向快速刺入 0.5～1.0 寸，此穴不施手法不留针；再刺咽后壁嘱患者张口，轻轻按压舌根，暴露咽部，用 4 寸芒针点刺咽后壁左右各 3 下以诱发呛咳或咽喉肌肉运动为佳；后刺上廉泉，针尖向舌根方向斜刺 1.0～1.5 寸，捻转泻法，以针感传至咽喉部为佳；最后刺双侧上夹廉泉，方法与上廉泉相同。上廉泉、上夹廉泉均留针 30 min。

辨证取穴：风火上扰者加太冲、太溪等；风痰瘀阻者加丰隆、阳陵泉等；痰热腑实者加大椎、丰隆等；阴虚风动者加太溪、三阴交等；气虚血瘀者加气海、血海等。留针 30 min。每日施针 1 次，7 d 为 1 疗程。

三部开窍利咽针刺法体现了循经取穴与局部取穴的整体辨证思维。针刺手法精准，临床疗效确切。舌针的独特组穴是依据中医理论，利用舌的器官特性及五脏六腑的经络联系，针刺舌部以达到调理脏腑经络气血、治疗疾病的一种针刺方法，对治疗脑卒中失语和吞咽困难疗效确切，具有疏通经络、调整气血、开窍启闭之功效，可以使舌体得到气血濡养，增强舌的活动功能。

上廉泉为经外奇穴，又名舌本，为任脉经气所发，是任脉与阴维脉交会之处，布有舌动脉、静脉及舌神经、舌下神经分支。针刺该穴具有利咽、舒筋、活络的功效，主治舌强语塞、各种舌下神经瘫痪等。海泉穴出于《针灸大全》，为经外奇穴，在口内舌下系带中点处，具有活络开窍的功效，主治喉痹、舌缓不收等症。针刺舌体、舌下咽喉也具有调节脏腑、疏通经络、化痰祛瘀的作用，可以开舌窍、利咽喉，能够明显改善患者的吞咽功能，减轻饮水呛咳。

三部开窍利咽针刺法是以局部取穴为主，直接针对脑卒中吞咽困难的病位。虽含有循经取穴之理，但仍以治标为主。而辨证取穴，虽有化痰、熄风、泻火等治邪之分，但仍不失为周身脏腑整体调整之法，与局部取穴相比仍属治本之道。此两种取穴法标本兼治，相辅相成，体现了整体观念和辨证论治的中医思维精华。本治疗方法重点在局部取穴治疗配合辨证取穴，完全符合脑卒中吞咽困难的病位临床特点，能够在临床中取到满意疗效。

5. 眼针　眼针疗法是我国已故名中医彭静山教授通过研究，发现眼与经络的内在联系，以中医学的五轮八廓、阴阳八卦和经络腧穴理论为基础，通过针刺眼眶缘附近特定穴以达到治疗全身疾病的一种微针疗法。针刺眼周穴位可以调气机、通经络、活气血、滋五脏、祛邪出。经脉通达、脏腑调和、气血充足，则神清语明，思维敏锐。眼针治疗脑卒中已经很多年，因操作简便、安全、无毒副作用、疗效突出，得到了国内外学者和患者的一致好评。

根据眼针取穴原则，肝肾亏虚为其本，眼针取肾穴以治其本；根据三焦取穴原则，病位在脑，取上焦区；心脾二经与咽部联系密切，故取心穴、脾穴；诸穴共奏补益肝肾、行气活血、疏经通络之效。眼针使脑卒中患者脑内微循环状态改善，从而加快双侧皮质延髓束损伤修复，起到了散瘀血、通经络的作用。

取穴：上焦区、脾穴、心穴、肾穴。

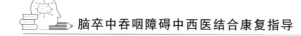

操作方法：选用眼针运动疗法。针具（皮内针）型号：0.25 mm×10 mm。

患者取卧位或坐位，依照彭氏眼针取穴方法，取双上焦区、脾穴、心穴、肾穴。针刺前常规消毒，用眼眶外平刺法：一手用镊子夹持针柄，另一只手把眼睑紧压在手指下面，在距眼眶内缘 2 mm 的穴区位置进行平刺，由该区始点刺向该区终点方向，刺入真皮，达至皮下组织，进针 7~8 mm，以医用胶布贴住针柄，防止针具脱落。每穴按揉 5 次，以寻求得气，留针。在针刺 10 min 后行吞咽功能训练，操作结束后 5 min 起针，起针时按压针孔，以防出血。每日治疗一次，4 周一个疗程。

6. 火针治疗

取穴：廉泉、水沟，风池、完骨、内关、足三里（双侧）。

操作方法：针刺前向患者解释火针的针感，嘱咐患者放松；而后选取合适体位，充分暴露所刺穴位，消毒后采用细火针（贺氏火针，直径为 0.5 mm，长度 45 mm）在各穴行速刺、点刺，深度 2~5 mm，不留针。刺时要求火针在酒精灯上加热至白亮，在穴位上施刺要求稳、准、快；每穴刺毕，用干棉球迅速按压针孔。火针治疗隔天 1 次，两周为 1 个疗程，治疗 2 个疗程，疗程间休息 2 d。

7. 特色针法

（1）"醒脑开窍"针法

石学敏院士开创的以调神、治神、开窍启闭为立法的"醒脑开窍"法是独具特色的针刺疗法（主穴为水沟、内关、三阴交；配穴为极泉、尺泽、委中等）。

针刺治则：醒脑开窍、通关利窍、疏通经络和滋补肝肾。

取穴：内关（双侧）、水沟、三阴交（患侧）；风池、翳风、完骨均取双侧；极泉（患侧）、尺泽（患侧）、委中（患侧）。

操作方法：内关直刺 15~25 mm，提插捻转泻 1 min；水沟向鼻中隔方向斜刺 8~15 mm，雀啄泻法 1 min，以流泪或眼球湿润为度，每 2~3 d 针刺 1 次；三阴交沿胫骨后缘与皮肤呈 45°斜刺 25~40 mm，提插补法 1 min，使患者下肢抽动 3 次；风池、翳风、完骨均向喉结方向刺 60~75 mm，小幅度高频率捻转补法 1 min，使咽喉有胀麻感为宜。肢体活动不利者加针极泉、委中、尺泽。极泉直刺 25~40 mm，使用提插法，使患者上肢抽动 3 次；尺泽在屈肘 120°时直刺 25 mm，使用提插法，使前臂手指抽动 3 次；委中采用提插泻法，使患侧下肢抽动 3 次。留针 30 min，每日 1 次。

（2）"调神益咽"针法

取穴：以神庭穴、百会穴、上廉泉穴、印堂穴、天柱穴、风池穴及完骨穴为主穴，以玉液穴、金津穴、照海穴、列缺穴及咽后壁点刺为辅穴。

随证加减：风痰阻络加合谷穴、丰隆穴；气虚血瘀加血海穴、气海穴及足三里穴；肝阳暴亢加太溪穴、太冲穴；阴虚风动加风池穴、太溪穴；痰热腑实加内庭穴、曲池穴及丰隆穴。

操作方法：对皮肤进行常规消毒后进针，针刺百会穴，穴位与针尖之间保持15°～30°，沿皮下平刺约1寸，局部有麻胀酸感，以200r/min的速度快速捻转针灸针，每次行针约2 min，每隔10 min行针1次。印堂穴直刺0.1～0.3寸，神庭穴沿百会穴方向透刺1寸，捻转泻法；完骨穴、风池穴及天柱穴沿喉结方向针刺，玉液穴、金津穴、咽后壁点刺及放血，其他穴位进针后行手法得气，每日1次留针，每次20 min。

调神益咽针刺法针对脑卒中吞咽障碍的发病机制进行治疗，疗效良好。调神益咽针法针刺的穴位分布在舌咽区和迷走神经感觉纤维分布区，对这些穴位进行针刺能够恢复正常皮质下的纤维投射，使吞咽障碍患者的吞咽运动和反射恢复重建，起到通咽利窍，醒神调气的治疗效果。

（3）"通关利窍"针刺法

取穴：人中、内关、三阴交、风池、完骨、翳风等，对咽后壁进行点刺。

操作方法：人中，向鼻中隔斜刺0.3～0.5寸，行雀啄手法，至眼球湿润或流泪为度；内关，直刺0.5～1寸，采用提插捻转泻法1 min；三阴交，沿胫骨内侧缘与皮肤呈45°角斜刺，进针1～1.5寸，用提插补法，使患侧下肢抽动3次为止；风池、完骨、翳风3个穴位，针斜向喉结，进针1.5～2寸，施以捻转补法1 min，以局部麻胀为度；咽后壁点刺，令患者张口，用压舌板压住舌体，暴露咽后壁，用0.30 mm×75 mm长针点刺双侧咽后壁。

舌体运动障碍加内大迎及舌面散在点刺；唇闭合不全、咀嚼运动受限加太阳、下关、地仓、颊车；咽反射迟钝或消失，点刺咽后壁；构音障碍，金津、玉液刺络放血。留针30 min，每日1次。

（4）"益肾通窍"针法

取穴：舌尖、廉泉、旁廉泉、太溪、涌泉。

操作方法：施针前，患者必须清洁口腔，取仰卧位，颈部垫枕，常规消毒后，先刺舌尖穴，嘱患者伸舌，医者左手以消毒纱布固定患者舌体，右手持针经由舌尖直刺，通过舌中沟直刺向舌根部，进针约1.5寸，以舌根部发胀并以手示意为度出针。再于廉泉穴直刺1针，进针深度1.0～1.5寸，捻转得气后，再在其左右旁开1寸旁廉泉穴处，各斜刺1针，进针深度1.0～1.5寸，再分别捻针，使针感向深层与四周扩散，以患者下颚、舌体及舌根有强烈酸胀或麻木感为宜；太溪穴直刺0.5～1.5寸，捻转补法；涌泉穴直刺0.5～1.0寸，平

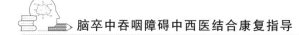

补平泻法。治疗 1 次/d，每次留针 30 min，每周治疗 5 次，4 周为 1 个疗程，共治疗 1 个疗程。

8. 针刺兴奋法

取穴：风池、翳明、供血（风池下 1.5 寸，平下口唇处）、吞咽（舌骨与喉结之间，正中线旁开 0.5 寸）、发音（喉结下 0.5 寸，正中线旁开 0.3 寸）、舌中（舌体上面正中处）、廉泉、外金津玉液。

操作方法：患者取端坐位，局部腧穴常规消毒后，选用 0.35 mm×40 mm 的一次性使用无菌针灸针，取双侧发音穴和吞咽穴，针刺时针尖稍向外侧倾斜，深度为 0.3～0.4 寸；选取舌中穴，操作方法为针尖沿着舌根方向刺入，深度为 0.5 寸；再取廉泉、外金津玉液，针尖沿舌根方向刺入约 1.2 寸。

以上腧穴均施以针刺兴奋法，即采用缓慢捻进法或刺入捻进法进针，进针后行较短促的浅刺、捣针或向下深刺，使患者有酸、麻、胀或触电样感觉，不留针，治疗期间行针 1～2 次，随后使用迅速抖出法取针。风池穴针尖微向下，向喉结方向刺入 1.5 寸，施以小幅度的快速捻转补法，捻转约 15 s，以局部酸胀为度，不留针。翳明穴、供血穴操作方法同风池穴。每日治疗 2 次，每周治疗 6 d，共治疗 4 周。

9. 埋线疗法

取穴：主穴"舌三针"。配穴：痰热腑实证中脘、双侧支沟、天枢。肝阳上亢证双侧风池、太溪、太冲。风痰阻络证，双侧风池、丰隆、太冲。气虚血瘀证，双侧血海、足三里、三阴交。阴虚风动证，双侧太溪、风池、三阴交。

操作方法：主穴"舌三针"埋线。嘱患者取仰卧位，常规消毒局部皮肤，戴无菌手套，镊取一段约 1.5 cm 长的无菌"3-0（2.0 metric）"号可吸收性外科缝线，放置在一次性无菌埋线针前端，左手拇指、示指捏起进针部位的皮肤，右手持针，针体与皮肤垂直，破皮后针头向舌根方向刺入 20 mm 左右。当出现针感后，退针管，将可吸收性缝线埋植在穴位的皮下肌肉组织内。如有少量出血，需用无菌棉签按压 3～5 min。

配穴埋线：风池，患者取侧卧位或俯卧位，针尖微下，向鼻尖方向刺入 20 mm。太冲、支沟、太溪，患者取仰卧位，垂直皮肤进针 20 mm。天枢、丰隆、中脘，患者取仰卧位，垂直皮肤进针 25 mm。血海、足三里、三阴交，患者取仰卧位，垂直皮肤进针 30 mm。埋线每周 1 次，共治疗 4 次，4 周为一个疗程。

"舌三针"埋线的治疗方案是通过把可吸收缝线埋植入舌咽附近，对局部的穴位进行刺激，激发经气；同时也强化了环咽肌的收缩功能及使吞咽动作更加协调，刺激局部肌肉组织，从而改善吞咽功能。其优点在于治疗次数少，疗效持久且显著，高效率的治疗手段可节省治疗费用及医疗资源，患者易于接受。

10. 针灸的综合治疗

（1）取穴：风池、风府、颈百劳、廉泉、夹廉泉、金津、玉液、合谷、太冲、通里。

（2）操作方法：风府，针尖朝向喉结方向进针1.0～1.2寸。颈百劳，直刺1.2寸。风池，针尖稍向内下方，刺入1.0～1.5寸。通里，直刺0.3～0.5寸。以上4穴均得气后施予平补平泻手法。廉泉，先向舌根方向直刺1.5～1.8寸。夹廉泉（廉泉同一水平旁开0.5寸），针尖向喉结方向进针1.2～1.5寸。以上2穴得气后接通电针治疗仪。合谷，直刺0.5～1寸。太冲，直刺0.5～0.8寸。以上2穴得气后施予提插或捻转泻法。

（3）点刺放血：让患者自然将舌伸出口外（如舌不能伸出者，可由医生垫纱布固定舌体于口外），常规局部消毒，用三棱针点刺金津、玉液3～5次，少量出血，不留针。

（4）电针疗法：针刺得气后，廉泉及一侧夹廉泉接通电针治疗仪，采用疏密波，3～5 Hz，强度以患者耐受为度。操作患者先取坐位，针刺风府、百劳，待得气后施予平补平泻法30 s后起针，然后令患者仰卧，用毫针分别点刺金津、玉液。以上操作完毕后，最后针刺风池、通里、合谷、太冲、廉泉、夹廉泉，以上各穴得气后，风池、通里施予平补平泻法，合谷、太冲施予提插或捻转泻法，廉泉、一侧夹廉泉接通电针治疗仪。留针30 min。

（5）毫针规格：点刺金津、玉液，使用规格为0.30 mm×45 mm的毫针，其余穴位均用规格为0.25 mm×45 mm的毫针。

（6）疗程：入组当天即给予针灸治疗，每周3次，隔日1次，14 d为1个疗程，共治疗60 d。

三、其他疗法

1. 针灸结合中药治疗

（1）取穴

主穴：风池、翳风、人中、人迎、廉泉，偏瘫对侧头部运动区、言语三区。

配穴：肝风内动，肝阳上亢型配太冲、行间；肝肾阴亏型配肾俞、内关；气虚血瘀型配血海、膈俞；痰瘀阻络型配丰隆、通里。

（2）操作方法

患者平卧，选用1.5～3寸毫针，从人中向鼻根方向针刺，反复捻转，以

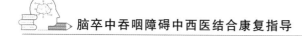

眼泪流出为度；廉泉向舌根方向针刺，酸麻感达到咽喉部；风池、翳风针向喉结，震颤深入 2.5～3 寸，以咽喉麻胀为度；人迎直刺 1.8 寸，局部有窒息样针感；健侧头部运动区，沿皮呈 30°角从上向下刺入 1～1.5 寸，言语三区横刺，头针捻转以 100～200 次/min 的频率快速捻转 1～3 min，以面部有麻胀感为度。其中廉泉与风池接 G6805 脉冲电针治疗仪通电 30 min，1 次/d，10 次为 1 疗程。

（3）中药治疗

肝风内动、肝阳上亢证选用镇肝熄风汤加减：代赭石 30 g，龙骨 30 g，牡蛎 30 g，牛膝 15 g，石菖蒲 15 g，赤芍 12 g，天门冬 12 g，月参 12 g，龟板 30 g，炙甘草 6 g。

肝肾阴亏证选用地黄饮子加减：干地黄 15 g，麦门冬 15 g，巴戟天 15 g，山茱萸 15 g，石斛 30 g，石菖蒲 12 g，郁金 10 g，茯苓 12 g，桃仁 10 g，红花 10 g，制附子 6 g，生黄芪 30 g，炙甘草 6 g。

气虚血瘀证选用补阳还五汤加减：生黄芪 30 g，当归 12 g，桃仁 12 g，红花 12 g，川芎 12 g，地龙 15 g，石菖蒲 15 g，水蛭 6 g，炙甘草 6 g。

痰瘀阻络证选用涤痰汤加减：姜半夏 12 g，胆南星 9 g，橘红 12 g，茯苓 12 g，石菖蒲 15 g，桃仁 10 g，红花 10 g，地龙 12 g，川芎 12 g，炙甘草 6 g。

以上中药煎汤取汁 150 ml，温服，每日 2 次，10 d 为 1 疗程。

2. 芒针结合康复训练法　此方法取天突穴进行芒针弯刺，其治疗脑卒中吞咽障碍机制可能为芒针向下透刺天突，天突又称为玉户，位于人体咽喉附近，在经络系统中是任脉与阴维脉的交会穴，具有化痰消火、疏通舌络之功效。《千金要方》指出天突穴治疗该病具有重要作用，可以通调任督二脉引导经气下注调和阴阳，意在引导食物下行帮助患者吞咽。同时依据"腧穴所在，主治所在"，天突位于咽喉附近，此穴深层为气管，左右为胸骨舌骨甲状肌，向下在胸骨柄后方为无名静脉及主动脉弓；又有锁骨上神经前支，深刺可有效刺激患者舌咽神经及迷走神经。

操作方法：患者取坐位或者卧床患者去枕平卧嘱患者平稳呼吸，头稍后仰 10°左右，用 0.3 mm×127 mm 芒针先垂直皮肤面方向刺入 12～15 mm，后针尖调转方向向下紧贴胸骨柄内侧缘直刺 100～120 mm，以咽喉部有异物感为宜，并在 30～50 mm 范围内提插捻转 9 次。

康复训练方法：①感觉刺激（冷刺激）疗法。医师将棉棒蘸 0℃冰水，轻轻刺激患者咽喉壁、舌根、腭弓及软腭，鼓励患者做吞咽动作，每次训练

5 min，3 次/d。②深呼吸训练。嘱患者固定胸廓，声门紧闭后突然声门大开，呼气发声。③声门上吞咽训练医师指导患者吞咽前、吞咽中屏住呼吸 3～5 s，关闭声带，然后再吞咽，吞咽结束后咳嗽一下。每日 1 次，6 次/周，共 4 周。

3. 中药涂擦结合穴位敷贴疗法

（1）中药涂擦：主要使用冰冻药棒涂擦刺激口腔。

中药配方组成：僵蚕 10 g，石菖蒲 15 g，全蝎 10 g，山茱萸 15 g，肉苁蓉 10 g，上述中药饮片加水 300 ml 浸泡 30 min 后煎煮至 50 ml，冰片 0.3 g，麝香 0.1 g 研末后溶于 5 ml 白酒，中药液和白酒混合后，置于冰箱保存。

操作方法：取大块纱布蘸取药液后固定于棉签一头，嘱患者张嘴，手持棉签另一头，用冰冻中药棒敲打及刺激唇周、颊部、舌根、咽喉壁、软腭、腭弓等部位，嘱咐患者配合做吞咽动作。每次 20 min，2 次/d。

（2）穴位敷贴

中药配方组成：僵蚕 10 g，石菖蒲 15 g，全蝎 10 g，山茱萸 15 g，肉苁蓉 10 g，冰片 0.3 g，麝香 0.1 g。

操作方法：上述中药研末后加蜂蜜调和成糊状，蘸取少许于胶布上，贴敷于天突、廉泉、人迎穴位，贴敷 6 h，1 次/d。连续治疗 4 周。

4. 放血疗法

取穴：金津、玉液。

操作方法：使用一次性针灸针点刺金津、玉液使之出血，每次放血约 1 ml，隔天一次。

5. 穴位按摩

穴位按摩是防治疾病的一种常用中医操作，是以经络学说为指导，以穴位主治性能为基础，使用不同的手法作用于人体的特定部位或穴位，通过功力的渗透，以达到疏通经络、行气活血治疗疾病的目的。临床研究表明，通过穴位按摩，使人体气血津液，脏腑经络起到相应变化，达到治疗的目的。

取穴：廉泉、旁廉泉、哑门、风池（双）。

操作方法：操作前应先修剪指甲，防止损伤患者的皮肤。采用按、揉的手法。按法为操作者用指、掌，垂直上下，点按治疗部位，停留一段时间（约 30 s），以达到持久渗透的效果；揉法为操作者以指、掌的某一部位附着于治疗部位或穴位上，稍用力下压，做圆形或螺旋形的揉动来带动该部位的皮下组织。按、揉上述穴位，按、揉手法交替进行，每日一次，每次 10 min。

按摩的手法要柔和、持久，力度、频率均匀，保持动作的连续性，禁用暴力。操作时注意观察患者的反应，密切观察有无恶心等特殊不适。有局部皮肤炎症、破损禁止按摩。患者每日再进行吞咽功能的训练包括舌体运动，下颌骨的张合运动，空吞咽，咽部冷刺激等。

6. 中药离子导入治疗

穴位选择：风府、廉泉。

电极板位置：正极-风府，负极-廉泉。

操作方法：患者取仰卧位，常规消毒穴位后，抽取丹红注射液 4 ml 浸润药垫后，放置于风府和廉泉穴，将正极置于风府，负极置于廉泉，选择超声中频（800 kHz），超声强度以患者能耐受为度。每次 20 min，2 次/d。

（罗蛟龙）

第八章　脑卒中吞咽障碍的康复护理

第一节　口腔护理

　　良好的清洁卫生是人类基本的生理需要之一，维持个体清洁卫生是确保个体舒适、安全及健康的重要保证。口腔由牙齿、牙龈、舌、颊、软腭及硬腭等组成，具有摄取、咀嚼和吞咽食物，以及发音、感觉、消化等重要功能。因口腔的温度、湿度以及食物残渣适宜微生物的生长繁殖，故口腔中经常存在非致病菌和（或）致病菌群。个体处于健康状态时，机体具有一定抵抗力，且通过日常饮水、进食、刷牙及漱口等活动可达到减少和清除致病菌的目的，因而不会出现口腔异常，而当个体处于疾病状态，刚做完口腔手术、放疗或化疗，因年老生活不能自理，经口或鼻行气管插管，经鼻或口腔行胃肠置管，刚做完气管切开，有吞咽障碍及其他特殊疾病患者，都面临或存在口腔溃疡、出血、局部感染等口腔疾病，口腔问题出现时会导致食欲下降，影响营养物质消化和吸收，特别是吞咽障碍患者，由于经口进食困难，口腔自洁能力减弱，加之口腔分泌液不能咽下，成为细菌良好的培养基，细菌大量繁殖，从而引起口腔菌群紊乱、口臭、口腔黏膜肿胀、溃疡等，延长患者病程，增加吸入性肺炎的风险，影响患者预后。因此，有效的口腔护理对于吞咽障碍的患者具有重要意义，不仅可以改善和维持口腔卫生，还可帮助患者提高吞咽功能。

一、评估

　　口腔评估的目的是明确患者现存或潜在的口腔问题，根据疾病及治疗护理要求，制定护理计划并提供恰当的护理措施，从而预防和减少口腔疾患、误吸、肺部感染的发生。

　　1. 口腔卫生及清洁状况　口腔卫生状况的评估：口唇、口腔黏膜、牙龈、牙齿、舌、腭、唾液及口腔气味等。评估时可采用口腔护理评估表（表8-1），将口腔卫生状况分为好、一般和差，分别记为1分、2分和3分。总分为各项之和，分值范围为12~36分。分值越高，表明患者口腔卫生状况越差，越需要加强口腔卫生护理。

表 8-1 口腔护理评估表

部位/分值	1分	2分	3分
唇	润滑，质软，无裂口	干燥，有少量痂皮，有裂口，有出血倾向	干燥，有大量痂皮，有裂口，有分泌物，易出血
黏膜	润滑，完整	干燥，完整	干燥，黏膜破损或有溃疡面
牙龈	无出血及萎缩	轻微萎缩，出血	有萎缩，容易出血、肿胀
牙/义齿	无龋齿，义齿合适	无龋齿，义齿不合适	有许多空洞，有裂缝，义齿不合适，齿间流脓液
牙垢/牙石	无牙垢或有少量牙石	有少量至中量牙垢或中量牙石	大量牙垢或牙石
舌	湿润，少量舌苔	干燥，有中量舌苔	干燥，有大量舌苔或覆盖黄色舌苔
腭	湿润，无或有少量碎屑	干燥，有少量或中量碎屑	干燥，有大量碎屑
唾液	中量，透明	少量或过多量	半透明或黏稠
气味	无味或有味	有难闻气味	有刺鼻气味
损伤	无	唇有损伤	口腔内有损伤
自理能力	完全自理	部分依赖	完全依赖
健康知识	大部分只是来自实践，刷牙有效，使用牙线清洁牙齿	有些错误观念，刷牙有效，未使用牙线清洁牙齿	有许多错误观念，很少清洁口腔，刷牙无效，未使用牙线清洁牙齿

2. 吞咽障碍分级 运用洼田饮水试验筛查患者吞咽障碍及其程度，灵敏度为 9%～92%；特异度为 9%～91%，为患者选择合适的口腔护理方法提供依据。

3. 自理能力 评估患者口腔清洁过程中的自理程度。对于记忆功能减退的患者，可能需要他人提醒或指导方能完成口腔清洁活动；对于自我照顾能力表示怀疑的患者，应鼓励其发挥自身潜能，减少对他人的依赖，不断增强自我照顾能力。

4. 对口腔卫生保健知识的了解程度

评估吞咽障碍患者对保持口腔卫生重要性的认识程度及预防口腔疾患、误吸、肺部感染等相关知识的了解程度，做好宣教，取得患者配合。

二、口腔护理液选择

根据患者整体评估情况，选择合适的口腔护理液，在口腔护理溶液的选择（表8-2）方面，被选择最多的是生理盐水，其次是氯己定，尚没有证据支持某一种口腔护理液优于其他口腔护理液。

表 8-2　口腔护理液选择

名称	浓度	作用及适用范围
生理盐水	0.9%	清洁口腔，预防感染
复方硼砂溶液（朵贝尔溶液）	1.5%	轻度抑菌，除臭
过氧化氢溶液	1%～3%	防腐，防臭，适用于口腔感染有溃烂、坏死组织者
碳酸氢钠溶液	1%～4%	属碱性溶液，适用于真菌感染
氯己定溶液	0.02%	清洁口腔，广谱抗菌
呋喃西林溶液	0.02%	清洁口腔，广谱抗菌
醋酸溶液	0.1%	适用于铜绿假单胞菌感染
硼酸溶液	2%～3%	酸性防腐溶液，有抑制细菌的作用
甲硝唑溶液	0.08%	适用于厌氧菌感染
中药漱口液（金银花、一枝黄花、野菊花）		清热、解毒、消肿、止血、抗菌

三、口腔护理的方法

1. 刷牙法

（1）对象：洼田饮水试验2级以下的吞咽障碍患者。

（2）方法：利用传统手动牙刷、电动牙刷，配合牙膏进行刷擦。

（3）作用：消除口腔内软白污物、食物碎片，部分牙面菌斑，清除口臭。按摩牙龈，清除口腔环境中致病物质，增强组织的抗病能力，预防各种口腔疾病。

（4）注意事项：电动牙刷与手动牙刷相比，在清洁力度、省时、减少齿龈出血上更具优势。

2. 含漱法

（1）对象：洼田饮水试验3级及以下的吞咽障碍者，无认知障碍能主动配合含漱的口腔疾患者。

（2）方法：将口腔护理液含于口中，用舌头上下，左右，前后反复的搅拌，每次含漱＞3 min，反复漱洗、吐出，每天保持3次，尤其在晨起、饭后30 min、睡前进行。

（3）作用：频繁漱口能够使口腔湿润，清除大块残渣和分泌物，减少牙菌斑，含漱的动作还有利于口腔周围肌肉的运动，能促进口腔的自洁作用。

（4）注意事项：指导患者含漱时尽量低头，避免仰头及说话，以免引起误吸、呛咳。

3. 口腔冲洗法

（1）对象：适用于颌间损伤、口腔损伤严重、大面积口腔溃疡的患者，及经口气管插管的患者。

（2）方法：用带特制针头的注射器抽取口腔护理液，沿牙间隙、颊黏膜、上腭及舌面依次冲洗，同时助手牵开对侧口角，在磨牙颊侧和口咽部做负压吸引。

（3）作用：有效保持口腔清洁、湿润，预防和减轻口腔异味，预防口腔感染等并发症。

（4）注意事项：该方法可冲洗掉大部分口腔细菌。操作需两人配合完成，耗费人力。抽吸不及时及不干净，易导致患者呛咳、误吸。对厚腻舌苔及痰痂清除不彻底。

4. 擦洗法

（1）对象：适用于疾病危重、昏迷、高热、禁食、大手术后、胃插管、气管切开、口腔疾患及血液病等导致口腔清洁自理能力存在缺陷的患者。

（2）方法：传统方法以棉球擦洗为主，改良的方法包括使用大头棉签、纱布、一次性棉头拭子、海绵棒等，按照一定顺序对口唇、齿面、颊部、舌及硬腭进行擦洗。

（3）作用：机械性擦洗可有效去除牙菌斑。

（4）注意事项：擦洗法能有效去除牙菌斑，但传统的方法存在视野不清晰、开口困难、清洁范围小、压力不足等缺点，当口腔分泌物、污物较多时难以擦拭干净，建议在口腔护理前先吸引或结合冲洗法进行口腔护理。此外，棉球过湿可引起误吸，力度过大易损伤口腔黏膜。

5. 咀嚼法

（1）对象：适用于鼻咽癌放疗、化疗术后，胃肠手术后，口腔、咽喉术后患者，吞咽障碍患者或老年性退行性吞咽障碍患者。

（2）方法：患者湿润嘴唇后咀嚼木糖醇口香糖 15 min，早、中、晚各 1 次，口干舌燥时加嚼 1 次。

（3）作用：咀嚼运动可刺激人体口腔分泌唾液，尤其增加碳酸氢钠盐在唾液内的浓度，提升口腔 pH 值，达到抑菌效果。可满足患者生理和心理需求，改善咀嚼相关肌肉力量。

（4）注意事项：意识不清，认知障碍患者不宜使用该方法。

6. 负压冲吸式刷牙法

1）对象：适用于洼田饮水试验 3 级以上吞咽障碍患者或重症患者（昏迷、气管插管、气管切开）

2）方法：利用冲吸式口护吸痰管上的牙刷头对口腔进行刷擦，通过向冲洗管腔注入冲洗液进行冲洗，封闭按压孔，通过吸引管腔将口腔内液体抽出。

3）作用：有效清除牙缝间残渣及细菌，控制口腔内微生物大量繁殖，维持口腔菌群稳定；冲洗液可湿润口腔，软化口腔内分泌物，使分泌物更易清除，有效降低损伤口腔黏膜的风险；硅胶毛刷柔软，通过刷擦按摩牙龈，促进血液循环，增加组织抵抗力；尾端与负压装置相连，及时吸走冲洗液防止误吸的发生。

4）操作流程：具体操作步骤如下。

（1）用物准备：20 ml 注射器，冲吸式口护吸痰管，无菌水 100 ml，手电筒，压舌板，开口器，中心负压吸引器，治疗巾，手套，儿童牙膏。

（2）评估：评估患者的意识、病情、年龄、口腔情况、配合程度等。告知患者和家属口腔护理的原因、目的及操作过程，鼓励患者主动配合操作。

（3）协助患者取舒适体位：通常取半卧位，头偏向一侧；或取侧卧位；取坐位时头向前倾；铺治疗巾于颌下，洗手、戴手套。

（4）连接负压引流管与口护吸痰管吸引管腔接头，连接注射器与口护吸痰管的冲洗管腔接头，调节负压吸引器的压力值在 40～53.3 kPa，试吸口护吸痰管。

（5）将可吞食儿童牙膏涂在牙刷头上，嘱清醒患者张口，用开口器或压舌板轻轻撑开昏迷患者颊部，注入少量冲洗液，湿润口腔。

（6）牙刷头与牙齿呈 45°，按以下顺序刷擦患者对侧口腔：上牙外面、下牙外面、上牙咬合面、上牙内面、下牙咬合面、下牙内面、对侧颊部，最后刷洗患者的上腭、舌面、舌底。操作时边刷洗：有气管插管的患者，查看插管深度，插管推至一边，刷洗干净后边推动注射器，以 80～100 滴/min 的速度进行冲洗，边抽吸患者口腔中的液体。根据患者口腔的清洁情况可进行循环冲刷，直至洗出液为澄清。

（7）手电筒检查口腔黏膜的完整性及清洁程度，清理口护吸痰管，分拆口护吸痰管及负压引流管，分拆口护吸痰管及注射器，关闭负压吸引器。

（8）保持患者面部清洁，协助取舒适体位。

（9）注意事项：该方法将冲洗法与刷牙法相结合，能把口腔牙缝间残渣和牙龈之间细菌彻底清除，对于有痰痂的患者，既能软化痰痂，又不至于损伤口腔黏膜；尾端直接与负压装置连接，由护士控制强度，及时抽走冲洗液，防止误吸发生，尤其适用于长期卧床重症患者以及因吞咽障碍易引起误吸、呛咳的患者；在操作前应调整好负压，避免负压过大，损伤口腔黏膜；避免负压过低，冲水量过大，抽吸不及时或抽吸不彻底，导致误吸、呛咳的发生。该技术能提高口腔清洁度，提高患者舒适度，节省时间，节省人力，值得在临床推广。

行口腔护理后效果对比见图 8-1。

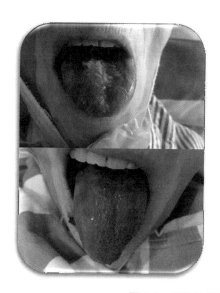
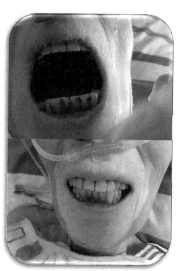

图 8-1　口腔护理后效果对比

四、并发症的处理

1. 口腔黏膜损伤

1）表现：口腔黏膜破损、出血。

2）原因：开口器、压舌板没有用纱布缠绕，放置位置错误；止血钳硬度大，钳端没有完全被棉球包裹；擦洗力度不合适。

3）预防与处理

（1）操作前认真检查口腔情况，口腔有溃疡、糜烂时，擦洗动作要轻柔，避免损伤导致出血。操作完毕后遵医嘱局部用药。

（2）操作时，正确使用开口器和压舌板，从臼齿处放入，保证钳端完全包裹在棉球里，避免止血钳碰伤、擦伤口腔黏膜。使用负压冲吸式刷牙法时，调整好负压，避免因负压过大，损伤口腔黏膜。

（3）口腔有白膜或分泌物覆盖时，不能强行擦除。

（4）口腔黏膜损伤或活动性出血时，予棉球压迫止血。

2. 误吸

1）表现：呛咳、发热、肺部感染。

2）原因：①棉球过湿；②负压吸引压力不足，不能及时抽出冲洗液；③冲洗速度过快，抽吸不及时；④口腔护理前，未为气管切开患者充分吸痰；⑤气管插管者气囊压力不足；⑥体位不正确。

3）预防及处理

（1）操作前协助患者取合适体位，如侧卧位、半卧位或坐位，保持头部前倾。

（2）痰多者，操作前予以充分吸痰。

（3）气管插管者，应用气囊测压器监测气管导管气囊充气压力，确保气囊与气管壁密封。

（4）调节好负压，控制冲洗量，及时抽吸冲洗液。

3. 恶心、呕吐

1）表现：反酸、胃痉挛。

2）原因：操作前解释不充分；体位不恰当；负压吸引压力过大；动作粗鲁，触碰咽后壁；患者敏感。

3）预防及处理

（1）操作前充分评估患者自身情况，向患者做好解释操作目的和方法，取得患者配合。

（2）操作前协助患者取合适体位，取侧卧位、半卧位或坐位，保持头部前倾。

（3）操作过程中动作宜轻柔，避免触碰咽后壁。

（4）调整合适负压，避免负压过大，引起患者不适。

五、结局与应用评估

理想的口腔护理，应达到以下效果。

（1）患者及家属了解有关口腔卫生与口腔疾病、全身疾病的相关性知识。

（2）患者能正确掌握合适的清洁口腔的方法、合理的清洁次数，建立维护口腔健康的行为。

（3）患者口腔清洁、无异味、无感染、口腔黏膜完整。异常情况得到及时、正确的处理。

第二节　人工管道护理

重症吞咽障碍患者一般都留置一个或多个人工管道，如鼻饲管、鼻肠管、胃造瘘管、气管套管、气管插管等。每一个管道均具有不同的功能，常作为治疗和观察病情的手段和判断预后的依据，给予营养支持、维持生命的重要通道。作为临床护士，必须管理好这些管道，使其各置其位，各司其职。护理的准确与否，直接关系到疾病的转归乃至患者生命。

一、鼻饲管护理

1. 概述　鼻饲管是指将导管经鼻腔插入胃、十二指肠或空肠，以达到胃肠减压、胃肠引流，以及为不能经口进食的患者从管内灌注流质食物、水分和药物，以维持患者营养和治疗的需要。

2. 护理目标　患者及家属掌握鼻饲管护理的有关知识；在留置鼻饲管期间保证管道通畅，妥善固定，无并发症发生。

3. 护理重点

1）固定：固定鼻饲管应选择外固定的方式。外固定的方式有使用胶布、棉绳固定。①胶布固定：选择医用胶布或超薄敷料裁剪成人字形或工字形，粘贴于鼻部，用高举平台法将鼻饲管近端固定于同侧面颊；②用棉绳将鼻饲管在鼻腔处打两个结，结的松紧以刚好固定鼻饲管为宜，不可阻断引流，然后将棉绳两端自患者面颊部绕于枕后交叉固定，松紧度以不勒脸为宜，不宜过松。

固定好的鼻饲管应做好标记，每班交接置管深度，妥善放置鼻饲管尾端，防止变换体位时牵拉鼻饲管，加重对咽部的刺激或鼻饲管脱出；对躁动患者上肢予以约束，防止非计划性拔管；定期检查鼻饲管是否在胃内。

2）保持通畅：保持管道通畅，防止管道受压、扭曲、折叠；每次鼻饲前应证实鼻饲管在胃内且通畅，并用 20 ml 温开水冲管后再进行喂食；食物及药物需经充分研碎、溶解后再注入鼻饲管内，鼻饲完毕后再次注入少量温开水防止鼻饲液凝结，造成管道堵塞。

3）定期更换鼻饲管：橡胶胃管对鼻黏膜刺激性强，每周更换一次；DRW胃管由无毒医用高分子材料精制而成，不易损伤胃管及胃黏膜，置管时间可达15 d；硅胶胃管，管壁柔软，刺激性小，可用于留置胃管时间较长的患者，每月更换一次。计划性更换鼻饲管，可于晚间拔除，次日清晨从另一侧鼻腔插入。

4）密切观察胃液的颜色、性状、量，并做好记录。鼻饲前，常规回抽胃液，检查鼻饲管是否在胃内，判断是否有胃潴留。如果距上一次喂食达 2 h，胃内容物有 100 ml，或 1 h 后约有 50% 的鼻饲液残留在胃内，提示患者消化不良，有胃潴留，此时应暂停鼻饲或将胃内潴留物抽吸干净后，按常规量减半进行鼻饲，必要时可加服促胃动力药，促进胃排空。若胃内容物呈咖啡色或鲜红色，提示有出血，应立刻停止鼻饲，并报告医生。

5）口腔护理：因患者不能经口进食，唾液分泌减少，口腔黏膜干燥，口腔的自洁能力减弱或消失，需要用生理盐水棉球或硼砂稀释液进行口腔护理。如患者意识清楚，指导并协助患者漱口，若患者意识不清或不能自理，每天进行口腔护理 2 次，见本章第一节有关内容。

6）向患者及家属解释留置鼻饲管的目的及意义，让其知晓留置鼻饲管的重要性，妥善护理，勿自行拔除。

7）常见并发症及主要护理措施（表 8-3）。

表 8-3　管饲饮食的并发症及主要护理措施

并发症	主要护理措施
误吸	鼻饲前检查管道的位置 评估胃潴留情况，残留多时延迟或暂停输注 在鼻饲时及鼻饲后 2 h 抬高床头 30°～45° 持续、缓慢地输注营养液或变换胃肠营养的方式
腹泻	营养液袋悬挂不超过 4～8 h 每日更换输注装置 控制营养液的浓度、温度和输注速度 检查胰腺的功能是否良好，用低脂肪、不含乳糖的营养液持续喂养
便秘	选择含有纤维素的营养液 监测患者活动能力，与医生合作为患者制定活动计划

并发症	主要护理措施
管道堵塞	在鼻饲液前后用 20 ml 温水冲洗管道
	在管饲前摇匀营养液
	将药丸研碎、溶解后再输注,勿将药物直接溶于营养液,防止凝块

4)护理结局

(1)患者及家属了解鼻饲管护理的意义并配合。

(2)操作规范,确保鼻饲管固定正确、通畅。

(3)无并发症。

二、胃造瘘管护理

1. 概述 经皮内窥镜胃造瘘术(PEG)是在内窥镜引导下,经腹部皮肤放置胃造瘘管,直接给予胃肠营养支持,提高患者生活质量的一种手术。目的是通过胃造瘘管,提供胃肠道营养,满足患者营养需求或通过胃造瘘术进行减压。

2. 护理目标 患者及家属能够了解胃造瘘管护理的有关知识;在留置胃造瘘管期间保证管道通畅,妥善固定,无并发症发生。

3. 护理重点

1)固定(包括内固定与外固定)

(1)保持造瘘管固定松紧适宜,PEG 术后 2 d 内固定较紧,以压迫胃壁防止出血及渗透引起的炎症。后期患者可根据自身的感觉,通过开口纱布的厚度将盘片固定,固定盘片与腹壁保持轻度紧张为宜。固定过紧,会引起疼痛,易造成胃部腹壁缺血坏死;固定过松,营养液及胃液因胃内压力增大时反溢于皮肤,长期刺激易引起皮肤感染、糜烂。

(2)开口处应用胶布粘贴在皮肤上,应做好管道固定处的刻度标记,每班交接,观察造瘘管外露长度,防止管道脱出。

(3)若发生非计划性拔管,应立即停止注食,取平卧位,应用 0.5% 活力碘消毒造瘘口外周,用纱布块覆盖造瘘口,密切观察伤口有无出血,并配合医生做好下一步处理。

2)保持管道通畅

(1)每次注入营养液或药物后用 20 ml 温开水冲管,防止食物存积导管引起堵塞或腐蚀导管,并滋生细菌。

(2)注射器管饲要注意药物需充分研碎、溶解,药物容易沉淀在注射器底部产生堵塞，可边注入药物，边轻摇注射器，使药物和水混匀。

（3）如发生堵塞则轻轻挤压管道，以便再通，如不能再通，则需分离胃造瘘管的连接头，注射器吸水后反复灌冲。

（4）如果患者腹压增大，如剧烈咳嗽可发生反流的情况，可轻轻按压伤口，并在管饲中和管饲后半小时取坐位。

3）造瘘口周围皮肤护理

（1）术后敷料在第一个 24 h 内应每 4 h 检查一次，如有脓性或血性分泌物应及时更换。

（2）注意观察造瘘口周围皮肤情况，注意有无红、肿、热、痛以及胃内容物漏出。

（3）造瘘口形成后改为局部换药 2～3 d 一次，用 0.5% 活力碘消毒，消毒顺序应由内往外；如伤口为感染伤口，则消毒顺序应由外往内。

（4）保持造瘘口周围皮肤清洁、干燥，防止感染，可以用肥皂和清水清洗。

（5）肉芽组织增生的处理：及时用 10% 氯化钠湿敷，2 次/d，使创面形成一个高渗环境可吸附出组织中多余的水分，形成比较干燥的环境，减轻创面水肿，抑制肉芽组织过度生长。

4）口腔护理：因患者不能经口进食，唾液分泌减少，口腔黏膜干燥，口腔的自洁能力减弱或消失，需要用生理盐水棉球或硼砂稀释液进行口腔护理。如患者意识清楚，指导并协助患者漱口，若患者意识不清或不能自理，每天进行口腔护理 2 次，见本章第一节有关内容。

5）常见并发症及其预防处理

（1）造瘘口周围感染及脓肿形成：保持造瘘口清洁干燥，及时换药，沐浴时避免造瘘口碰水；必要时遵医嘱使用抗生素，或行清创引流。

（2）造瘘管漏：多因造瘘口过大、造瘘管细或造瘘管移位，使注入胃腔的食物或药物自造瘘管周围外漏，外漏可以更换大号造瘘管或用丝线缝合过大的造瘘口，如漏于腹腔为内漏，内漏多需要手术治疗，否则会引起严重的腹腔感染。

（3）造瘘管的滑脱、阻塞及断裂：注意固定造瘘管，注食前检查造瘘管，确保造瘘管在胃内。管饲食物应用搅拌机制作均匀，药物需充分研碎、溶解后注入。每次注入食物或药物后，应用 30～50 ml 温开水冲管，以防堵塞或腐蚀造瘘管并使管内滋生细菌。使用不同的管饲制剂交替时先冲洗一次，喂饲温度为 38～40℃为宜。

（4）造口扩大：应妥善固定造瘘管远端，避免用力牵拉。

4. 护理结局

（1）患者及家属理解胃造瘘护理的意义并配合。

（2）操作规范，确保胃造瘘固定通畅。

（3）无并发症。

三、间歇性经口至食管管饲护理（IOE）

1. 概述　根据需要间歇经口途径放置导管至食管，流质营养物质通过该导管注入食管内，通过自身消化吸收提供机体营养支持的方法。既是一种进食代偿手段，也是一种治疗吞咽障碍的方法。

2. 护理目标　患者能够了解间歇性经口至食管管饲护理的相关知识。为患者提供营养物质、水分、药物，以维持患者营养和治疗的需要，维持胃肠道的正常功能，减少胃肠道、代谢失常以及感染等并发症的发生。

3. 护理重点

（1）插管前准备：①完善吞咽造影检查，明确导管长度及位置，一般为18～22 cm。②体位。协助患者取30°卧位或坐位，患者张口，头稍低向前倾。

（2）置管：选取8～12Fr胃肠管，润滑前端，将导管缓慢插入口腔，至喉道时嘱患者进行主动吞咽，并顺势将导管插入所需位置，导管尾端置于口角边缘，轻轻咬合，或用手固定，以免导管移位。

（3）插管成功的标准：置管后患者无明显咳嗽，呼吸平稳；导管末端置于水中，呼气时没有规律气泡溢出；嘱患者发"yi"音，声音清晰；若出现声音改变、剧烈咳嗽或有窒息的迹象、严重呕吐反射则为置管失败，需重新置入。

（4）饮食计划：根据患者自身疾病及营养评估结果，制定个性化的饮食计划，包括食材选择、每餐进食量、进食频率等。吞咽障碍患者宜选择低盐低脂，清淡易消化，粗纤维，营养丰富的食物，每日4～6次，每次进食量为300～500 ml，注食速度控制在50 ml/min为宜。

（5）鼻饲结束后护理：鼻饲结束后反折导管尾端，嘱患者深呼吸，在呼气结束后迅速拔出导管，检查前端是否完整，并保持坐位30 min左右，防止食物反流。

（6）管道护理：导管拔除后用温水或等渗盐水冲洗并晾干后备用，一人一管，每周更换。

（7）观察并记录患者每次摄入量、出量、食物种类、置管时间、管饲时长、患者主观感受、营养状态，监测体重。如果发现患者摄入量和出量不平衡，及时与医生联系，调整进食计划。

4. 常见并发症及预防处理（表 8-4）

表 8-4　间歇性经口至食管管饲并发症及护理措施

并发症	主要护理措施
误插	取 30°卧位或坐位 头稍低向前倾 置管时主动吞咽，顺势插入
误吸	置管成功后牙齿轻咬导管，或用手加以固定，避免因吞咽移位 鼻饲前检查管道的位置 注食速度不宜过快 注食前后用温水冲管
黏膜损伤及出血	插管及拔管动作轻柔 导管不宜用开水冲洗、浸泡 定期更换导管

5. 护理结局

（1）患者及家属理解间歇性经口至食管管饲护理的意义并配合。

（2）操作规范，无并发症发生。

（3）患者营养摄入充足，满足机体需要量。

四、气管切开的护理

1. 概述　气管切开术是用来解除呼吸道梗阻引起的呼吸困难，作为一种辅助治疗手段，维持患者呼吸道通畅。气管切开术后，因气管套管与气管、支气管、肺直接相通，并且患者局部或全身抵抗力低下、有损伤，机体失去上呼吸道生理屏障作用，吸入气体未经过滤、湿化等原因，患者容易出现脱管、窒息、出血、感染等并发症。

2. 护理目标　①确保人工气道通畅、固定稳妥。②预防和及时处理人工气道。

3. 护理重点　应妥善固定，防止管道脱出。气管切开外套管固定方式有扁带固定、止血带固定、固定带固定。

（1）扁带固定：根据患者脖颈、皮肤情况，选择宽窄合适、质地柔软、细密的全棉布料。取两条白色扁带，每条带子分别固定在气管切开外套管两侧侧翼小孔处，一条从颈后绕过，与另一条在颈部侧面打死结，松紧以 1 指穿过为宜。扁带容易被汗渍、血迹或分泌物污染而变得僵硬，摩擦和刺激局部皮肤，引起皮肤红肿、破损甚至糜烂，应经常更换。

（2）止血带固定：取一根内径为 0.5 cm、外径为 0.7 cm 的止血带，测量患者的颈围，长度为患者的颈围值再减去外套管宽度值，约 6 cm。布带一根，长度比止血带长 15～20 cm。于止血带一侧面每隔 3 cm 处剪一小孔，用止血钳夹紧布带一端，通过小孔帮助可顺利使布带穿过止血带，调整好松紧，以穿过 1 指为宜，固定布带两端于外套管两侧翼小孔。止血带表面光滑，质地较软，不易被浸湿，方便清洁，经济实惠，有效避免了院内压疮及感染的发生，临床使用最多。

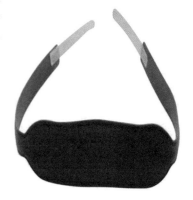

图 8-2　气管固定带

（3）固定带：取气管固定带（图 8-2）一条，固定带两端有魔术贴，分别长 6 cm，将固定带放于患者颈后方中间，带子两端提起，分别穿过气切套管两侧翼的小孔，反折固定于带子颈部侧面，固定带松紧以穿过 1 指为宜。固定带柔软、弹性好、舒适，使用时间持久，价格不等，近年来临床使用较多（图 8-2）。

4. 硅胶套管气囊管理

（1）气囊压力的理想范围：理想的气囊压力是既能防止气囊与气管壁之间漏气，又能避免气囊压迫气管壁，引起缺血、坏死。中华医学会重症医学分会机械通气指南建议，每天检测气囊压力 3 次，将气管切开气囊压力保持在 2.45～2.94 kPa，既可有效封闭气道，又不高于气管内壁黏膜毛细血管渗透压。

（2）为防止上呼吸道分泌物或胃反流物进入气道，进食或进行鼻饲及鼻饲后，应给气囊充气，并给予半卧位或坐位 30～60 min。

（3）气囊放气时，注意同时吸痰，避免气囊上堆积的分泌物进入肺内。

5. 金属气管套管内套管管理　金属套管应每天更换、清洁消毒，或高压蒸汽灭菌。先用过氧化氢溶液浸泡 15 min，在流水下彻底冲洗干净，再用 20%戊二醛浸泡消毒 30 min，最后用生理盐水冲洗干净。如居家带管者，可用专门器具蒸煮金属套管 30 min，将其冷却晾干后使用。

6. 气道湿化　气道湿化的方法和使用次数应根据痰液黏稠度来决定。常采用下列方法湿化。

（1）气道内间断推注法：利用注射器向气道内推注湿化液 3～5 ml，每 2～3 h 一次。

（2）气道灌洗法：向气道内匀速注入生理盐水 10～20 ml，保留 15 s，将痰液稀释后吸出，每天 4～6 次。

（3）超声雾化法：应用超声波能将药液变成细微的气雾，再由呼吸道吸入的方法。其雾量大小可以调节，雾滴小而均匀，药液可随深而慢的吸气到达终末支气管和肺泡。将药液用生理盐水稀释至 30～50 ml，进行 4 h 一次，每次 15～20 min 的湿化。

（4）氧气驱动雾化湿化法：借助高速氧气气流，药物形成雾状后，患者吸入人工气道的方法。将药液稀释至 5 ml，注入雾化器药杯，调节氧流量 6～8 L/min。

（5）持续滴入法：以输液方式将湿化液通过头皮针缓慢滴入人工气道内，低速控制在 4～6 滴/min，每昼夜不少于 200 ml，湿化液中可根据需要加入治疗药物。

（6）人工鼻：也称为湿热交换器（heat and moisture exchanger，HME），可随温度的变化，携水能力有连续性变化。呼气时，随温度下降，析出的水分子被截留在人工鼻中；吸气时，温度在逐渐升高，人工鼻中的水分渐渐补充回气体中。将人工鼻套在气管切开套管口，侧孔与氧气管连接，调节氧流量 3～5 L/min，24 h 更换，如有污染及堵塞及时更换。

（7）加热湿化器湿化：（heated humidifiers，HHs）是以物理加热的方法为干冷的气体提供适当的温度和充分的湿度，为主动湿化方式。选择适合患者的管路连接湿化器，将无菌蒸馏水倒入加湿器中，调节加湿器温度至 37℃，调节患者所需的氧浓度及流量，再将管路连接至患者的气管套管处。

7. 氧疗护理　气管切开后，由于呼吸道完整性受到破坏，双鼻导管吸氧效果不佳，可将双鼻导管前端剪短，一端剪短打死结，另一端插入套管内 2～3 寸，胶布固定，24 h 更换。

8. 切口的护理　严密观察气管切开处有无渗血渗液，每天选用 0.5% 活力碘自切口向外环形消毒，再以生理盐水清洁伤口，切口覆盖纱布，2 次/d，如使用泡沫敷料可延长至 3 d，敷料污染后及时更换。

9. 吸痰　正确掌握吸痰的技巧，能够有效地保护呼吸道通畅，预防和控制呼吸道感染。

10. 常见并发症及其预防处理

（1）堵管：合理气道湿化，及时清理呼吸道；更换内套管，取下内套管时检查是否通畅。

（2）脱管：妥善固定气管套管，护理操作时动作轻柔，避免患者频繁刺激性咳嗽；对烦躁患者予以适当镇静及约束，防止非计划性拔管。

（3）呼吸道感染：护理操作要严格执行无菌操作和消毒制度，加强口腔护理及切口护理，同时减少陪护，严格探视制度，尽量安排单人间病房。

（4）压疮：每日观察切口周围及颈部皮肤，保持局部皮肤清洁干燥，或覆盖水胶体敷料，预防压疮发生。

11. 护理结局

（1）患者气道通畅。

（2）无并发症。

第三节　排痰护理

一、吸痰术

1. 概述

1）定义

吸痰术是指利用负压作用，用导管经口、鼻腔或人工气道将呼吸道分泌物吸出，以保持呼吸道通畅的一种方法。

2）适应证

（1）年老体弱、新生儿、病情危重、麻醉未醒、反射迟钝、会厌功能不全，不能自行清除呼吸道分泌物或误吸呕吐物出现呼吸困难的患者。

（2）窒息时的急救，如食团误入气道、无力咳出，溺水，吸入羊水者。

（3）气管插管或气管切开，需辅助清理呼吸道。

3）相对禁忌证

（1）声门、气管痉挛者。

（2）缺氧而未给氧者，除非确定是由于痰液堵塞气道所致。

（3）上消化道出血，心肌梗死急性发作者。

4）吸痰术的分类

（1）根据气道分类：分为人工气道（气管内吸痰）和自然气道。

（2）根据吸引器分类：分为中心吸痰术，电动吸痰术，注射器吸痰术（在紧急状态下，没有负压吸引装置时可采用此方法吸痰，可采用50～100 ml注射器连接吸痰管进行抽吸）。

2. 护理目标

（1）清除呼吸道分泌物，保持呼吸道通畅。

（2）促进呼吸功能，改善肺通气。

（3）预防肺不张、坠积性肺炎、窒息等并发症。

3. 护理重点

1）评估

吸痰前评估患者意识、生命体征、指脉氧、气道情况、痰液黏稠度、部位、自主咳嗽能力，取得患者配合，选择合适吸痰管。

2）吸痰前后充分给氧

吸氧患者调高氧流量 6～10 L/min，机械通气者予以 100％纯氧 2 min，保证血氧饱和度至 96％以上，增加患者氧储备，减少吸痰过程中可能发生的低氧血症损害。

3）正确选择吸痰用具

（1）吸痰管长度：经口鼻吸痰、气管切开的吸痰管长度约 30 cm；气管插管吸痰管长约 55 cm。

（2）吸痰管的柔软度：应选择管壁光滑、挺直，富有弹性的吸痰管。

（3）气道内吸痰管和口腔吸痰管最好分别选择、分开使用，避免交叉使用，气道内吸痰管应根据气管套管直径选择粗细适宜的吸痰管，一般为气管套管内径的 1/2，不可超过 2/3，一般可选择直径 2～2.5 mm 的吸痰管。

4）吸痰插管深度：经口插管深度为 14～16 cm，经鼻腔插管深度为 22～25 cm，经气管切开插管深度为 10～20 cm，经气管导管插管深度 10～25 cm，根据痰液堵塞部位进行调整。

5）掌握吸痰指征及时机，遵循最小吸痰频次，按需吸痰。

（1）吸痰的诊断标准：①需保持人工气道的通畅性和完整性。②出现需要清除累积肺部分泌物的指征。呼吸机显示屏上容量压力曲线出现锯齿状图案和（或）肺部听诊时存在明显的痰鸣音；机械通气期间吸气压峰值增加或潮气量减少；血氧饱和度和（或）动脉血气值恶化；气道内或口腔内有明显分泌物；无法进行有效的自发性咳嗽；出现急性呼吸窘迫的症状；怀疑吸入胃或上呼吸道分泌物。③需获得痰标本以排除或识别肺炎，或其他肺部感染，或进行痰细胞学检查。

（2）翻身、拍背、雾化、体位引流后吸痰，效果更佳。

（3）监测外周血氧饱和度和血流动力学情况，吸痰前或吸痰中，出现心动过速、室性异位心律增多和氧饱和度的下降，应立即停止吸痰，并给予氧气或连接呼吸机辅助呼吸。

（4）吸痰后肺部听诊，判断痰液是否抽吸干净，若未抽净，间歇 3～5 min，待氧饱和度回升后再抽吸。

（5）观察痰液性状、量，确定合适湿化方式及吸痰频次。

6）控制吸引压力

选择能吸出痰液最小压力，临床常用吸痰压力成年人＜－400～300 mmHg（－40.0～53.3 kPa），小儿＜－250～300 mmHg（－33～40.0 kPa）。

7）掌握吸痰的顺序及部位

（1）一般情况，若鼻腔、口腔和人工气道均需吸痰时，先吸人工气道内的痰液，先将吸痰管不带负压插入气道深部，遇到阻力或患者咳嗽时向外提1 cm，再进行抽吸。

（2）当口腔、鼻腔分泌物明显增多时，先吸口腔、鼻腔，更换吸痰管后再吸人工气道分泌物。

（3）当外露的人工气道或呼吸机螺纹管有分泌物时，应分3步，先使吸痰管带负压由浅到深进行吸痰，直到吸痰管送至气管插管30～35 cm或送至气管套管10～15 cm；然后松开负压，送吸痰管到深部，遇到阻力向外提1 cm，再加负压吸引，后吸口腔、鼻腔分泌物。

（4）人工气道吸痰前应进行声门下吸引，抽吸气囊上方滞留物，避免坠落到气道，同时严密监测人工气囊压力，防止因气囊压力过高引起的气道黏膜水肿、缺血甚至坏死，过低则不能有效封闭气道与气囊间隙，易致误吸的发生，理想的气囊压力一般保持在2.1 kPa以下。

（5）当气管切开处有大量分泌物溢出时，先抽吸切口外的分泌物，再按以上顺序吸痰。

8）控制吸痰的持续时间

吸痰持续时间取决于分泌物的清除情况及患者对吸痰的反应和患者对缺氧的耐受。一般每次吸痰时间不超过15 s。肺高压的吸痰不超过10 s，间歇时间3～5 min。当评估患者呼吸机支持力度大，缺氧耐受能力差时，在有效吸引情况下，吸痰的持续时间尽量缩短，吸痰间歇时间延长，以减轻因吸痰引起低氧血症等并发症。

9）掌握非人工气道的吸痰方法

经口鼻吸痰时，当吸痰管插入咽部时，嘱患者深吸气或咳嗽，以便吸痰管进入气道，刺激患者咳嗽，以便痰液排出，必要时插入鼻通气管及调整吸痰管插入角度，以吸净痰液。

10）预防感染

（1）严格遵守无菌技术操作。

（2）严格遵守标准预防原则。

（3）吸痰用物应符合无菌标准，吸痰管应一用一更换，吸痰托盘4 h更换一次。

（4）严格操作顺序，口鼻吸痰后，更换吸痰管再进行人工气道吸痰。

（5）有条件者，采用密闭式吸痰法。

11）监测吸痰效果

监测患者呼吸音、氧饱和度、皮肤情况、脉搏、呼吸频率和活动度、血流动力学改变、痰液性状、咳嗽能力、颅内压等。呼吸机吸出痰液带有痰块、血块；呼吸机气道高压报警、分钟通气量过低报警；患者呼吸机出现明显困难、呼吸活动度大、呼吸时有很强的声音、氧饱和度急剧降低、大汗、心律失常，均应立即怀疑痰栓形成乃至窒息发生，可能迅速导致患者意外死亡，应需要迅速证实并采取措施。

12）吸引危象处理

如患者处于濒死状态，立即放松气囊，通过高流量氧气面罩经口鼻给氧；应立即准备简易呼吸气囊经口鼻加压给氧；呼叫医生，由医生决定是否立即拔出人工气道。

13）对于吸痰效果不佳者，可在纤维支气管镜下吸痰或灌洗。

14）必要时教会家属及陪护吸痰方法，为居家护理做准备。

15）吸痰法注意事项

（1）吸痰前检查负压吸引装置是否处于备用状态。

（2）吸痰时负压调节应适宜，插管时不可使用负压，以免导管吸附呼吸道黏膜引起损伤。

（3）吸痰动作应轻柔，由深部向上提拉吸痰管，左右旋转，吸净痰液，避免上下提插。每次吸痰时间不超过 15 s。

（4）吸痰过程中应当密切观察患者的病情变化。

（5）痰液黏稠时，吸痰前充分湿化气道，协助患者体位引流，翻身叩背，通过振动稀释痰液。使之易于吸出。

（6）储液瓶的吸出液及时倾倒，不应超过瓶的 2/3，以免痰液吸出损坏机器。

16）常见并发症及处理（表 8-5）

表 8-5　吸痰常见并发症及处理

并发症	原因	处理
气道黏膜损伤	负压过高，吸痰管开口正对气管壁且停留时间长，吸痰管质量差 患者烦躁 呼吸道黏膜有炎症	反折吸痰管末端插管 选择优质吸痰管 吸引时间＜15 s 烦躁者酌情予以镇静

续表

并发症	原因	处理
加重缺氧	吸痰时同时带走一定量的肺泡内的气体，使肺内通气量减少 导管内插入吸痰管后气道阻力增加，造成通气不充分 吸痰时负压过高，时间过长，吸痰管外径过粗，置管过深 使用呼吸机的患者，在吸痰过程中脱机时间过长	已经发生低氧血症者，立即加大吸氧流量或给予面罩加压吸氧 掌握吸痰时间、负压和插管深度 立即上回呼吸机
阻塞性肺不张	负压吸引，减少肺内通气量，促进肺不张 痰痂阻塞，吸痰无效	间歇吸引，时间不宜过长 确诊肺不张，要灌洗，必要时气管切开
气道痉挛	插管刺激引起	吸痰动作轻柔 可暂停吸痰，遵医嘱使用缓解气道痉挛药物
感染	未严格执行消毒隔离制度 吸痰用物不符合无菌标准 各种原因的呼吸道黏膜损伤，破坏了呼吸道黏膜的屏障作用	严格无菌技术操作，防止交叉感染 及时更换吸痰用物，一人一管一用 如已发生感染，遵医嘱使用抗生素治疗并注意体温情况

4. 护理结局

（1）患者呼吸道分泌物被及时吸出。

（2）患者呼吸平稳，缺氧症状缓解或解除。

（3）护士操作规范，无并发症发生。

二、排痰法

1. 概述

（1）定义：排痰法是通过各种辅助技术结合体位协助患者将气道分泌物从细小支气管移至主支气管，以便让患者自行咳痰的治疗护理方法。包括腹部冲击排痰法、胸部排痰、体位引流排痰、机械振动排痰仪排痰法、高频胸壁震荡排痰法、正负压交替引流排痰法。

（2）适应证：适用于各种支气管肺疾病且伴有大量痰液，不能自行清除的患者。

（3）禁忌证：禁用于呼吸衰竭、有明显的呼吸困难和严重发绀者、近期有大咯血、胸部肿瘤、严重外伤、骨折、胸膜下肺大泡、严重心血管疾病或年老体弱不能耐受者。

2. 护理目标

1）促进痰液引出，保持呼吸道通畅，避免痰液淤积。

2）预防感染、减少术后并发症。

3）排痰方法及实施

评估患者病情、意识状态、咳嗽能力、生命体征、配合能力；查看实验室检查结果，阅读胸部 X 线片，确定排痰方法和排痰工具，具体方法介绍如下。

（1）有效咳嗽

指导患者掌握有效咳嗽方法有助于结合其他排痰手法，帮助患者自主将气道远端分泌物痰液排出，排出呼吸道阻塞物并保持肺部清洁，是呼吸系统疾病康复治疗的一个组成部分。

实施要点：协助患者取舒适和放松的坐位或侧卧深屈膝位，两腿上置一枕头，顶住腹部，指导患者缓慢深吸气，于深吸气末屏气，继而身体前倾，头颈屈曲，张口连续进行 3 次爆破性咳嗽。连续 3 次咳嗽后应注意平静呼吸片刻，一般应安排在患者进餐前 1～2 h 或餐后 2 h，持续鼻饲患者操作前 30 min 应停止鼻饲。

（2）腹部冲击排痰法

原理：该原理是冲击腹部，使腹压升高，膈肌上抬，胸腔压力瞬间增高，迫使肺内空气排出，形成人工咳嗽，呼吸道异物或痰液上移，驱出口腔。反复多次使用此方法，可彻底清除深部痰液。

实施要点：操作者位于患者身旁，身体略向前倾。双手掌根置于患者的双侧上腹部，手掌和手指置于患者的双侧胸壁，指导有效咳嗽的方法，嘱患者行 5～6 次深呼吸，于深吸气末屏气，继而咳嗽。在患者呼气末时，用双手掌和手指部向上轻度加压冲击上腹部，迫使膈肌上抬而挤压支气管，这样每次冲击可以为气道提供一定的气量，从而将异物从气管内冲出。重复腹部冲击 5 次为一组，4 组/d。此方法多用于气管切开，痰液黏稠不易咳出或咳嗽功能减弱的患者。但对老年人，因其胸腹部组织的弹性及顺应性差，故容易导致损伤的发生，如腹部或胸腔内脏的破裂、撕裂及出血、肋骨骨折等。

评价：起到肋间肌收缩的作用形成人工咳嗽，促进痰液排出。

（3）胸部排痰法

原理：借助叩击、震颤的机械原理，促进附着在气管、支气管、肺内的分泌物松解以利其排出，改善肺部感染，防止肺泡萎缩和肺不张。

实施要点：选择餐前 30 min 或餐后 2 h 进行，患者取坐位或侧卧位，叩击部位垫薄毛巾，操作者手指并拢，掌心空虚呈杯状，掌指关节屈曲 120°，指腹与大小鱼际肌着落，利用腕关节的力量，有节律叩击，在患者呼气时在肺段相应的胸壁部位进行有节律的叩击，每个部位 2～5 min，40～50 次/min。原则：从下至上、从外向内，从背部第 10 肋间隙，胸部第 6 肋间隙开始，叩击时应避开脊柱、肾脏、肝区和心前区。叩击拍打后，操作者两手交叉或重叠按在病变部位，并压紧再到患者深吸气后缓慢呼气，在呼气末时做快速、轻柔的抖动，连续 3～5 次。

评价：本方法简单易行，可以随时指导并教会照顾者，在住院病房、家居环境下均可使用。

（4）体位引流排痰

原理：利用重力原理，使病灶肺段处于高位，通过分泌物的重力引流，配合使用一些胸部手法，使痰液从病灶处肺段、肺叶支气管引流到大支气管、再流向大气道，经咳嗽排出体外。体位引流常和其他治疗方法合并使用，如雾化、深呼吸、咳嗽、拍背、震颤或吸痰。

实施要点：根据病变部位及患者自身耐受情况，利用枕头或排痰床协助患者采取合适体位，抬高患肺位置，使引流支气管开口向下。先引流痰液较多的部位，再引流另一部位。引流过程中鼓励患者做深呼吸及有效咳嗽，并辅以叩击震颤，每次引流 15 min，每天 1～3 次；5 min 保持重力引流，5 min 拍背震颤，5 min 有效咳嗽，直至分泌物排出。引流过程中注意观察患者反映，若出现咯血、头昏、发绀、呼吸困难、出汗、脉搏细速、疲劳等情况，应立即停止引流；同时备齐吸痰用物，防窒息；引流过程中应有专人陪护，防止坠床；引流结束后协助患者缓慢坐起，并休息片刻，防止出现体位性低血压。

评价：本方法能改善呼吸肌力和效力，产生咳嗽反射，达到最佳的引流效果，提高含氧水平。

（5）机械振动排痰仪排痰

原理：根据物理定向叩击原理设计，其治疗头通过纯机械振动的方式，可对人体产生特定方向周期变化的综合治疗力。一种为垂直于体表的治疗力，它对人体产生叩击、震颤作用可使呼吸道黏膜表面黏液和代谢物松弛和液化，使其变小变松。另一种平行于体表的水平治疗力，它对人体产生的定向挤推、震颤作用可使支气管中已被液化的黏液按定向挤推方向逐步排出体外。

实施要点：由经过培训的专业人员，根据患者病情、体重及耐受程度选择合适的叩击头、振动频率及治疗频率。操作者一手握叩击手柄，一手按紧叩击头，使叩击头紧贴患者体表，从下而上，从外向内，缓慢匀速地移动叩击头，对于有湿啰音或痰鸣音的肺段重点反复振动叩击，叩击时，每次持续 10～15 min，每日 2～4 次，在餐前 1～2 h 或餐后 2 h 进行治疗。

评价：具有恒定的振动频率，且操作方法简单，不受体位限制，不受环境限制，省力高效，减轻护理量，且有助于患者肌肉放松，刺激局部的血液循环，使患者感到轻松舒适，提高患者满意度。

（6）高频胸壁振荡（high-frequency chest wall oscillation，HFCWO）又称高频胸壁压缩或高频胸部压缩，是胸部物理治疗的一种方式。

原理：HFCWO 系统主要由两部分组成，一个可调节强度和频率的空气脉冲主机，以及一个用于穿在患者身上且可充气的背心，两者通过管子连接。脉冲主机将少量气体以一定频率和幅度，快速交替注入背心或撤回，来产生振动运动，此运动属于高频率低幅度运动。它均匀地作用于整个胸壁，并通过胸壁传到肺部各级支气管，反复产生类似咳嗽的剪切力，改变分泌物的理化作用，使分泌物得到松解，促使肺部周边细末支气管的分泌物向大气道移动，在大气道中通过咳嗽将分泌物清除。

实施要点：患者着单层衣物取坐位，操作者将气道清除背心比拟患者体型，确认大小合适，协助患者穿上背心，使背心更好贴合患者，协助患者摆好排痰体位，连接主机与气道清除系统之间管路，打开电源开关。调节合适参数，一般选择 10～14 Hz，按下加压启动键开始排痰。1 次治疗的时为间 15～30 min/次，宜 2～3 次/d。但危重患者耐受性较差，宜减少每次振荡时间，而增加使用次数。治疗 5～10 min 嘱患者咳嗽以排除已松解的分泌物。

评价：该系统操作简便，治疗时无需患者频繁变换体位和配合，直接作用于全胸腔，穿透力强，效果确切。对胸腔挤压，能很好地控制治疗的频率及时间，节律恒定，促进呼吸肌训练，减少呼吸做功。对轻、中度黏稠的肺内分泌物，具有良好的排出效果。此系统无需操作者手持操作，可自动排痰，排痰效果不受操作者个体差异影响，甚至可用于家庭，患者接受度高，更有利于治疗。

（7）正负压交替引流排痰（MI-E），俗称咳痰机

原理：模拟正常人的咳嗽生理机制，控制与患者气道连接的接口处的气道压力，交替地设定充气相正压和排气相负压来回切换，充气相正压缓慢地上升而使患者的肺逐渐膨胀，短暂屏气后快速地切换排气相负压以产生高速的咳嗽气流，从而带出气道内的分泌物。负压相结束后又切换到正压相，如此反复地模拟多次咳嗽，起到廓清肺和逐步锻炼呼吸的作用。

实施要点：由经培训的专科人员协助患者取仰卧位，打开开关键，通过一

个标配的弹性扣鼻面罩与无创气道咳痰机相连，接着根据患者耐受情况和疗效调节吹入和呼出的压力，初次使用的患者为低压（0.98～1.74 kPa），最高可调至5.88 kPa，一个治疗片段有5个或5个以上的治疗周期，每个治疗周期包括5个由正压到负压的循环，紧随其后的是一段时间的正常呼吸，从而起到廓清的作用。

评价：消除解剖死角，保持起到正负压交替作用，减少呼吸做功，辅助恢复肺功能。目前为脑外科、胸外科、呼吸康复中心、ICU重症患者廓清分泌物首选。

3. 观察与记录

操作过程中要有专业护士或家属协助进行，注意观察病情（患者的呼吸情况、血氧饱和度、心率和舒适程度、耐受情况），一旦发现患者呼吸困难、口唇发绀、咯血等异常情况，应立即停止操作并采取相应处理措施。记录每次排痰效果，痰液性状、量、色，为排痰方式、频率、治疗提供依据。

4. 并发症及处理

须是经过培训的专业人员使用手法排痰法或排痰设备排痰，若操作不当会带来相应并发症，常见的并发症及处理如表8-5所示。

表 8-5　排痰法常见并发症及处理

并发症	原因	处理
压疮、皮肤损伤	背心压迫/振频过大 插管和其他引流管的压迫 患者烦躁多动 患者体质消瘦	注意松紧度/振频调节 排痰前将各管道妥善放置 局部皮肤衬垫毛巾减压 烦躁者酌情予以镇静
脱管	管道固定方式欠妥，固定过松 振动时过急 患者烦躁不安 气囊充气不足	妥善固定管道，松紧适宜 加强沟通和宣教 加强气囊的管理 必要时做好约束
血压过低/过高	突然改变体位或体位过低 胸内压增加	排痰前后常规测量血压，观察患者面色，询问自我感觉 改变体位时不宜过快，不宜过低，以患者无不适为宜 如发生应停止，稳定后评估再执行

续表

并发症	原因	处理
心律失常	振频过大、时间过长 患有心脏疾病 情绪紧张	根据患者耐受情况，调节振频和时间 常规检测心率、呼吸、指脉氧和掌握禁忌证 指导患者放松心情 一旦发生，应立即停止并做好对症处理
反流呕吐	体位过低 进食后间歇时间过短 胃潴留明显 振频过大	调节合适体位，先从小幅度开始 空腹或餐后 2 h 进行 排痰前常规回抽胃液测胃残余量，如大于 50 ml 时，应暂停或延长间隔时间
骨折	冲击强度过大、时间过长 患者有骨质疏松	注意控制好强度，先从低强度开始，掌握好 合适时间 评估骨质疏松的程度，严重者禁用

6. 护理结局

（1）能安全、有效清除痰液，保持呼吸道通畅，改善肺通气。

（2）有效预防误吸和肺部感染。

第四节　照顾者的护理照顾

吞咽障碍患者由于病程长、恢复慢，护士作为最直接接触患者的医务人员，扮演着不可忽视的角色，需要承担患者的饮食护理、用药指导、管道护理等。吞咽障碍的康复是一个长期过程，会延伸至家庭，家庭照顾者承担了患者的日常生活护理，对家庭照顾者的健康教育显得尤为重要。

一、吞咽障碍患者的护理要点

吞咽是人类最复杂的行为之一，吞咽障碍是由于下颌、双唇、舌、软腭、咽喉、食管等器官结构和（或）功能受损，不能安全有效地将食物由口送至胃内的一种临床表现。常发生于脑卒中、颅脑外伤、帕金森病等人群。主要表现为饮水呛咳、吞咽困难、语言障碍，常可引起吸入性肺炎，甚至窒息死亡。患者可因进食困难导致营养摄入不足，部分患者还会出现抑郁、进食恐惧、社会隔绝等负性心理，严重影响患者的身心健康、康复效果和生活质量。因此对吞咽障碍患者进行及时正确的评估，采取针对性的康复护理措施，有着十分重要的临床意义。

1. 进食环境的准备 改造居家环境：创造良好的居家设施，保证患者的进食安全及进食心理愉悦。进食环境要求光线明亮，安静，安全，温度、湿度适宜；餐前 30 min 休息，做好进食前准备，保证患者在精神状态良好下进行进食。

2. 进食体位 视病情而定，能坐起的患者采取坐位，不能坐起者采取半坐位。研究证明，对于不同类型吞咽障碍患者，吞咽姿势的改变可改善或消除吞咽时的误吸状态。临床实践中，最好在吞咽造影下，先观察有效吞咽姿势，再采取有效姿势的训练，选择既有代偿作用且又安全的体位，具体包括躯干姿势（坐位姿势与半坐位姿势）和头部姿势（低头吞咽、转头吞咽、侧头吞咽、仰头吞咽）等。

（1）躯干姿势

坐位姿势：对于身体控制良好的患者可采取坐位进食，进食时双脚着地，双膝关节屈曲90°，躯干挺直，前方放一个高度适宜的餐桌，双上肢自然放于桌面，食物放于桌上，让患者能看到食物，以使食物色、香、味诱发患者食欲。必要时可使用就餐椅，可灵活、方便地将患者摆放至合适的进食体位。患者身体坐直，头稍向前倾约20°，身体也可以倾向健侧30°，这样体位可达到最大气道保护，防止误咽。

半坐位姿势：对于躯干控制力量差，坐位平衡 3 级以下的患者可采用半坐位姿势，一般床头摇高 30°～60° 卧位，观察患者有无头晕不适，头部前屈，偏瘫肩部用软枕垫起，照顾者于患者健侧。可以减少食物向鼻腔逆流和误吸。

以上两种体位可以个体化应用。对于偏瘫患者最好采用健侧卧位的半坐卧位，健侧在下，患侧在上，有利于利用重力的作用让食物聚集在健侧，减少患侧的残留；对长期有夜间反流的患者或口水较多患者，提倡将其床头抬高，头偏向一侧。

（2）头部姿势

仰头吞咽：对于口腔运送慢的患者是一项很有用的代偿技术。适用于对有口或舌功能缺损的患者，食团较容易进入口咽期。

低头吞咽：指下巴与胸骨柄接触。适用于气道保护功能欠缺的患者。

转头或头旋转动作。主要作用是使吞咽通道的解剖结构在头偏向的那一侧变得狭窄或关闭，适用于单侧咽喉功能减弱的患者。

3. 食物的选择

食物的质地和液体增稠已成为吞咽障碍管理的基础，可补偿咀嚼困难和疲劳，改善吞咽安全和避免窒息。利用吞咽造影检查或喉镜检查等客观检查来确定合适的质地改良食物。对于食物的质地更为客观的指标是食物的黏度、硬度、附着性和凝聚性四个方面。吞咽障碍患者宜选择密度均匀、黏度适当、有一定的硬度、质地爽滑、易于变形通过咽部和食管的食物。

吞咽障碍患者除了对食物性状有严格要求外，平衡膳食是营养学的一项重要原则。仍需要注重食物的营养搭配及患者的个人爱好，通过食物的调配及结合吞咽的姿势与辅助手法保障患者的安全、有效进食。

4. 喂食方法

（1）进餐前先用棉棒刺激诱发吞咽动作，确定有吞咽功能后才能开始进食。进食时应把食物放在口腔最能感觉食物的位置。最好把食物放在健侧舌后部或健侧颊部，这样有利于食物的吞咽。

（2）进食工具的合理选择：选择长柄、边缘钝厚且容量为 5～10 ml 的小勺喂食，改良筷子，有吸盘的高边碗及碟，使用防滑垫，有盖及细吸管杯或缺口杯，餐具选择颜色靓丽的颜色。

（3）一口量及进食速度：①稀液体 5～20 ml；果酱或布丁 5～7 ml；浓稠泥状食物 3～5 ml；肉团平均 2 ml。②进食速度。在训练中防止食物残留造成误咽，进食速度不宜过快，每一口必须充分咀嚼，吞咽和空吞咽交替进行，每次证实完全咽下后再喂第二口，速度不宜过快，进食时间持续 30 min 为宜。

（4）意识不清、疲倦或不合作时切勿进食。

（5）鼓励患者用健侧进食，避免残留物导致误吸，痰多患者先清理呼吸道再进食。有义齿的患者进食时应先佩戴上义齿再进食。口腔感觉差者，食物送入口时，可适当增加汤匙下压舌部的力量，有助刺激感觉。耐力差的患者宜少量多餐。

（6）如患者有认知障碍，吞咽固体食物有困难时，同样不能咽下大粒的药片或胶囊，可适当给予口令提示，耐心指导患者吞咽，进餐后保持口腔清洁，清除口腔残留物，漱口，餐后保持舒适的半卧姿势或坐位 30～40 min。

（7）对咳嗽反射弱的患者，可自备一个指脉氧，观察喂食过程中的患者血氧波动，如果血氧波动大于 4%，可能存在隐性误吸。

（8）对于开始治疗性进食的患者，可以准备一个喂食日记，记录每餐食物性状、进食时间、耐受能力、24 h 总入量。

（9）用药指导：指导吞咽障碍患者服药，根据患者的吞咽情况来定，如果不能吞下颗粒药物，需要碾碎服用，当患者吞咽情况好转后，将药片放在舌头后方，若为药片，饮水、仰头与吞咽动作一气呵成；若为胶囊，可以喝一口水，于吞食时将头部微向前倾并咽下。指导患者吃药时要专心。专注于吃药和

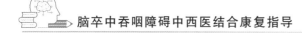

喝水，药物在嘴中别说话，尽可能避免分心。

5. 鼻饲患者防止意外脱管

（1）做好管道风险评估，根据评估分值，启动预防非计划拔管的有效措施。妥善固定鼻饲管，在固定的基础上提高患者的舒适度，在床头挂"防拔管"标识牌，提醒患者、家属及医护人员等，在患者活动时给予协助或提示。

（2）对于躁动、意识障碍、认知能力低下的患者或者有拔管史且依从性差的清醒患者，护士要充分与患者及家属做好沟通工作，讲解约束的重要性和必要性，签署知情同意书，给予保护性约束。

（3）加强巡视及陪护。

6. 发生误吸后急救的方法　海姆立克急救法，也叫海姆立克腹部冲击法（Heimlich Maneuver），是美国医生海姆立克先生发明的，也称为海氏手技。具体方法：救护者站在受害者身后，从背后抱住其腹部，双臂围环其腰腹部，一手握拳，拳心向内按压于受害人的肚脐和肋骨之间的部位；另一手成掌捂按在拳头之上，双手急速用力向里、向上挤压，反复实施，直至阻塞物吐出为止。海姆立克急救法虽然有一定的效果，但也可能带来一定的危害，尤其对老年人，因其胸腹部组织的弹性及顺应性差，故容易导致损伤的发生，如腹部或胸腔内脏的破裂、撕裂及出血，肋骨骨折等，故发生呼吸道堵塞时，应首先采用其他方法排除异物，在其他方法无效且患者情况紧急时才能使用该法。

二、护理照顾存在的问题

（1）护理人员的人力资源匮乏，是每个科室都存在的问题，而且我国的现状仍是重视病症，特别是急症的治疗护理，轻视人文关怀和综合护理。吞咽障碍患者有的多种疾病并存，症状不典型，护士需要熟悉患者的生理、心理特点，疾病的发展过程，对患者病情全方位评估掌握，对病情变化及时做出预判，有预见性地开展护理工作。护士人员不足、护士的专业水平也存在差异，故患者的一些护理工作不能很好地落实。

（2）吞咽障碍患者知识缺乏，不了解自我康复的意义，不能积极配合治疗，不能自觉进行吞咽的功能锻炼及语言功能的恢复训练。

（3）康复是一个长期的过程，据国外报道，20%的患者出院后继续接受社区的康复中心、护理中心等服务机构的照顾，80%的患者回到家里接受来自家属和社区健康保健工作者的照顾，我国由于缺乏相应的机构以及社区医疗资源配置仍不完善，患者只能在家里由家属或保姆照顾，由于这些照顾者普遍缺乏专业的护理知识和康复技能，常常影响患者的康复质量。

三、照顾者的健康教育

（1）吞咽障碍患者误吸容易导致肺炎、窒息等严重并发症，所以吞咽障碍护理工作必须预防误吸的发生。而患者的照顾者承担了患者日常生活的护理，照顾者缺乏误吸方面的知识导致患者发生肺炎、窒息的情况很常见。因此，住院期间必须对患者及家属进行饮食搭配、家庭鼻饲液的制作、鼻饲的注意事项、经口喂食的技巧及注意事项、吞咽康复训练的方法宣教，加强与家属的沟通，取得配合，对照顾者进行预防误吸知识、发生误吸的紧急处理和基本护理技能培训。强调个体化康复护理，增强患者治疗的信心，加强患者心理护理，促进患者的康复，有利于出院后的护理延续进行。

（2）向患者及家属列举介绍一些功能恢复良好的病例，介绍他们的康复经验，帮助患者树立战胜疾病的信心。

（3）在健康教育过程中，同时开通电话咨询、电话回访指导、复诊指导、微信群沟通、家庭访视等，以保证康复工作连续性。

第五节　心　理　护　理

吞咽障碍患者在疾病诊治过程中有着不同程度的心理反应及心理需求，护士为减轻患者痛苦，需要了解患者的心理表现，选择合适的心理干预方法，以爱心、耐心、细心、责任心，为患者提供个性化心理护理服务。

一、心理表现

1. 焦虑心理　患者常常因为突发脑卒中导致吞咽障碍，这类患者会对病情变化感到意外，对疾病转归及治疗不了解，特别是年轻患者，社会角色转变比较突出，既是家庭的支柱又是社会的中坚力量，当他们受到疾病折磨时，会顾虑给家庭带来经济上的负担，牵挂老人的赡养和子女的教育，又惦记着自身事业的进展和个人的成就，担心今后自己成为家庭的累赘，极易产生焦虑情绪，常表现为紧张、烦躁、易激怒、发脾气，不配合检查和治疗。

2. 恐惧心理　多发生在病情较严重，并发症多的患者，患者常惊恐不安，忧心忡忡，沉默寡言，食欲不佳，睡眠差，整天为其病情担忧，担心会被"饿死"，十分关注检查结果及预后情况，希望得到医护人员更多的关爱和指导。

3. 悲观心理　以病情重，恢复慢，住院时间长，家庭经济条件差或缺少家庭温暖的年长患者多见，患者认为自己年老体衰，康复希望渺茫，人生已失去价值，不想再增加家庭及社会负担，因而整天愁眉苦脸，唉声叹气，悲观绝望，丧失了对治疗和生存的信心，严重者拒绝治疗或产生轻生念头。

4. 自卑心理 吞咽障碍患者往往因为疾病及手术后导致的颜面变化而自觉形象改变，难以见人，因而自闭房中，忧郁苦闷，少言寡语，不愿与人交往，不欢迎或拒绝别人探访。

5. 依赖心理 多见于性格内向、行事谨慎且家庭照顾较多的老年患者，多数患者在疾病恢复后期日常生活不能自理，不敢适度活动，各方面均依赖他人帮助。

二、心理问题评估

吞咽障碍的患者康复是一个长期的过程，要实现康复成功，关键在于患者的有效参与，而患者对出现的吞咽功能异常等现实情况难以接受，容易出现心理障碍，将直接影响患者参加康复训练的积极主动性，一定程度地阻碍了吞咽功能的恢复，做好对患者的心理评估，对判断病情进展、转归，为制定护理措施、判断护理治疗成效提供依据。

目前，我国有很多常用量表可以帮助医生了解患者的智力情况，是否存在抑郁、焦虑症状，还可以判定抑郁程度的轻重，以此来判断其将来的恢复情况，常用量表：

1. 认知能力评估表 简易智力状态检查量表（MMSE）能全面、准确、迅速地反映被试者智力状态及认知功能缺损程度。该表简单易行，国内外应用广泛，是痴呆筛查的首选量表。该量表包括以下 7 个方面：时间定向力，地点定向力，即刻记忆，注意力及计算力，延迟记忆，语言，视空间。共 30 项题目，每项回答正确得 1 分，回答错误或答不知道评 0 分，量表总分范围为 0～30 分。测验成绩与文化水平密切相关，正常界值划分标准：文盲＞17 分，小学＞20 分，初中及以上＞24 分。

2. 焦虑评估表 焦虑自评量表（SAS）由 Zung 于 1971 年编制，反映焦虑症状及其严重程度。含有 20 个项目，总分小于 50 分不存在焦虑，50～59 分为轻度焦虑，60～69 分为重度焦虑，大于等于 70 分为重度焦虑，得分越高表示抑郁程度越严重。

3. 抑郁评估表 抑郁自评量表（SDS）由 Zung 于 1965 年编制，能客观地反映被试者抑郁的严重程度。含有 20 个项目，每个项目分别计 1 分、2 分、3 分、4 分；分别对应无或者偶尔、有时、常常、一直是。总分小于 53 分不存在抑郁，53～63 分为轻度抑郁，64～74 分为中度抑郁，大于等于 75 分为重度抑郁，得分越高显示抑郁越严重。

三、护理干预

1. 取得患者信任　通过详细了解患者的性格、嗜好、文化程度和社会阅历等，有针对性地与其沟通，沟通时注意技巧，对不同性别、年龄的患者采取不同的与之相适应的称谓，而不是直接呼唤患者的床号、姓名。可有效拉近与患者之间的距离，与患者迅速建立相互信任的关系，这是建立良好医护护患关系的前提。

2. 训练语言功能，消除自卑心理　延髓性麻痹导致的吞咽障碍往往都伴有语言障碍，造成沟通缺陷，引起患者自卑。护理人员在了解患者病情后，认真做好解释，用自然的语言、表情、态度去影响和改变患者的感受，使其配合治疗和护理，督促和鼓励患者进行积极的语言训练或代偿技能的学习，介绍康复患者现身说法，让患者产生迫切要求学习的愿望。

3. 加强饮食护理，减轻焦虑情绪　患者的焦虑情绪，多因吞咽障碍不能进食引起。因此做好饮食护理非常重要。进食前做好心理疏导，减轻患者心理负担。视吞咽障碍的程度，选择高蛋白、高纤维素、高维生素、高热量、低脂肪的软食、半流质及流质饮食。为患者创造安静的进餐环境，给予充足的时间，并根据患者嗜好调整食物品种。告诉患者减少误吸的方法和技巧，可嘱其将食物放置于健侧，然后将头转向患侧再吞咽，可增宽吞咽通道。对于生活不能自理的患者，护理人员要耐心喂食、喂水或鼻饲。向患者解释进食的重要性，同时每周对患者的吞咽功能评定一次，使患者知道自己的进步及目标的距离，树立战胜疾病的信心，从而减轻焦虑情绪。

4. 加强护患沟通，减轻恐惧心理　多关心体贴患者，细心观察病情变化，主动与其交谈，态度热情，注意礼貌。了解患者的需要并给予解决。采用通俗易懂的语言做好卫生宣教，介绍患者的治疗方案、疾病转归以及目前国内外先进的治疗方法，及时反馈各项检查结果，指导患者如何配合治疗。使其充满信心和安全感，从而减轻恐惧，并能愉快地接受治疗。

5. 强化支持疗法，消除悲观心理

（1）倾听技术：护士必须善于倾听，倾听是必须有言语或非言语方式的反应，鼓励并引导患者倾诉。此外，护士还必须表现出有兴趣听、愿意听，做到耐心听、全神贯注地听。

（2）共情技术：护士视角需要转变，务必要从患者的角度而不是自己的角度看待患者及其存在的问题。表达共情不能一视同仁，而是因人、因事而异，视情而定。

（3）安慰与开导技术：要求护士要有丰富的医学、社会学、心理学、伦理

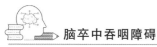

学、哲学等知识和良好的协调能力。总之，医务工作中的安慰是护士综合素质和职业操守的表现，是责任和义务的表露。

（4）解释、建议和指导技术：是帮助患者、家属解除疑惑，以患者为中心，实行人性化服务的方法之一，在护理中有重要地位。

（5）积极的语言技术：积极语言是指赞美、信任和期待的话语，能使患者感觉获得社会支持，增强自我价值，变得自信、自尊，获得一种积极向上的动力，从而积极、主动地参与活动。

（6）暗示：暗示疗法是指护士通过对患者的积极调动来消除或减轻疾病症状的一种方法。恰到好处地运用积极的心理暗示，就会提升生活和生命质量。

6. 重视恢复期指导，削弱依赖心理　老年人，尤其是重病恢复期的老年患者、家庭经济条件好，家属对其关爱有加的患者，依赖心理特别强。对此除向本人，还要向家属说明恢复期自理能力训练的重要性，并积极指导患者做力所能及的日常活动，锻炼自己进食、饮水、自理大小便的能力等，尽快使患者适应日常生活，减轻家属及社会的负担。

总结：要做好吞咽障碍患者的心理护理，首先要与其进行良好的沟通，对患者进行初步分类，不但要熟悉他们普遍的心理状况，而且要注意每例患者的个体差异，在充分分析和认识患者的心理状况后。针对患者的不同心理状态，制定合理的护理措施，同时，护理人员应具有以患者为中心的护理理念及自我牺牲的精神。必须具备较高的专业水平，扎实的理论基础及熟练的技术，能细致入微观察病情，具有较强的处理及解释问题的能力。使患者解除心理困惑，正确对待疾病，调动和发挥患者的积极因素，战胜疾病，维护健康。

（严　卉　李艳芳）

第九章 脑卒中吞咽障碍的并发症与处理

第一节 概　述

吞咽功能由大脑、脑干、脑神经、小脑及其他吞咽反射弧协同完成，任一环节损伤均可引起吞咽障碍。脑卒中吞咽障碍患者表现为饮水呛咳、反复发热，影响患者进食信心；重症患者容易诱发吸入性肺炎、窒息、脱水、营养不良等。吞咽障碍患者的进食方式一般选择留置胃管、肠管或胃造瘘，这些方法在保证患者营养的同时也存在诸多弊端，对患者造成一定的身心创伤，严重影响患者的生活质量。

一、误吸

1. 相关概念　误吸：是指来自胃、食管、口腔或鼻的物质从咽进入气管的过程，可以是固体或液体。

误吸的分类：根据误吸发生后的临床表现可分为显性误吸和隐性误吸。显性误吸伴随着患者进食、饮水及胃内容物反流突然出现呼吸道症状（咳嗽、哽咽、作呕等）或吞咽后声音改变（声音嘶哑或咽喉部气过水声），病情进展较快，一旦发生，可出现呼吸困难和口唇发绀表现，严重者可能发生窒息。隐性误吸患者无典型误吸症状和体征，直到出现吸入性肺炎才被觉察，不易引起家属及医护人员的注意，有的患者仅表现为精神萎靡，反应迟钝及纳差。

2. 误吸的危险因素

（1）意识障碍：意识障碍患者卧床时间长，坠积性肺炎、肺不张合并肺炎等发生风险增加。意识障碍患者因张口反射下降、咳嗽反射减弱、胃肠蠕动减弱、胃排空延迟致胃潴留、贲门括约肌阀门作用下降、体位调节能力丧失以及抵御咽喉部分泌物及胃内容物反流入呼吸道的能力下降，容易发生误吸。

（2）卒中部位：脑干卒中、后循环卒中患者更易发生误吸，其原因可能与病灶导致意识障碍、吞咽困难有关。

（3）吞咽障碍：吞咽障碍是导致误吸的直接原因。脑卒中后吞咽中枢神经传导通路受损、吞咽相关肌肉麻痹、口咽及舌的黏膜感觉减退、舌运动障碍等，导致正常的吞咽活动不能顺利完成，口咽腔及胃肠道分泌物容易进入呼吸道，导致误吸。

（4）气管切开：气管切开状态可导致人体正常生理气道的完整性被破坏，气道的生理功能发生以下变化。呼吸道阻力的下降或消失，吞咽时无法形成声门下气压，吞咽活动时容易出现误吸；有效的咳嗽反射减弱，发生误吸时不能进行有效的气道廓清；肌肉敏感性降低，吞咽活动时吞咽肌群的协调性下降；真声带关闭和协调减弱；吞咽时的喉抬升减弱，均可增加误吸风险。

（5）留置鼻导管：脑卒中后吞咽障碍患者常需留置鼻胃管、空肠管以维持营养摄入，鼻导管置管操作可进一步减弱咽反射、增加呼吸道及口腔分泌物，增加误吸风险。同时，留置鼻导管将影响食管下段括约肌的功能，当患者同时存在胃排空延迟或输注营养液速度过快时可导致胃食管反流，增加误吸风险。

二、肺部感染

急性脑卒中患者肺部感染的发生率约 30%，死亡率达 34%，在患者卒中后 4 周内，卒中后肺炎是造成患者死亡的第 3 位原因，卒中后肺炎所致的死亡事件 1 年内达 20%。

1. 相关概念 社区获得性肺炎（community-acquired pneumonia，CAP）：在医院外罹患的感染性肺实质（含肺泡壁，即广义上的肺间质）炎症，包括具有明确潜伏期的病原体感染而在入院后平均潜伏期内（48 h 内）发病的肺炎。

医院获得性肺炎（hospital-acquired pneumonia，HAP）：患者入院时不存在、也不处于感染潜伏期，而于入院 48 h 后发生，由细菌、真菌、支原体、病毒或原虫等病原体引起的肺实质炎症。

吸入性肺炎（aspiration pneumonia，AP）：是指误吸口咽部分泌物、胃内容物等导致的肺部损伤，严重者可导致严重低氧血症或者急性呼吸窘迫综合征。

卒中相关性肺炎（stroke-associated pneumonia，SAP）：非机械通气的卒中患者在发病 7 d 内新出现的肺炎。

呼吸机相关性肺炎（ventilator-associated pneumonia，VAP）：在气管插管或气管切开进行机械通气治疗 48 h 后或者去除人工气道 48 h 内发生的肺炎。

2. 发病机制

（1）卒中后意识障碍、吞咽障碍造成的误吸及卒中引起的免疫抑制被认为是卒中后肺部感染最主要的发病机制。40%～70%的卒中患者会出现意识水平下降、吞咽障碍、保护性反射减弱、食管下段括约肌功能下降、呼吸运动与吞咽运动的协调性下降、咳嗽反射减弱等，因此易使鼻咽部、口咽部分泌物及胃内容物被误吸至肺内而发生肺部感染。卒中后早期识别吞咽障碍能够为营养管理提供决策依据，早期吞咽功能训练可以减少肺部并发症。

（2）卒中诱导的细胞免疫功能低下是肺部感染发生的重要内在机制。急性卒中后系统性免疫反应能够避免进一步的炎症刺激，从而保护脑组织。但是会造成免疫抑制，引起卒中诱导免疫抑制综合征和感染。即卒中导致脑损伤后释放免疫调节介质 IL-1β、TNF-α、IL-6 及降钙素基因相关肽、神经肽、血管活性肠肽等作用于血管、肾上腺、神经末梢，这些部位释放去甲肾上腺素、糖皮质激素、乙酰胆碱，这 3 种物质作用于中性粒细胞、自然杀伤细胞、Th1 细胞、Th2 细胞、巨噬细胞等免疫细胞上相应的受体，使这些细胞的免疫功能下降，从而产生全身免疫抑制，易于发生感染。此外右侧大脑半球也与 T 淋巴细胞活化有关，因此右侧卒中更易导致 T 淋巴细胞数量和活化下降，使患者感染概率增加。

（3）卒中患者多因肢体瘫痪而长时间卧床，气管内分泌物淤滞坠积于肺底，细菌易于繁殖引起感染。重症卒中会引起全身应激反应，交感-肾上腺系统过度兴奋，儿茶酚胺释放增加，全身血管收缩，肺毛细血管压力急剧升高（肺循环为低压系统），肺瘀血水肿导致神经源性肺水肿，亦可能参与肺部感染的发病过程。

3. 临床表现

（1）发热≥38℃。

（2）新出现或加重的咳嗽或呼吸困难或呼吸急促。

（3）新出现的脓痰，或 24 h 内出现痰液性状改变或呼吸道分泌物增加或需吸痰次数增加。

（4）肺部听诊发现啰音或爆裂音或支气管呼吸音。

（5）年龄≥70 岁的老人，无其他明确原因出现意识状态改变。

4. 肺部感染的危险因素

（1）意识障碍：意识障碍的脑卒中患者发生肺部感染的风险明显升高，格拉斯哥昏迷量表评分<9 分是急性脑卒中后肺部感染发生的独立危险因素。意识障碍导致肺部感染的原因：意识水平下降，导致咳嗽反射减弱，呼吸道分泌物不能有效清理；食管下段括约肌功能不全及胃排空延迟，可因胃排空延迟而

继发胃食管反流、呕吐，进而导致误吸风险增高。意识障碍患者卧床时间长，坠积性肺炎、肺不张合并肺炎等发生风险增加。

（2）卒中严重程度：脑损害越重，神经功能缺损越明显，肺部感染的发生风险越高。重度卒中患者易于发生肺部感染的原因：持续卧床引发坠积性肺炎和压疮；肢体功能障碍和腹肌无力引起咳嗽排痰能力下降；意识障碍引起咳嗽反射下降，呼吸道分泌物清除能力减弱，导致误吸，继而发生肺部感染。同时，卒中病情严重者免疫功能下降，为肺部感染的发生创造了条件。

（3）卒中类型、部位：有研究显示，出血性卒中患者更容易发生肺部感染，其可能原因包括其卧床时间更长、接受侵袭性操作更多及出血性卒中诱导的全身免疫抑制更明显。卒中部位与肺部感染的发生存在一定的关系，研究发现，脑干卒中、后循环卒中患者更易发生肺部感染，其原因可能与病灶导致意识障碍、吞咽困难有关。

（4）吞咽障碍：吞咽障碍及其所导致的误吸是卒中后肺部感染的重要危险因素。脑卒中后导致吞咽中枢受损、吞咽相关肌肉麻痹、口咽及舌的黏膜感觉减退、舌运动障碍等，影响正常吞咽活动的顺利完成，并可导致误吸。口咽、鼻腔及胃肠道分泌物、食物残渣等含有病原微生物，误吸后滞留于呼吸道，增加呼吸道感染风险。

（5）营养不良：营养不良是导致脑卒中患者发生肺部感染的独立危险因素，当脑卒中吞咽障碍患者因吞咽困难导致营养摄入不足时，总淋巴细胞计数、IgA、IgG、IgM、补体 C3、补体 C4 含量均会出现降低，细胞免疫和体液免疫功能均会受到影响，当存在误吸风险时更易出现肺部感染。

（6）侵袭性操作：气管插管、气管切开、机械通气、鼻饲管置管等有创操作技术也是脑卒中患者发生肺部感染的高危因素。气管插管或气管切开可直接损伤咽喉部，破坏气道的自然防御屏障，削弱纤毛的清除能力，抑制咳嗽反射和吞咽动作，增加误吸风险。留置鼻胃管、鼻空肠管影响食管下段括约肌的功能，同时使口咽部分泌物增加，增加胃食管反流及误吸风险。

（7）伴随疾病：糖尿病是脑卒中患者发生肺部感染的独立危险因素，合并糖尿病的急性脑卒中患者并发肺部感染的风险是不合并糖尿病患者的 1.612 倍。导致患者肺部感染风险增加的原因：血糖升高可能抑制白细胞吞噬功能，并影响抗体生成，导致机体免疫能力下降；糖尿病患者红细胞携氧能力下降，变形能力降低，可引起肺部微环境恶化，容易发生感染。

三、营养不良

1. 相关概念

营养不良（malnutrition）：一种不正常的营养状态。由能量、蛋白质及其他营养素不足或过剩造成的组织、形体和功能改变及相应的临床表现。

营养风险（nutritional risk）：现有的或潜在的与营养有关的导致患者出现不良临床结局（如感染相关并发症发生率增高、住院时间延长、住院费用增加等）的风险。

负氮平衡：正常状态下，人体摄入氮（蛋白质）与排出氮（蛋白质）保持动态平衡。当摄入的氮（蛋白质）＜排出氮（蛋白质），即为负氮平衡。

2. 卒中后营养不良的病因

（1）吞咽障碍：吞咽障碍是导致营养不良的重要因素。脑卒中导致患者肢体瘫痪、口面部瘫痪、感觉减退，影响患者主动进食活动。同时，吞咽障碍可导致患者因呛咳而摄食减少，从而发生营养不良。

（2）分解代谢增强：疾病后患者机体处于应激状态，促使下丘脑-垂体-肾上腺素轴以及交感神经系统激活，最终导致糖皮质激素和儿茶酚胺分泌增多，导致身体消耗增加，从而导致患者出现营养摄入量低于身体需求量。

（3）肠道功能障碍：卒中后肠黏膜屏障因应激作用而发生缺血、缺氧及其他功能障碍，肠道内细菌和内毒素通过肠黏膜进入淋巴管、门静脉，继发全身炎症反应综合征，影响机体的消化和吸收功能。同时，脑卒中后可导致患者出现胃肠功能减退，胃排空延迟甚至胃瘫，导致营养的吸收障碍。

（4）情绪心理障碍：卒中后患者精神负担增加，从而产生情绪心理障碍，可使患者对进食或疾病产生恐惧、抑郁等情绪，直接导致摄食不足。

3. 营养不良的诊断标准

根据欧洲肠外肠内营养学会标准，营养不良有两个诊断标准。

（1）BMI＜18.5 kg/m²。

（2）体重下降（非意向性）在任意时间内＞10％，或在最近3月内＞5％，且符合以下两项之一：

BMI＜20 kg/m²（若年龄＜70岁）或＜22 kg/m²（若年龄≥70岁）；

FFMI＜15 kg/m²（女性）或＜17 kg/m²（男性）。

注：BMI（体重指数）＝体重（kg）除以身高（m）的平方（kg/m²）；

FFMI（去脂体重指数）＝去脂体重（kg）除以身高（m）的平方（kg/m²）。

四、水、电解质及酸碱平衡紊乱

1. 水代谢紊乱 水、钠代谢紊乱：在细胞外液中，水和钠的关系非常密切，故一旦发生代谢紊乱，缺水和失钠常同时存在。不同原因引起的水和钠的代谢紊乱，在缺水和失钠的程度上会有所不同，既可水和钠按比例丧失，也可缺水少于缺钠，或多于缺钠。这些不同缺失的形式所引起的病理、生理变化以及临床表现也就不同。

（1）等渗性缺水：此时水和钠成比例地丧失，因此血清钠仍在正常范围，细胞外液的渗透压也可保持正常，但等渗性缺水可造成细胞外液量（包括循环血量）的迅速减少。由于丧失的液体为等渗，细胞外液的渗透压基本不变，细胞内液并不会代偿性向细胞外间隙转移。因此细胞内液的量一般不发生变化。但如果这种体液丧失持续时间较久，细胞内液也将逐渐外移，随同细胞外液一起丧失，以致引起细胞缺水。机体对等渗性缺水的代偿启动机制是肾入球小动脉壁的压力感受器受到管内压力下降的刺激，以及肾小球滤过率下降所致的远曲小管液内 Na^+ 的减少。这些可引起肾素-醛固酮系统的兴奋，醛固酮的分泌增加。醛固酮促进远曲小管对钠的再吸收，随钠一同被再吸收的水量也有增加，从而代偿性地使细胞外液量回升。

病因：消化液的急性丧失，如肠外瘘、大量呕吐等；体液丧失在感染区或软组织内，如腹腔内或腹膜后感染、肠梗阻、烧伤等。其丧失的体液成分与细胞外液基本相同。

临床表现：患者有恶心、厌食、乏力、少尿等，但不口渴。舌干燥，眼窝凹陷，皮肤干燥、松弛。若在短期内体液丧失量达到体重的 5%，即丧失细胞外液的 25%，患者则会出现脉搏细速、肢端湿冷、血压不稳定或下降等血容量不足之症状。当体液继续丧失达体重的 6%～7% 时（相当于丧失细胞外液的 30%～35%），则有更严重的休克表现。休克的微循环障碍必然导致酸性代谢产物的大量产生和积聚，因此常伴发代谢性酸中毒。如果患者丧失的体液主要为胃液，因有 H^+ 的大量丧失，则可伴发代谢性碱中毒。

（2）低渗性缺水：又称慢性缺水或继发性缺水。此时水和钠同时缺失，但失钠多于缺水，故血清钠低于正常范围，细胞外液呈低渗状态。机体调整渗透压的代偿机制表现为抗利尿激素的分泌减少，使水在肾小管内的再吸收减少，尿量排出增多，从而提高细胞外液的渗透压。但这样会使细胞外液总量更为减少，于是细胞间液进入血液循环，以部分地补偿血容量。为避免循环血量的再减少，机体将不再顾及渗透压的维持。此时肾素-醛固酮系统发生兴奋，使肾减少排钠，增加 Cl⁻ 和水的再吸收。血容量下降又会刺激垂体后叶，抗利尿激素分泌增多，水再吸收增加，出现少尿。如血容量继续减少，上述代偿功能无法维持血容量时，将出现休克。

病因：胃肠道消化液持续性丢失，例如反复呕吐、长期胃肠减压引流或慢性肠梗阻，以致大量钠随消化液排出；大创面的慢性渗液；应用排钠利尿剂如氯噻酮、依他尼酸（利尿酸）等时，未注意补给适量的钠盐，以致体内缺钠程度多于缺水；等渗性缺水治疗时补充水分过多。

临床表现：低渗性缺水的临床表现随缺钠程度而不同。一般均无口渴感，常见症状有恶心、呕吐、头晕、视觉模糊、软弱无力、起立时容易晕倒等。当循环血量明显下降时，肾的滤过量相应减少，以致体内代谢产物储留，可出现意识不清、肌痉挛性疼痛、腿反射减弱和昏迷等。

低渗性缺水可分为三度：轻度缺钠者血钠浓度在 135 mmol/L 以下，患者感疲乏、头晕、手足麻木。尿中 Na⁺ 减少。中度缺钠者血钠浓度在 130 mmol/L 以下，患者除有上述症状外，尚有恶心、呕吐、脉搏细速，血压不稳定或下降，脉压变小，浅静脉萎陷，视力模糊，站立性晕倒。尿量少，尿中几乎不含钠和氯。重度缺钠者血钠浓度在 120 mmol/L 以下，患者意识不清，肌痉挛性抽痛，腿反射减弱或消失；出现木僵，甚至昏迷。常发生休克。

（3）高渗性缺水：又称原发性缺水。虽有水和钠的同时丢失，但因缺水更多，故血清钠高于正常范围，细胞外液的渗透压升高。严重的缺水，可使细胞内液移向细胞外间隙，结果导致细胞内、外液量都有减少。最后，由于脑细胞缺水而导致脑功能障碍之严重后果。机体对高渗性缺水的代偿机制：高渗状态刺激位于视丘下部的口渴中枢，患者感到口渴而饮水，使体内水分增加，以降低细胞外液渗透压。另外，细胞外液的高渗状态可引起抗利尿激素分泌增多，使肾小管对水的再吸收增加，尿量减少，也可使细胞外液的渗透压降低和恢复其容量。如缺水加重致循环血量显著减少，又会引起醛固酮分泌增加，加强对钠和水的再吸收，以维持血容量。

病因：摄入水分不够，如食管癌致吞咽困难，重危患者的给水不足，经鼻胃管或空肠造口管给予高浓度肠内营养溶液等；水分丧失过多，如高热大量出汗（汗中含氯化钠 0.25%）、大面积烧伤暴露疗法、糖尿病未控制致大量尿液排出等。

临床表现：缺水程度不同，症状亦不同。可将高渗性缺水分为三度：轻度缺水者除口渴外，无其他症状，缺水量为体重的 $2\%\sim4\%$。中度缺水者有极度口渴。有乏力、尿少和尿比重增高。唇舌干燥，皮肤失去弹性，眼窝下陷。常有烦躁不安，缺水量为体重的 $4\%\sim6\%$。重度缺水者除上述症状外，出现躁狂、幻觉、谵妄，甚至昏迷，缺水量超过体重的 6%。

2. 电解质紊乱

1）钾代谢紊乱

（1）高钾血症：钾是机体重要的矿物质之一，体内钾总含量的 98% 存在于细胞内，是细胞内最主要的电解质。细胞外液中的钾含量仅占总量的 2%，但对维持人体内环境稳定却非常重要。正常血钾浓度为 $3.5\sim5.5\ mmol/L$，血钾浓度超过 $5.5\ mmol/L$ 即为高钾血症。

病因：①钾摄入过多。服用储钾利尿剂，或长期补充钾盐，或肾小管分泌 K^+ 功能障碍引起血钾增高。肾脏排钾功能障碍，肾功能衰竭引起高钾血症临床比较多见，不管是急性或慢性肾脏损害引起的急性或慢性肾功衰竭的患者，在少尿或无尿期都常伴有严重的高钾血症。②酸中毒：发生酸中毒时，细胞外液 H^+ 浓度增高，为正负离子平衡，一方面，H^+ 转入细胞内，而 K^+ 转出细胞外，另一方面，肾小管分泌 H^+ 增加，K^+ 回吸收增多，故细胞外液，尤其血管内液 K^+ 浓度增高。③高渗状态，主要表现为脱水或血液处于高渗状态，使血钾浓度相对升高。蛋白合成障碍，如饥饿、营养不良、机体衰竭，或因疾病状态导致慢性消耗，蛋白合成障碍，不能携带 K^+ 进入细胞内，也可引起高钾血症。④其他如严重感染引起的毒血症，严重缺氧、高渗性脱水等，均可使细胞受损，改变细胞膜的通透性，使 K^+ 透入细胞发生障碍，而使血钾升高。

临床表现：可有意识模糊、感觉异常和肢体软弱无力等。严重高钾血症者有微循环障碍表现，如皮肤苍白、发冷、发绀、低血压等。常有心动过缓或心律不齐。严重者可导致心搏骤停。

心电图表现：血钾浓度超过 $7\ mmol/L$ 者会出现心电图异常变化，早期改变为 T 波高而尖，P 波波幅下降，随后出现 QRS 波增宽。

（2）低钾血症

低钾血症：当血清 K^+ 浓度 $<3.5\ mmol/L$ 时称为低钾血症。脑卒中后吞咽障碍患者中低钾血症较为常见，因为钾在体内没有储备，多余的钾都从尿中排泄，体内血钾需依靠每日饮食补充，当吞咽障碍导致摄入不足时即可出现血钾降低。

病因：引起低钾血症的三大病因即摄入不足、丢失增加和分布异常。不能进食、偏食和厌食的患者，每天丢失的钾不能从饮食中得到补充，时间长即发生低钾血症。钾主要经肾脏排出，消化道、皮肤、唾液也可排钾。患者如出现严重呕吐或腹泻，钾可以从大便或消化液中丢失，长期胃肠减压、胆道引流、服用泻药等都可使胃肠丢钾增多。肾脏疾病，如原发性或继发性醛固酮增多症也可以导致血钾排泄增多；患者发热或精神紧张导致出汗过多，钾未得到补充，也可以引起低钾血症。钾分布异常，即细胞外的钾移入细胞内，体内总体钾并不缺乏。见于低钾性周期性麻痹、Grayes 病、治疗高钾血症时胰岛素用量过大等。

临床表现：①症状体征。最早的临床表现是肌无力，先是四肢软弱无力，以后可扩展至躯干及呼吸肌，一旦呼吸肌受累，可导致呼吸困难或窒息。患者有厌食、恶心、呕吐和腹胀、肠蠕动消失等肠麻痹表现。②心电图表现。心脏受累主要表现为传导阻滞和节律异常。典型的心电图改变为早期出现 T 波降低、变平或倒置，随后出现 ST 段降低、Q-T 间期延长和 U 波。

2）镁代谢紊乱

人体 60% 的镁存在于骨骼中，细胞外液中的镁含量仅占 1%～2%，镁具有调节各种离子通道电流、催化体内多种酶而参与 ATP 代谢，发挥调控细胞生长，维持心肌、骨骼肌及胃肠道平滑肌兴奋性等作用。正常血清镁浓度为 0.75～1.25 mmol/L。

（1）高镁血症

病因：体内镁的调节主要靠肾脏完成，高镁血症常见于急、慢性肾功能衰竭；严重脱水伴少尿；肾上腺皮质功能减退、甲状腺功能减退；静脉镁补充过快；合并糖尿病酮症酸中毒等分解代谢亢进性疾病时，可导致镁转移到细胞外增加，出现高镁血症。

临床表现：内脏平滑肌功能抑制表现，如嗳气、呕吐、便秘和尿潴留等；神经肌肉兴奋性传递抑制表现，如乏力、倦怠、腱反射减弱或迟缓性麻痹、嗜睡、昏迷等；心血管抑制表现，如传导阻滞、心动过缓等。

（2）低镁血症

病因：常见于长期禁食、厌食或长时间肠外营养而没有补充镁；严重腹泻、长期胃肠减压引流等导致胃肠道丢失镁；使用利尿剂或某些肾脏疾病导致排泄增多；合并糖尿病酮症酸中毒、甲亢或严重甲状旁腺功能减退导致肾小管镁的重吸收减少等。

临床表现：低镁血症临床表现与钙缺乏相似，表现为肌肉震颤、手足搐搦及 chvostek 征阳性等，严重者表现为癫痫大发作。低镁血症还常出现眩晕、共济失调、手足徐动症、肌无力和肌萎缩等。

心电图表现：低镁血症容易引起心律失常，心电图可出现 P-R 间期和 Q-T 间期延长。

3）钙代谢紊乱

（1）高钙血症

病因：伴有甲状旁腺功能亢进患者，如甲状旁腺瘤或增生患者；白血病、多发性骨髓瘤患者、维生素 D 中毒患者也容易发生高钙血症。

临床表现：轻度高钙血症常无特异性症状，血钙明显增高患者可出现恶心、呕吐、疲乏无力、精神不集中、失眠、抑郁、腱反射迟钝、肌力下降等，严重者可出现意识不清甚至昏迷。高钙血症可使心肌兴奋性增加，容易出现心律失常及洋地黄中毒，心电图表现为 Q-T 间期缩短。

（2）低钙血症

病因：维生素 D 缺乏，如食物中维生素摄入缺乏或光照不足；梗阻性黄疸、慢性腹泻、脂肪泻等影响肠道吸收；肝硬化或肾功能衰竭导致维生素 D 合成障碍；甲状旁腺功能减退导致甲状旁腺素缺乏，破骨减少，成骨增加，可造成低钙血症。

临床表现：表现为口周和指（趾）尖麻木及针刺感、手足抽搐、腱反射亢进、chvostek 征阳性，严重时可导致喉、气管痉挛、癫痫发作甚至呼吸暂停。精神症状可表现为烦躁不安、抑郁及认知功能减退。心电图典型表现为 Q-T 间期和 ST 段明显延长。

4）磷代谢紊乱

（1）高磷血症

病因：急性酸中毒、高热、恶性肿瘤等可促使磷向细胞外移出；甲状腺功能亢进可促进溶骨发生，导致高磷血症；肾功能不全、甲状旁腺功能低下均可导致磷排泄减少。

临床表现：高磷血症增加钙磷沉积风险，从而导致软组织及肾脏钙化，引起肾功能衰竭；高磷血症常继发低钙血症，使患者出现抽搐、心律失常、低血压等临床症状。

（2）低磷血症

病因：饥饿、禁食、反复呕吐、腹泻等均会导致肠道磷吸收减少；糖尿病、代谢性酸中毒、长期使用利尿剂或皮质激素可导致尿磷排泄增加；应用胰岛素、大量静脉推注葡萄糖可促进磷进入细胞；长期肠外营养而未补充磷等均可导致血磷降低。

临床表现：低磷血症可引起代谢性脑病，表现为易激动、意识障碍；神经肌肉症状表现为肌无力、呼吸困难；胃肠道症状表现为食欲下降、恶心、呕吐、腹泻、便秘等；重度低磷血症还可出现心律失常、急性心力衰竭、心搏骤停、低血压、休克等表现。

第二节　误吸与肺部感染的防治

一、误吸

1. 误吸的诊断　根据患者存在吞咽障碍病史、临床表现可诊断显性误吸，同时可借助吞咽功能评估协助诊断。

2. 误吸的康复评估

（1）洼田饮水试验：该评估为吞咽障碍常用的筛查方法之一，具有分级清楚、操作简单的优点，但需要患者意识清楚且能配合完成，不适合有意识障碍和认知功能障碍的患者，也不适合隐性误吸的诊断。

（2）标准吞咽功能评估（standardized swallowing assessment，SSA）：该检查如患者任意一项阳性即终止检查，认为患者 SSA 筛查阳性，提示可能存在误吸；如上述检查项目均无异常，则认为患者 SSA 筛查为阴性，不存在误吸。

（3）"Any Two"试验：该检查一共 6 项，如出现 2 项或以上异常则该试验阳性，提示可能存在误吸；如出现 1 项或以下阳性，则该试验阴性，提示患者不存在误吸。

（4）电视透视吞咽功能检查（video fluoroscopic swallowing study，VFSS）：该检查是吞咽障碍检查的"金标准"，可有效弥补床旁吞咽功能评估检查在诊断隐性误吸方面的不足，不仅能了解受检者的吞咽功能情况，还可以准确区分误吸与渗透，发现隐性误吸。

（5）纤维/电子喉镜检查（fibrioptic endoscopic evaluation of swallowing，FEES）：电子内镜检查具有直接观察患者咳嗽、屏气、发音时咽部结构的运动情况，有助于分析吞咽障碍的发生机制，可以在床旁完成，没有放射性，可以重复检查等优点。

3. 误吸的防治

（1）筛查与评估：对患者病情进行全面评估，包括意识状态、吞咽功能、咳嗽反射、胃肠功能、营养评估、喂养量与方法、是否使用呼吸机、患者体位等。

（2）置管方式选择：有高度误吸风险的患者应留置鼻空肠管，否则留置鼻胃管，深度 50～60 cm。经鼻肠管进食，可以有效地减少胃残量，因而减少肺部感染的发生。肠内营养支持＞4 周的患者建议进行胃造口营养支持。

（3）喂养方式的选择：根据患者胃肠功能，有无腹胀、腹泻、呕吐和胃潴留情况，判断其对肠内营养耐受程度，掌握喂养指征和方式方法、注意事项及可能发生的并发症。对昏迷患者采用滴注式喂养，营养液用营养泵，24 h 经鼻胃管持续滴注或间歇喂养；对意识清楚，不耐受鼻饲管者，则拔出鼻饲导管给予口服。注意床头高度、营养液温度、浓度、速度、喂养前、中、后的冲洗。温度为 35～37℃，从低浓度、低剂量开始，以减少肠内营养并发症的发生。喂养速度注意先慢滴，适应后再快滴，尤其老年人。初始速度为 30～50 ml/h，12～24 h 后逐渐增加剂量，2～3 d 增至 80 ml/h，最多不超过 120 ml/h，每天总摄入量 1 000～1 500 ml，根据情况随时调整剂量及滴速。

意识障碍患者要密切注意保持呼吸道通畅，及时清除口腔分泌物，必要时床旁备负压吸引器。一旦发生误吸，应立即停用胃肠内营养，立即吸出气管内液体及胃内容物，协助翻身、拍背，并给予吸氧，保持呼吸道通畅，必要时行气管插管或气管切开。

（4）体位管理：循证医学研究证实，抬高床头 30°～40°保持 30 min，可防止胃食管反流，避免口咽部分泌物吸入。半卧位有利于食物通过幽门进入小肠，减少胃内容物潴留，从而有效减少反流误吸，还可使膈肌下降，胸腔容积相对增大，患者肺活量增加。因此为降低反流误吸风险，肠内营养期间应保持床头抬高 30°～40°。

（5）胃内残留量的判断：胃残量是影响肠内营养输注及胃食管反流的重要因素。鼻饲前应先抽吸胃内容物，了解胃排空情况。若残留量＞100 ml，提示有胃潴留现象，需延长间隔时间，预防性应用胃动力药，促进胃蠕动，多于150～200 ml 应暂停喂养或行胃肠减压。

（6）其他：管饲喂水、药及外出检查、转运前、血糖升高、病情发生变化时，均要抽吸胃液监测，喂药后关闭营养管 30～120 min。鼻饲后 30 min 内不宜翻身、叩背、吸痰等操作。若患者突然出现呼吸道分泌物增多时，应警惕有无胃内容物反流误吸。

二、肺部感染

1. 肺部感染的诊断

（1）患者存在典型的肺部感染临床症状。

（2）外周血白细胞$\geqslant 10\times 10^{9}/L$或$\leqslant 4\times 10^{9}$L，伴或不伴核左移；胸部影像学检查发现新出现或进展性肺部浸润性病变。

（3）病原学检查（痰培养、血培养）发现特异性病原菌。

2. 肺部感染的康复评估

（1）床旁评估：①吞咽障碍的病史采集。②口面部检查。吞咽器官的感觉、运动、反射等的体格检查。③试验性吞咽功能评估。测试患者吞咽不同性状及黏度的食物，观察吞咽过程，评价吞咽障碍情况。常用的临床评估量表包括容积-黏度吞咽测试（volume-viscosity swallowing test，V-VST）、Gugging吞咽筛查（Gugging swallowing screen，GUSS）、Logemann改良的临床床旁评估（clinical bedside assessment，CBA）。

（2）仪器评估：电视透视吞咽功能检查（VFSS）和纤维内镜吞咽功能检查（FEES）。两种方法都是通过观察吞咽器官的结构、试验性吞咽过程中病理、生理改变来明确吞咽功能的改变、为制订治疗策略提供依据，并监测治疗的效果。

（3）实验室及影像学检查评估：根据患者血液分析、胸部X线或CT评估患者肺部感染改善情况。

3. 肺部感染的防治

（1）实施吞咽功能筛查：引起脑卒中后肺部感染的主要风险因素是吞咽困难造成患者食物误吸。国外研究显示，脑卒中患者的吞咽障碍筛查率在经过护士床边评估、语言治疗师评估干预后，比例从39.3%升高到74.2%；医院获得性肺炎发生率干预前为6.5%，干预后为2.8%，发生率明显下降。

（2）口腔护理：口腔及咽部分泌物中的细菌如误吸入到气道中会导致肺部感染，加强口腔护理及综合管理（使用生理盐水、氯己定或聚维酮碘含漱液冲洗、刷洗牙齿和舌面等），可以减少口咽部条件致病菌，避免其移位和易位，减少或预防肺部感染的发生。

（3）喂养管理：患者吞咽功能在采用肠外营养方式后可减退下降，可能与该种方式会使得口腔黏膜干燥，从而有利于生长致病菌有关，肠内营养在口腔细菌寄殖的减少方面比肠外营养更有优势，所以尽可能运用肠内营养方式。研究表明，由于解剖学位置致使十二指肠置管与胃管相比较，在应对胃食管反流方面，十二指肠置管为较佳的选择。正确的胃管操作非常重要，与幽门后相对比，胃管的前端放置在屈氏韧带以下，具备显著优势。进行鼻饲之前，配合 X 线进行置管位置的查看，该种方法比运用听诊器听诊并抽取胃内容物测 pH 值更为可靠。

经口进食者建议食用软烂、稠厚的食物（米糊、蛋羹、酸奶、豆腐脑等），而不是黏稠或稀薄的液体。进食时应尽量保持下颚向下，头转向一侧，并鼓励吞咽少量食物、多次吞咽及每次吞咽后咳嗽。

管饲者喂养前核实喂养管位置：喂养管错位，如置于食管或误入支气管是喂养的严重并发症之一，可以导致肺炎。X 线检查是判断喂养管位置的"金标准"。昏迷、镇静、咳嗽反射减弱或消失的患者，首次喂养前进行 X 线检查核实喂养管的位置有一定的意义。如果喂养过程中发生误吸或者怀疑喂养管移位，应再次通过 X 线检查核实喂养管位置。

幽门后置管喂养：存在幽门梗阻、胃瘫、食管反流或者误吸的患者，采用幽门后置管喂养的方式可以减少肺炎的发生。

预期持续较长时间（＞2～3 周）无法恢复吞咽功能者建议通过经皮内镜下胃或十二指肠造瘘给予营养支持治疗。

（4）气道管理：因痰液较多导致严重低氧血症（氧分压≤60 mmHg），鼻导管或面罩吸氧不能改善，需置入人工气道，评估 1～2 周可以改善者，经口或者经鼻插管，否则给予气管切开，以通过吸痰管吸引远端的气道分泌物，更有利于痰液清除。痰液淤积或者有明确吸入者可用纤支镜吸引，操作频度根据患者痰液量个体化调整，初始每天 1 次，随着痰液减少隔天或者 1 周 1 次。因舌后坠、颈短肥胖导致上气道阻塞的患者，给予鼻咽通气道保持气道通畅；高流量氧疗因吸入气体流量高，湿化好，并且可产生一定水平的呼气末正压，逐渐成为重要的氧疗和气道管理的手段，有条件者可以积极应用。加强痰液引流，静脉注入或雾化吸入盐酸氨溴索、乙酰半胱氨酸、羧甲司坦等药物以充分稀释痰液。护理方面需定时翻身、拍背、变换体位（体位引流痰液）和吸痰，可选用排痰机等机械物理方式促进呼吸道分泌物排出。

（5）氧疗与呼吸支持：动态监测患者的血氧饱和度或者血气分析，血氧饱和度保持在 94%、氧分压保持在 70 mm Hg 以上；如果出现低氧血症可给予持续鼻导管吸氧或者高流量氧疗；如果常规氧疗无效，出现严重的低氧血症或者呼吸衰竭（氧分压≤60 mm Hg）时给予机械通气。伴有意识障碍的卒中患者是无创机械通气的禁忌人群。

（6）抗感染治疗：抗感染的治疗原则是经验性治疗与目标抗感染治疗有机结合，初始经验性治疗应该及时充分；同时应该高度重视病原学检查，以早期、准确地获得目标抗感染治疗的证据，优化抗感染治疗方案。

（7）对症治疗：体温＞38.5 ℃给予退热（药物或者物理降温）、补充液体、止咳、平喘等治疗。

第三节　负氮平衡与营养支持治疗

脑卒中是临床上常见的疾病，具有高发病率、高病死率、高致残率的特点，其中吞咽障碍是该病较为常见的一种并发症，约 45% 的脑卒中患者入院时存在吞咽障碍，其中一部分患者会存在长期的吞咽障碍，吞咽障碍是脑卒中发生营养不良的独立危险因素。脑卒中后营养不良的发生率为 6.1%～62%，是导致卒中复发、引发各类感染以及加深患者病情的独立危险因素。脑卒中伴吞咽障碍极易发生负氮平衡，使患者免疫功能低下，发生水、电解质紊乱及呼吸道感染等，影响患者的功能恢复，从而增加脑卒中患者的预后不良。患者脑卒中病发后，往往因吞咽能力丧失而不能有效摄取维持机体运转的热量，出现负氮平衡、低蛋白、炎性介质水平升高等表现，而患病中的机体又因应激反应导致耗氧量明显增加，总体呈现蛋白质高代谢分解状态，蛋白质分解增加后，脂肪动员则会进入加速状态以维持人体能量供给，从而造成营养不良。

脑卒中合并吞咽障碍的患者负氮平衡发生的原因在于供求失衡，根据患者病理生理的特点，负氮平衡发生的原因可能有以下几点。

1. 脑卒中伴吞咽障碍患者营养物质往往摄入不足，急性期机体处于高代谢、高分解状态，需要消耗大量能量，患者极易出现负氮平衡、低蛋白血症等。

2. 脑卒中后患者的胃肠道蠕动减弱、消化液分泌减少，易造成胃肠功能紊乱，从而使营养物质不易吸收，机体为维持能量的代谢平衡，脂肪、蛋白质分解加速，进而会使体内蛋白质、脂质进一步丢失而加重营养不良。

营养支持的目的：在早期为患者补充机体所需的营养素，纠正负氮平衡，恢复机体的正常代谢，从而增强机体免疫功能，帮助机体维持正常生理状态。

本章节主要讨论脑卒中合并吞咽障碍患者营养评估及营养支持治疗，旨在加强患者饮食与营养均衡的意识，协助临床医生对脑卒中合并吞咽障碍患者提供高质量的营养评估与治疗，从而提高患者的治疗效果，减少并发症，增加患者康复治疗效果。

对脑卒中合并吞咽障碍患者而言，导致患者营养不良的原因有摄入不足和需求增加两方面的原因，营养物质摄入不足引起的营养不良可以通过营养支持得到纠正。但是在脑卒中急性期，疾病分解代谢增强，能量负平衡和负氮平衡却无法单独通过营养支持得到纠正，即使摄入大量营养物质也无法纠正，只有在有效控制原发病，人体组织进入合成代谢阶段，才能有效恢复消耗的机体组成，获得良好的临床结局。科学合理的营养支持能有效改善患者营养状况、减少并发症、增强免疫力，从而改善患者的预后。通过营养评估可及时发现营养不良或有潜在营养不良危险的患者，以便及时给予营养支持。因此，早期以及系统的营养评估对指导个体化营养支持治疗显得尤为重要。

一、营养评估的目的

营养评估可以达到以下目的：①判断患者是否存在营养不良或潜在营养不良的风险；②评估营养不良的严重程度；③为营养支持治疗提供依据。

营养评估的第一步是营养筛查，是最基本的一步，对筛查有风险的患者需要进一步做营养评估，从而对营养不良做出精确的诊断。

营养风险筛查首先要了解患者的病史，如体重减轻情况、进食情况等。针对患者营养不良风险的筛查，临床常用的为 NRS-2002 评分量表。

1. NRS-2002 评分量表 2002 年在欧洲肠外肠内营养学会上推出的用于筛查成年住院患者营养评估的量表，该量表分为初筛表和最终筛查表。具体见表 9-1。

表 9-1　NRS-2002 评分量表

一、患者资料			
姓名		住院号	
性别		病区	
年龄		床号	
身高（m）		体重（kg）	
体重指数（BMI）		蛋白质（g/L）	
临床诊断			

续表

二、疾病状态		
疾病状态	分数	若"是"请打钩
骨盆骨折或者慢性病患者合并有以下疾病：肝硬化、慢性阻塞性肺病、长期血液透析、糖尿病、肿瘤	1	
腹部重大手术、卒中、重症肺炎、血液系统肿瘤	2	
颅脑损伤、骨髓抑制、加护病患（APAC＞10 分）	3	
合计		
三、营养状态		
营养状况指标（单选）	分数	若"是"请打钩
正常营养状态	0	
3 个月内体重减轻＞5％或最近 1 个星期进食量（与需要量相比）减少 20％～50％	1	
2 个月内体重减轻＞5％或 BMI 18.5～20.5 或最近 1 个星期进食量（与需要量相比）减少 50％～75％	2	
1 个月内体重减轻＞5％（或 3 个月内减轻＞15％或 BMI＜18.5 或血清白蛋白＜35 g/L 或最近 1 个星期进食量（与需要量相比）减少 70％～100％	3	
合计		
四、年龄		
年龄≥70 岁加算 1 分	1	
五、营养风险筛查评估结果		
营养风险筛查总分		

（引自：2002 年欧洲肠外肠内营养学会）

1）NRS-2002 评估量表对于营养状况降低的评分及其定义

（1）0 分：定义——正常营养状态。

（2）轻度（1 分）：3 个月内体重丢失 5％或食物摄入为正常需要量的 50％～75％。

（3）中度（2 分）：2 个月内体重丢失 5％或前一周食物摄入为正常需要量的 25％～50％。

（4）重度（3 分）：1 个月内体重丢失 5％（3 个月内体重下降 15％）或

BMI<18.5 或者前一周食物摄入为正常需要量的 0%~25%。

（注：3 项问题任一个符合就按其分值，几项都有按照高分值为准）。

2）NRS-2002 评估量表对于疾病严重程度的评分及其定义

（1）1 分：慢性疾病患者因出现并发症而住院治疗。患者虚弱但不需要卧床。蛋白质需要量略有增加，但可以通过口服补充剂来弥补。

（2）2 分：患者需要卧床，如腹部大手术后，蛋白质需要量相应增加，但大多数人仍可以通过肠外或肠内营养支持得到恢复。

（3）3 分：患者在加强病房中靠机械通气支持，蛋白质需要量增加而且不能被肠外或肠内营养支持所弥补，但是通过肠外或肠内营养支持可使蛋白质分解和氮丢失明显减少。

3）NRS-2002 评估量表评分结果与营养风险的关系

（1）总评分≥3 分（或胸水、腹水、水肿且血清蛋白<35 g/L 者）表明患者有营养不良或有营养风险，即应该使用营养支持。

（2）总评分<3 分：每周复查营养评定。以后复查的结果如果≥3 分，即进入营养支持程序。

（3）如患者计划进行腹部大手术，就在首次评定时按照新的分值（2 分）评分，并最终按新总评分决定是否需要营养支持（≥3 分）。

2. 脑卒中合并吞咽障碍患者 NRS-2002 评分标准　NRS-2002 评分≥3 分提示有营养不良风险，需要进行营养干预；NRS-2002 评分≥5 分为高营养不良风险患者，要尽早给予营养治疗。所有入住 ICU 的脑卒中患者，均应尽早对患者启动营养不良风险评估。

3. NRS-2002 评分量表的优点　可预测患者营养不良潜在风险，动态判断患者营养状态变化。临床上医生、护士都可进行此量表的操作，简便易行，患者容易接受。

4. 注意事项及原则　欧洲肠外肠内营养学会营养筛查指南建议遵守以下原则：①所有患者在入院时均应接受筛查；② 如果患者存在营养不良风险，制定出营养计划；③必须动态监测并评估效果；④评估结果和营养保健计划应与其他卫生专业人员进行交流。

二、营养评估

常用的营养状态评价指标：人体形态测量学指标（如小腿围度、皮下褶皱厚度等）、去脂体重（FFM）以及脂肪量（FM）、体重下降程度，以及是否存在引起厌食症的其他原因（如疾病、药物和年龄等）、生化指标（白蛋白等）。

（一）营养史

记录患者的进食日志（如 3～7 d 的饮食摄入记录）对评估营养状况很有帮助。另外，要求患者回忆最近 1 d 的进食情况也可辅助评估。

（二）人体测量

1. 体重与体重指数 营养评估中最简单、直接又可靠的指标，可从总体上反映人体营养状况。

评定标准：只要符合以下任何一种情况，即可诊断营养不良。

（1）$BMI<18.5\ kg/m^2$。

（2）在明确时间段内，体重非人为因素下降＞10％，或者 3 个月内体重下降＞5％；在此基础上，符合以下两点之一即可诊断。

$BMI<20\ kg/m^2$（年龄＜70 岁）或 $BMI<22\ kg/m^2$（年龄≥70 岁）。

$FFMI<15\ kg/m^2$（女性）或 $FFMI<17\ kg/m^2$（男性）。

2. 三头肌皮褶厚度（triceps skinfold thickness，TSF） 正常参考值男性为 8.3 mm，女性为 15.3 mm。实测值为正常值 90％以上为正常，80％～90％为轻度营养不良，60％～80％为中度营养不良，＜60％为重度营养不良。

3. 上臂肌肉周径（arm muscle circle，AMC）

$$AMC＝臂周径（cm）－［TSF（mm）×0.314］$$

上臂肌肉周径实测值为正常值 90％以上为正常，80％～90％为轻度营养不良，60％～80％为中度营养不良，＜60％为重度营养不良。

4. 人体成分测量法 包括生物电阻抗法和双能 X 线吸收测量法。

（1）生物电阻抗法：目前已成为一种广泛应用的测量、评估人体成分的方法，此方法无创、简单易操作。通过将微弱的交流信号传入到人体，通过测定电流阻抗来分析人体构成成分，可评估人体脂肪含量和肌肉质量。

测量方法：测试者打开电源，输入受试者相关信息，站在测试台上面，两手握住测试仪的两个手柄位置，分别向体侧打开，与身体成 30°左右的夹角，然后点击测试即可。

观察指标：水分总量、蛋白质、无机盐、体重（kg）、身体脂肪（BF）、身体脂肪比率、腰臀脂肪分布比率、骨骼肌（kg）、去脂肪体重、肌肉量、身体质量指数（BMI）。

生物电阻抗法的优点为检测时间短、操作简单且无创，显示的营养不良状况和电解质变化要先于体重变化或血生化的变化，这样就给临床治疗提供了先机，提高了患者的救治力。同时，进行生物电阻抗检测，还可以估测瘀滞液体的体积和分布，进而评估心、肺及肾脏系统的功能状态。

（2）双能 X 线吸收测量法：通过低剂量 X 射线可较为精确地测定人体脂肪组织、肌肉组织及全身骨密度等，特别在测定四肢骨骼肌质量时具有较高的准确度。

测量方法：受检者去除身上金属物件，仰卧在测量床上，上肢伸展，平放于体侧，两足微并，脚尖向上。

观察指标：全身骨矿盐含量（BMC）、全身脂肪含量（Fat）、瘦组织含量（Lean）、腰腹部区域脂肪含量（A Fat）、髋部区域脂肪含量（G Fat）、全身脂肪百分比（％Fat）、腰腹部区脂肪百分比（A ％Fat）、髋部区脂肪百分比（G ％Fat）、腰腹部区与髋部区脂肪比值（A/G）。同时测量受检者的身高、体重，并计算 BMI。

双能 X 线吸收测量法优点为安全、方便、放射线吸收剂量低、检查时间短。

（三）实验室指标

1. 血清蛋白水平测定　包括白蛋白、前白蛋白、转铁蛋白和视黄醇结合蛋白等。

患者低蛋白血症持续存在，是判定营养不良的可靠指标，一般可反映最近 2～3 周的营养状态，白蛋白初次测定数值低于 25 g/L 提示预后不良。但由于白蛋白半衰期较长，不能用于连续监测，而前白蛋白和视黄醇结合蛋白的半衰期短，对于营养状态的动态评估和营养治疗的疗效评价较好。

2. 肌酐-身高指数（CHI）　肌酐-身高指数随摄入的蛋白质水平变化而变化，只要每日摄入蛋白质的量稳定，可以用于监测身体的营养状况。CHI 可反映机体蛋白质的摄入及体内蛋白质的合成及分解状态，与肌肉总量、体表面积及体重密切相关，不受水肿等并发症的影响。CHI 在 60％～80％为轻度蛋白质缺乏，CHI 在 40％～59％为中度蛋白质缺乏，CHI＜40％为重度蛋白质缺乏。因此，对于肾功能正常的患者，CHI 可作为营养评估的实验室指标。

3. 免疫功能指标　包括淋巴细胞总数和迟发型超敏反应。淋巴细胞总数易受病毒感染、免疫抑制及脾功能亢进等多因素影响，因此不能准确地反映患者的营养状态。

（四）营养支持治疗

在充分评估者的营养状态后，需对患者的营养需求制定营养计划，使患者营养状态维持正常水平。营养支持包括肠内营养和肠外营养，用于营养治疗的主要营养素包括碳水化合物、蛋白质、脂肪、电解质、维生素、水等。

（五）营养治疗方案

吞咽障碍膳食管理目的是保持患者良好的营养状况，预防误吸、脱水，延缓吞咽功能损害。因此，应根据患者的病情制订个体化的治疗方案。

1. 能量　对于病情平稳的患者，总能量可按 $25\sim35$ kcal/kg；对于重症或病情不平稳的患者，可适当减少能量至标准能量的 80% 左右；对于有严重营养不良者，尤其是长期饥饿或禁食者，应严格控制起始喂养目标量，逐渐增加营养素摄入（包括肠内和肠外途径），避免再喂养综合征的发生。

2. 蛋白质　蛋白质目标需要量为 $1.0\sim2.0$ g/（kg·d），如伴有慢性肾病患者，非替代治疗期间，慢性肾脏疾病 1~2 期为 $0.8\sim1.0$ g/（kg·d），3~5期为 $0.6\sim0.8$ g/（kg·d），强调补充优质蛋白质。

3. 碳水化合物　根据中国居民膳食营养素参考摄入量推荐，健康人碳水化合物摄入量占总能量的 50%～65%，疾病状态时可适当增减。

4. 水　水是膳食的重要组成部分，是一切生命必需的物质。人对水的需要量与体重和能量消耗成正比，水的参考摄入量为 30 ml/（kg·d），疾病状态时适当增减。

三、肠内营养

肠内营养是指通过胃肠道给予营养物质，随着大家对脑卒中患者诊疗水平的提高，针对脑卒中患者的营养方式，在患者胃肠道能维持正常吸收功能时，首选肠内营养。在血流动力学稳定后，胃肠功能存在的患者应尽早（24 h 内）给予肠内营养。肠内营养治疗与人体正常吸收营养物质的生理过程更为相似，肠道可直接吸收营养物质，不但可提供人体所需的营养物质，还可以促进蛋白质合成，修整患者的负氮平衡状态。同时，肠内营养可以增加消化道黏膜局部的血流量，促进胃肠道内的神经与内分泌免疫机能活化，促进胃肠道黏膜屏障的自我修复及蠕动。肠内营养包括经口营养和管饲。

（一）经口营养

吞咽障碍患者的康复目标是经口安全有效地摄入各种营养素。通过吞咽评估，患者若无明显误吸、无大量残留，可以通过选择适宜的食物，将其进行适当加工，使患者易于进食。对于经口进食达不到目标量的患者可以通过口服营养素补充。

（二）管饲

管饲是指经口或鼻胃肠管或造瘘管摄入营养物质到胃肠内。适用于患者不能安全有效地经口进食，同时胃肠功能能正常吸收时。

（三）肠内营养剂的分类与选择

肠内营养剂按蛋白质来源分为两大类：①氨基酸型和短肽型；②整蛋白型。

1. 氨基酸型和短肽型 这类制剂的基质为单体物质，包括氨基酸或短肽、葡萄糖、脂肪、矿物质和维生素混合物，能补充人体日常生理功能所需的能量及营养成分，适用于消化、吸收功能有损害或障碍的患者，如胰腺炎、肠道炎性疾病肠漏等。

2. 整蛋白型 这类肠内营养制剂以整蛋白或蛋白质游离物为氮源，适用于胃肠功能比较好的患者。

（四）胃内管饲方法

1. 一次投喂 用注射器将营养物质 5～10 min 缓慢注入胃内，根据患者身高体重及消化能力，每次 200～500 ml，5～6 次/d。缺点为工作量大，易污染，患者易发生腹胀、呕吐以及反流。

2. 间歇重力输注 将营养液置于输液容器内，经输液管与喂饲管相连，缓慢滴入胃内，250～500 ml/次，4～6 次/d。适用于有反流风险的患者，缺点是易发生胃排空延迟。

3. 连续输注 通过重力或输液泵连续 12～24 h 输注营养液，适用于有意识障碍的脑卒中患者，以及反流误吸患者，并发症较少。输入的量、浓度和速度必须由低到高逐渐调节到患者耐受的程度，一般需 3～4d。

4. 食物种类的选择 吞咽障碍患者宜选择密度均匀、黏性适当、不易发生误吸、易于通过咽部和食管的食物。并常将固体食物改成泥状或糊状，在稀液体内加入增稠剂以增加黏度。固体食物变成糊状后，质地柔软，可降低吞咽难度；稀液体内黏度增加后可减少误吸，并能更好地保证营养的摄入及吸收。合适的食物种类包括糊状食物、泥状食物、稠浆状食物及浓流质。

5. 注意事项 患者胃内喂养时，应采取半卧位以免发生误吸气管的风险。

6. 肠内营养常见的并发症 腹泻、腹胀、恶心、呕吐等胃肠道不耐受症状。肠内营养最危险的并发症是误吸导致吸入性肺炎。此外，喂养量不足或过量，还会导致营养不良不能及时纠正，或再喂养综合征。

7. 避免管饲患者出现胃肠道不耐受的方法 ①严格控制肠内营养起始速

度，建议 10～20 ml/h 起始，根据耐受情况逐渐增加速度；②没有严格禁忌证的患者，可以将头部抬高 30°～45°防止吸入性肺炎的发生；③选择管径较细的鼻饲管，可减少膈肌刺激；④严重低蛋白血症的患者存在肠壁水肿，导致开始输注时出现腹泻，可根据临床情况，在纠正低蛋白血症的同时给予肠内营养；⑤避免长期使用广谱抗生素；⑥防止喂养液污染；⑦对实施管饲的危重症患者，推荐使用肠内营养输注泵控制速度；⑧控制血糖可提高肠内营养的耐受性；⑨遵循浓度由低到高、容量由少到多、速度由慢到快的原则，并注意保持适宜温度；⑩推荐乳糖不耐受的患者使用无乳糖配方，避免使用含短链碳水化合物的制剂。

四、肠外营养

肠外营养是经静脉为无法经胃肠道摄取，或摄取营养物不能满足自身代谢需要的患者，提供包括氨基酸、脂肪、碳水化合物、维生素及矿物质在内的营养素，以抑制分解代谢，促进合成代谢，并维持结构蛋白的功能。所有营养素完全经肠外获得营养支持的方式称为全肠外营养。适用于重症脑卒中极早期、严重营养不良、有频繁呕吐或有严重胃肠功能障碍的患者。临床上常用的肠外营养制剂由氨基酸、脂肪乳、糖类、多种维生素和微量元素等成分组成。肠外营养通过完全的静脉途径将患者每日所需的营养物质输入体内，能够使肠道得到充分休息，可以保证长期不能进食者营养的供应以及反流等胃肠道并发症发生率显著降低。

1. 肠外营养液的配制顺序　将磷酸盐加入氨基酸或高浓度葡萄糖中。将其他电解质、微量元素加入葡萄糖液（或氨基酸）中，不能与磷酸盐加入到同一稀释液中。电解质注射液也可加入 0.9％氯化钠注射液或葡萄糖氯化钠注射液中。用脂溶性维生素溶解水溶性维生素后加入脂肪乳剂中，如处方不含脂肪乳，可用 5％葡萄糖或脂肪乳溶解并稀释水溶性维生素。复合维生素制剂（同时包含脂溶性和水溶性维生素），可用 5％葡萄糖或脂肪乳溶解并稀释。将氨基酸先加入一次性肠外营养输液袋（简称"三升袋"）内，后将葡萄糖、0.9％氯化钠、葡萄糖氯化钠等液体加入三升袋内混合。将含钙盐的溶液加入三升袋内混合。目视检查三升袋内有无浑浊、异物、变色以及沉淀生成。完成上述操作后，将脂肪乳剂加入三升袋中。

2. 肠外营养液的加药规则　脂肪乳制剂需在其他药物全部混合完成，并检查澄明度后才可混入。丙氨酰谷氨酰注射液需与氨基酸溶液一起导入静脉营养输液袋内。浓氯化钠注射液与氯化钾注射液能与肠外营养处方中的除脂肪乳注射液、水溶性维生素、脂溶性维生素外的任何药物相配伍。多种微量元素、门冬氨酸钾镁注射液、维生素 C、葡萄糖酸钙注射液这 4 种药品两两之间易发生变色反应，需加入不同的溶液中。葡萄糖酸钙与硫酸镁可产生微溶于水的硫酸钙，这两种药品不可使用同一注射器，也不可加入同一袋溶液中。

3. 肠外营养液存在的问题

（1）肠外营养液单瓶输注。单输脂肪乳制剂易发生胸闷、心悸、发热等不良反应，而且由于没同时输入含氮物质而不能促进蛋白质合成，肉毒碱不足者还影响脂肪代谢；氨基酸液单瓶输入，由于缺乏能量，其中大部分氨基酸被作为能量物质消耗，从而减少了蛋白质的合成，且氨基酸溶液渗透压高，较易发生代谢性并发症。

（2）白蛋白的滥用。白蛋白是机体的重要组成成分，血白蛋白水平是评估患者营养状态的指标之一，人体白蛋白制剂不应该作为营养支持时的营养剂。为促进体内蛋白质的合成，应该采用肠内营养或肠外营养。

（3）肠道屏障功能应引起重视。食物的直接刺激可有效地预防肠黏膜萎缩，为保护肠屏障功能，尽可能使用肠内营养支持。

肠外营养液最合理的方式是使用"全合一"，即各种营养物质，包括脂肪乳、氨基酸、葡萄糖、多种维生素及微量元素等科学地混合配制于同一容器内，同时输注给患者。"全合一"营养液符合人体生理吸收模式，营养物质能被充分利用。

总之，国内外很多相关指南对蛋白质、脂质、碳水化合物的供给量提出了适当的推荐，但最终建议基于患者的化验结果及个人情况给予补充，对于特殊营养素不推荐常规应用。总之，营养支持的营养物质的选择应有患者自身化验结果的支持，在一定证据支持下使用。

第四节　水、电解质紊乱的防治

一、水、钠代谢紊乱

1. 临床诊断

（1）等渗性缺水：依据病史和临床表现常可得出诊断。病史中均有消化液或其他体液的大量丧失。每日的失液量越大，失液持续时间越长，症状就越明显。实验室检查可发现有血液浓缩现象，包括红细胞计数、血红蛋白量和血细胞比容均明显增高。血清 Na^+、Cl^- 一般无明显降低。尿比重增高。动脉血血气分析可判别是否有酸（碱）中毒存在。

（2）低渗性缺水：如患者有低渗性缺水特点的体液丢失病史和临床表现，可初步诊断为低渗性缺水。进一步的检查：①尿液检查。尿比重常在 1.010 以下，尿 Na^+ 和 Cl^- 常明显减少。②血钠测定。血钠浓度低于 135 mmol/L，表明有低钠血症。血钠浓度越低，病情越重。③红细胞计数、血红蛋白量、血细胞比容及血尿素氮值有增高。

（3）高渗性缺水：病史和临床表现有助于高渗性缺水的诊断。实验室检查的异常：①尿比重高；②红细胞计数、血红蛋白量、血细胞比容轻度升高；③血钠浓度升高，在 150 mmol/L 以上。

2. 防治方法

（1）等渗性缺水：治疗原发病，若能消除病因，则缺水将很容易被纠正。对等渗性缺水的治疗，是针对性地纠正其细胞外液的减少。可静脉滴注平衡盐溶液或等渗盐水，使血容量得到尽快补充。对已有脉搏细速和血压下降等症状者，表示细胞外液的丧失量已达体重的 5%，需从静脉快速滴注上述溶液约 3 000 ml（按体重 60 kg 计算），以恢复其血容量。注意所输注的液体应该是含钠的等渗液，如果输注不含钠的葡萄糖溶液则会导致低钠血症。另外，静脉快速输注上述液体时必须监测心脏功能，包括心率、中心静脉压或肺动脉楔压等。对血容量不足表现不明显者，可给患者上述用量的 1/2～2/3，即 1 500～2 000 ml，以补充缺水、缺钠量。此外，还应补给日需要水量 2000 ml 和氯化钠 4.5 g。

平衡盐溶液的电解质含量和血浆内含量相仿，用来治疗等渗性缺水比较理想。目前常用的平衡盐溶液有乳酸钠和复方氯化钠溶液（1.86% 乳酸钠溶液和复方氯化钠溶液之比为 1∶2）与碳酸氢钠和等渗盐水溶液（1.25% 碳酸氢钠溶液和等渗盐水之比为 1∶2）两种。如果单用等渗盐水，因溶液中的 Cl^- 含量比血清 Cl^- 含量高 51 mmol/L（Cl^- 含量分别为 154 mmol/L 及 103 mmol/L），大量输入后有导致血 Cl^- 过高，引起高氯性酸中毒的危险。

在纠正缺水后，排钾量会有所增加，血清 K^+ 浓度也因细胞外液量的增加而被稀释降低，故应注意预防低钾血症的发生。一般在血容量补充使尿量达 40 ml/h 后，补钾即应开始。

（2）低渗性缺水：应积极处理致病原因。针对低渗性缺水时细胞外液缺钠多于缺水的血容量不足的情况，应静脉输注含盐溶液或高渗盐水，以纠正细胞

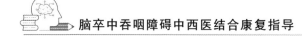

外液的低渗状态和补充血容量。静脉输液原则为输注速度应先快后慢，总输入量应分次完成。每 8~12 h 根据临床表现及检测资料，包括血 Na$^+$、Cl$^-$ 浓度，动脉血血气分析和中心静脉压等，随时调整输液计划。低渗性缺水的补钠量可按下列公式计算：

需补充的钠量（mmol）＝［血钠的正常值（mmol/L）－血钠测得值（mmol/L）×体重（kg）×0.6（女性为 0.5）

一般总是先补充缺钠量的一部分，以解除急性症状，使血容量有所纠正。肾功能亦有望得到改善，为进一步的纠正创造条件。如果将计算的补钠总量全部快速输入，可能造成血容量过高，对心功能不全者将非常危险。所以应采取分次纠正并监测临床表现及血钠浓度的方法。

重度缺钠出现休克者，应先补足血容量，以改善微循环和组织器官的灌注。晶体液（复方乳酸氯化钠溶液等渗盐水）和胶体溶液（羟乙基淀粉、右旋糖酐和血浆）都可应用。但晶体液的用量一般要比胶体液用量大 2~3 倍。然后可静脉滴注高渗盐水（一般为 5% 氯化钠溶液）200~300 ml，尽快纠正血钠过低，以进一步恢复细胞外液量和渗透压，使水从水肿的细胞中外移。但输注高渗盐水时应严格控制滴速，每小时不应超过 100~150 ml。以后根据病情及血钠浓度再调整治疗方案。

在补充血容量和钠盐后，由于机体的代偿调节功能，合并存在的酸中毒常可同时得到纠正，所以不需在一开始就用碱性药物治疗。如经动脉血血气分析测定，酸中毒仍未完全纠正，则可静脉滴注 5% 碳酸氢钠溶液 100~200 ml 或平衡盐溶液 200 ml。以后视病情纠正程度再决定治疗方案。在尿量达到 40 ml/h 后，要注意钾盐的补充。

（3）高渗性缺水：解除病因同样具有治疗的重要性。无法口服的患者，可静脉滴注 5% 葡萄糖溶液或低渗的 0.45% 氯化钠溶液，补充已丧失的液体。所需补充液体量可先根据临床表现，估计丧失水量占体重的百分比。然后按每丧失体重的 1% 补液 400~500 ml 计算。为避免输入过量而致血容量的过分扩张及水中毒，计算所得的补水量，一般可分在 2 d 内补给。

治疗一天后应监测全身情况及血钠浓度，必要时可酌情调整次日的补给量。此外，补液量中还应包括每天正常需要量 2 000 ml，应该注意，高渗性缺水者实际上也有缺钠，只是因为缺水更多，才使血钠浓度升高。所以，如果在纠正时只补给水分，不补适当的钠，将不能纠正缺钠，可能反过来出现低钠血症。如需纠正同时存在的缺钾，可在尿量超过 40 ml/h 后补钾。经上述补液治疗后若仍存在酸中毒，可酌情补给碳酸氢钠溶液。

二、电解质紊乱

1. 高钾血症

（1）诊断：血清钾浓度＞5.5 mmol/L

（2）防治方法：①输注碳酸氢钠溶液。给予静脉注射5％碳酸氢钠溶液60～100 ml，再继续静脉滴注100～200 ml。通过血容量的增加稀释血清钾，同时使血钾转入细胞内或由尿液排出。②葡萄糖胰岛素疗法。高钾血症伴有明显心电图异常改变时，可立即静脉注射25％葡萄糖100～200 ml，每5 g糖加1 U普通胰岛素，通过使葡萄糖转化为糖原促进血钾转入细胞内，从而降低血钾。必要时，可以每3～4 h重复用药。③对于肾功能不全，不能输液过多者，可用10％葡萄糖酸钙100 ml＋11.2％乳酸钠溶液50 ml＋25％葡萄糖溶液400 ml，加入胰岛素20 U，作24 h缓慢静脉滴入。④阳离子交换树脂。可口服，每次15 g，每日4次，可从消化道带走钾离子排出。为防止便秘、粪块堵塞，可同时口服山梨醇或甘露醇以导泻。⑤透析疗法。有腹膜透析和血液透析两种，用于上述治疗干预后仍有严重高钾血症患者。

2. 低钾血症

（1）诊断：血清钾浓度＜3.5 mmol/L。

（2）防治方法：①静脉补钾。补钾量可参考血钾浓度降低程度，每天补钾40～80 mmol不等，以每克氯化钾等于13.4 mmol钾计算，每天补氯化钾3～6 g。少数低钾血症患者，上述补钾量往往无法纠正低钾血症，需要增加补充量，每天可高达100～200 mmol。静脉补充钾有浓度及速度的限制、每升输液中含钾量不宜超过40 mmol（相当于氯化钾3 g），溶液应缓慢滴注，输入钾量应控制在20 mmol/L以下。因细胞外液的钾总量仅60 mmol，如果钾输入过快，血清钾浓度可能短时间内快速升高，可能导致高钾引起严重心律失常风险。如果患者伴有休克，应先输注晶体液及胶体液，尽快恢复血容量，待尿量超过40 ml/h后，再静脉补充钾。②肠内营养途径补钾。补充含钾丰富的食物，如荞麦、玉米、红薯、大豆等主食。适当补充含钾丰富的蔬菜，如菠菜、苋菜、香菜、油菜、甘蓝、芹菜、大葱、青蒜、莴笋、土豆、山药等。紫菜、海带、香蕉、番茄等也含有丰富的钾。

3. 高镁血症

（1）诊断：血清镁浓度＞1.25 mmol/L。

（2）防治方法：①肾脏能快速清除镁，且镁的半衰期为 1 d，因此肾功能正常患者的高镁血症无须特殊治疗。有明显心血管症状的患者可使用 10% 葡萄糖酸钙（或氯化钙）溶液 10～20 ml 缓慢注射，以对抗镁对心脏和肌肉的抑制。也可以在充分扩容的基础上利用利尿剂促进镁排泄。②若治疗效果不佳或肾功能不全患者，需采用透析治疗以降低血清镁浓度。

4. 低镁血症

（1）诊断：血清镁浓度＜0.75 mmol/L。

（2）防治方法：①轻度无症状低镁血症可通过口服镁剂纠正，但镁剂口服容易发生腹泻，因此口服吸收障碍或严重低镁血症患者应静脉补充镁剂。②对于有症状的低镁血症或严重低镁血症患者，可用 25% 硫酸镁 5～10 ml 加入 5% 葡萄糖溶液中缓慢滴注。由于镁从细胞外液向细胞内转移较慢，因此血清镁浓度正常后仍应继续补充 1～2 d。纠正低镁血症的同时，应积极纠正低血钙、低血钾、低血磷等电解质紊乱。

5. 高钙血症

（1）诊断：血钙浓度＞2.75 mmol/L。

（2）防治方法：①病因治疗。处理原发病，如甲状旁腺功能亢进者手术切除腺瘤或增生组织。②降低血钙治疗。补充血容量，配合袢利尿剂可促进尿钙排泄；口服磷剂可降低肠道对钙的吸收；对于肾功能不全或心功能不全的患者，透析治疗可有效降低血钙浓度。

6. 低钙血症

（1）诊断：血钙浓度＜2.25 mmol/L。

（2）防治方法：①治疗原发病。甲状旁腺功能减退、维生素 D 缺乏时，推荐联合应用钙和维生素 D 制剂，如骨化三醇加碳酸钙或葡萄糖酸钙等。②纠正低钙。低钙血症出现手足抽搐、喉头痉挛等症状需立即处理，采用 10% 葡萄糖酸钙 10～20 ml 稀释后缓慢静脉注射，通常用药后立即起作用。然后用 10% 葡萄糖酸钙稀释于 5% 葡萄糖溶液中滴注，维持血清钙浓度达到正常值范围。对于伴有低镁血症的患者，镁的补充有助于低钙血症的纠正。

7. 高磷血症

（1）诊断：血清无机磷＞1.6 mmol/L。

（2）防治方法：①无症状或肾功能正常的高磷血症无须特殊治疗，过量的磷可以通过肾脏排出。②急性肾衰竭或伴有明显高磷血症患者，可通过血液透析治疗清除过高的血磷。慢性高磷血症的治疗包括限制食物中磷的摄入，口服钙盐、氢氧化铝等。

8. 低磷血症

（1）诊断：血清磷<0.8 mmol/L。

（2）防治方法：①轻度无症状的低磷血症无须特殊处理，或每日口服补充磷1～2 g，分次给予。严重低磷血症或症状明显患者需静脉补充磷，血清磷<0.3 mmol/L 时，每日静脉补充磷酸盐 0.3 mmol/kg，24 h 内给予。血磷在0.3～0.6 mmol/L 时一般每日静脉补充 50～60 mmol 磷酸盐。②补充磷制剂时应注意低钙血症、抽搐、低血压、腹泻等，应及时纠正存在的低钾血症，低镁血症及水、酸碱代谢紊乱，维护心肺等重要脏器功能。

（吴　晶　章志超）

附　　录

附录一　吞咽评估量表

一、洼田饮水试验

附表 1-1　饮水试验分级及判断标准

分级	判断
Ⅰ.可一次喝完，无噎呛	正常：Ⅰ级，5 s 内完成
Ⅱ.分两次以上喝完，无噎呛	可疑：Ⅰ级，5 s 以上完成；Ⅱ级
Ⅲ.能一次喝完，但有噎呛	异常：Ⅲ、Ⅳ、Ⅴ级
Ⅳ.分两次以上喝完，且有噎呛	
Ⅴ.常常呛住，难以全部喝完	

注：患者端坐，喝下 30 ml 温开水，观察所需时间、有无呛咳、饮水状况等。并记录患者是否会出现下列情况，如啜饮、含饮、水从嘴唇流出、边吃边要勉强接着喝、小心翼翼地喝等。

附表 1-2　EAT-10 吞咽筛查量表

姓名　　　年龄　　　性别　　　记录日期　　　科室　　　病床　　　住院号

目的：EAT-10 主要在判断有无吞咽困难时提供帮助，在您与医生沟通时非常重要。

问题	程度				
1. 我的吞咽问题已经使我体重减轻	0	1	2	3	4
2. 我的吞咽问题影响到我在外就餐	0	1	2	3	4
3. 喝液体时费力	0	1	2	3	4
4. 吃固体食物费力	0	1	2	3	4
5. 吞药片（丸）费力	0	1	2	3	4
6. 吞东西时有疼痛	0	1	2	3	4

续表

问题	程度				
7. 我的吞咽问题影响到我享用食物的乐趣	0	1	2	3	4
8. 我吞东西时有食物卡在喉咙里的感觉	0	1	2	3	4
9. 我吃东西时会咳嗽	0	1	2	3	4
10. 我吞咽时紧张	0	1	2	3	4

注：A. 说明： 将每一题的数字选项写在后面的方框，回答您下列问题处于什么程度？

0 没有，1 轻度，2 中度，3 重度，4 严重

B. 得分： 将各题的分数相加。将结果写在下面的空格

总分（最高 40 分）　　□

C. 结果与建议： 如果 EAT-10 的每项评分超过 3 分，您可能在吞咽的效率和安全方面存在问题，建议您带着 EAT-10 的评分结果就诊，做进一步的吞咽检查和（或）治疗。

附表 1-3　吞咽障碍简易筛查表

病房：_____　　床号：_____　　姓名：_____　　住院号：_____

性别：_____　　年龄：_____　　体重：_____　　身高：_____

时间：_____ 年 _____ 月 _____ 日

问题	选项		
1. 有发热吗？	A. 经常	B. 偶尔	C. 无
2. 有曾经诊断为肺炎吗？	A. 经常	B. 偶尔	C. 无
3. 体重有减轻吗？	A. 经常	B. 偶尔	C. 无
4. 觉得胸闷吗？	A. 经常	B. 偶尔	C. 无
5. 与以前相比，有难以下咽吗？	A. 经常	B. 偶尔	C. 无
6. 吃硬食物自觉有困难吗？	A. 经常	B. 偶尔	C. 无
7. 有反复吐口水吗？	A. 经常	B. 偶尔	C. 无
8. 进食时有哽噎感吗？	A. 经常	B. 偶尔	C. 无
9. 有进食呛咳吗？	A. 经常	B. 偶尔	C. 无
10. 喝水有呛咳吗？	A. 经常	B. 偶尔	C. 无
11. 不进食时有呛咳吗？	A. 经常	B. 偶尔	C. 无
12. 有食物从口中溢出吗？	A. 经常	B. 偶尔	C. 无
13. 进食时有呼吸困难吗？	A. 经常	B. 偶尔	C. 无

续表

问题	选项		
14. 餐后口腔内有残留物吗？	A. 经常	B. 偶尔	C. 无
15. 餐后说话声音有改变吗？	A. 经常	B. 偶尔	C. 无
16. 进食后有呕吐、反流吗？	A. 经常	B. 偶尔	C. 无
有如下诊断吗？	脑卒中（尤其脑干部位）、脑外伤、痴呆、运动神经元病、重症肌无力、脑瘫、吉兰-巴雷综合征、重症肌无力、颈 5 以上脊髓损伤、帕金森病；口腔、咽喉、食管等肿瘤；喉部创伤；口腔、咽喉、食管、颈椎等手术后气管切开及上呼吸机		

建议：以上任何一项为 A 及多个 B 选项，即为高风险摄食-吞咽障碍患者，需要进一步进行诊断检查。

附表 1-4 改良曼恩吞咽能力评估量表（Mann assessment of swallowing ability，MASA）

评估内容	分级标准
意识 　　任务：观察并评估患者对语言、肢体被动活动或疼痛刺激的反应	10 分：清醒 8 分：嗜睡—波动的觉醒/清醒状态 5 分：很难被语言或刺激唤醒 2 分：昏迷或没有反应
合作度 　　任务：吸引患者的注意力并尽量促使患者与检查者交流或主动活动	10 分：合作（可通过某种语言或非语言的形式交流） 8 分：间断合作 5 分：不愿意合作 2 分：昏迷或没有反应
呼吸 　　任务：评估患者的呼吸状况	10 分：呼吸音清晰，无临床或影像学异常的依据 8 分：上呼吸道痰鸣或其他呼吸系统异常情况（如哮喘/支气管痉挛、慢性阻塞性肺疾病） 6 分：肺底细小湿啰音/可自净 4 分：肺底粗糙水泡音 2 分：可疑肺部感染/需经常吸痰应用呼吸机（器）
表达性言语障碍 　　任务：评估言语表达受限情况	5 分：无异常 4 分：找词/表达语义轻度障碍 3 分：只能用有限的方式/短语或单词表达自己的意思 2 分：无功能性言语声音或无法译解的单词 1 分：无法评估

评估内容	分级标准
听理解力 　　任务：评估理解基本语言进行交流的能力	10分：无异常 8分：进行一般对话有轻度困难 5分：对重复性简单言语指令可理解 2分：提示时偶尔作答 1分：无反应
构音障碍 　　任务：评估言语清晰度	5分：无异常 4分：变慢性偶尔停顿或急促不清 3分：言语可被理解但讲话的速度、力度、完整性、协调性有明显缺陷 2分：言语不清，无法理解 1分：无法评估
唾液 　　任务：观察患者控制唾液的能力；注意观察任何从口角边分泌的唾液	5分：无异常 4分：讲话时唾液飞溅，唾液增多随时需吐出 3分：说话、侧躺或乏力时流涎 2分：有时持续性流涎 1分：严重的不能控制的流涎
舌肌运动 　　任务：评估舌的运动 　　前伸运动：让患者尽可能向前伸舌然后缩回； 　　侧方运动：让患者用舌触碰口腔的每个角，然后重复交替进行侧方运动； 　　抬升运动：嘱患者口张大，抬起舌头向上触碰上腭，用这种方式交替上抬和下压舌尖	10分：舌活动范围完整，无异常 8分：运动范围轻微受限 6分：运动范围不完整 4分：只能轻微活动 2分：无活动或不能执行
舌肌力量 　　任务：评估舌两侧的力量 　　让患者用舌边向侧方和前方用力	10分：无异常 8分：轻微减弱 5分：明显一侧无力 2分：完全无力或不能执行

续表

评估内容	分级标准
咽反射 任务：分别刺激每一侧咽后壁	5分：无异常 4分：两侧减弱 3分：一侧减弱 2分：一侧消失 1分：反射消失
咳嗽反射 任务：让患者用力咳嗽 观察咳嗽时的力度和咳嗽音的清晰度	10分：无异常 8分：可用力咳嗽，但音质嘶哑 5分：咳嗽动作完成不充分 2分：不能作咳嗽动作或不能执行命令
软腭 任务：让患者用力发几次"啊"的声音，每次持续数秒 观察有无鼻音过强并注意软腭的抬升运动	10分：无异常 8分：两侧轻微不对称，软腭移动 6分：一侧力量减弱，不能持续保持上抬 4分：活动微弱，鼻部反流，气体从鼻部漏出 2分：软腭不能上抬或不能执行命令

注：根据查体结果为患者选择每一项最合适的得分，将每项得分合计得到的总分：总分≥95分：可尝试经口进食，观察患者第1次进食情况，如果进食有困难，请语言治疗师会诊；总分≤94分，嘱患者暂禁食，请语言治疗师会诊，进行正规的吞咽功能评估。

附表 1-5　黏度-容积吞咽测试（viscosity-volume swallowing test，V-VST）

食物性状	用量	安全性受损			有效性受损			
		声音改变	呛咳	血氧饱和度下降	口唇溢出	口腔残留	分次吞咽	咽腔残留
浓流质	5 ml							
	10 ml							
	20 ml							
稀流质	5 ml							
	10 ml							
	20 ml							

续表

食物性状	用量	安全性受损			有效性受损			
		声音改变	呛咳	血氧饱和度下降	口唇溢出	口腔残留	分次吞咽	咽腔残留
糊状	5 ml							
	10 ml							
	20 ml							

注：出现画"＋"，未出现画"－"

附表 1-6　临床吞咽功能评估表

姓名：_____　　性别：_____　　年龄：_____　　科室：_____　　床号：_____

住院号：_____　　联系电话：_____　　发病日期：_____

影像学诊断：_____　　临床诊断：_____

项目	评估内容
主观资料（subjective，S）	诊断/主要病史和体格检查概况_____ 既往言语语言病理治疗_____ 疼痛报告_____
既往的疾病史	□慢性阻塞性肺病、肺气肿、哮喘或其他呼吸道问题 □胃食管反流性疾病 □哽噎感 □短暂性缺血发作、脑血管意外 □其他神经疾病_____ □认知障碍 □手术史_____ □化疗/放疗 □误吸/吸入性肺炎 □气管套管存在或其他影响吞咽的情况_____ □其他_____
患者的主诉	目前影响吞咽功能的药物使用情况_____　　　□无/有 症状的发生：□突然　　　□逐渐：开始_____　　接着_____ 症状：□进食固体差　　□进食液体差　　□疲劳时差 　　　□口腔期出现症状　□导致体重减轻　　□其他

续表

项目	评估内容
客观资料 （objective，O）	意识水平：　□清醒　　　　　　　□嗜睡　　　　　　　　□昏迷 认知－语言情况：□需更进一步评估　□不需评估
口腔/颜 面检查	呕吐：　　　　　　□完整　　　　　□缺失 咳嗽：　　　　　　□强烈　　　　　□弱　　　　　□缺失 咳嗽反应时间：　　□马上　　　　　□推迟 清嗓：　　　　　　□强烈　　　　　□弱　　　　　□缺失 清嗓反应时间：　　□马上　　　　　□推迟 声音质量：　　　　□沙哑　　　　　□带呼吸声　　□湿润 唇运动：　　　　　□流涎　　　　　□唇缩 　　　　　　　　　□鼓腮　　　　　□唇拢 下颌运动：　　　　□下垂　　　　　□咀嚼运动 舌运动：　　　　　□伸舌　　　　　□舔上唇 　　　　　　　　　□舔下唇　　　　□摆左 　　　　　　　　　□摆右 软腭运动：　　　　□提升　　　　　□咽反射 语言：　　　　　　□构音障碍　　　□失语症
进食方 式选择	进食场所： 进食体位：　　　　躯干位置　　　　头部位置 帮助方式： 　　□冰块　　　无须检查/正常范围/损伤　记录（请描述）＿＿＿＿ 　　□水　　　　无须检查/正常范围/损伤　记录（请描述）＿＿＿＿ 　　□浓汤　　　无须检查/正常范围/损伤　记录（请描述）＿＿＿＿ 　　□固体　　　无须检查/正常范围/损伤　记录（请描述）＿＿＿＿ 　　□稠的液体　无须检查/正常范围/损伤　记录（请描述）＿＿＿＿ 　　□混合物　　无须检查/正常范围/损伤　记录（请描述）＿＿＿＿ 一口量（ml）： 食物放入位置： 吞咽模式： 吞咽时间： 吞咽动作： 喉活动度： 咳嗽力量： 口腔残留/量： 食物反流： 呛咳： 咽残留感： 吞咽后声音的变化： 咳出的痰中是否带有所进食的食物： 饮水试验：　　　□Ⅰ　　□Ⅱ　　□Ⅲ　　□Ⅳ　　□Ⅴ 吞咽障碍的分级：□Ⅰ　　□Ⅱ　　□Ⅲ　　□Ⅳ　　□Ⅴ

项目	评估内容
评估分析 （assessment，A）	□患者没有临床误吸的症状或体征 □患者存在明确的临床误吸体征 □患者存在（□严重　　□中等　　□轻微）的口腔期吞咽困难 □患者存在（□严重　　□中等　　□轻微）的咽腔期吞咽困难 □其他： 预后（选一项）：□很好　　□好　　□一般　　□差 影响因素：＿＿＿＿＿＿＿＿＿＿＿＿＿＿＿＿
计划 （plan，P）	1. □不能经口进食，改变营养方式 　□不能经口进食，需进一步进行检查： 　　　□纤维电子喉镜吞咽检查（FEES） 　　　□改良的吞咽造影检查（MBSS） 　□不能经口进食，在＿＿＿＿天内重复临床评估 　□能经口进食以下食物：□冰块　　　□水　　　□浓汤 　　　　　　　　　　　□稠的液体　□混合物 2. □需要吞咽治疗＿＿＿＿次/周，持续＿＿＿＿周，目标如下： 　□增加口腔吞咽的运动功能 　□增加患者吞咽过程中的气道保护功能 　□增加咽的功能 　□提供给患者或照顾者安全的吞咽技巧 　□其他：＿＿＿＿＿＿＿＿＿＿＿＿＿＿＿＿＿ 3. 患者及其照顾者的教育： 　□根据治疗提供了建议与教育 　□其他：＿＿＿＿＿＿＿＿＿＿＿＿＿＿＿＿

治疗师签名：

日期：　　年　　　月　　　日

附表 1-7　吞咽功能仪器检查评估表

姓名：＿＿＿＿＿　性别：＿＿＿＿　年龄：＿＿＿＿　科室：＿＿＿＿＿　床号：＿＿＿＿

住院号：＿＿＿＿　联系电话：＿＿＿＿＿＿＿＿＿＿　发病日期：＿＿＿＿＿＿＿＿

影像学诊断：＿＿＿＿＿　临床诊断：＿＿＿＿＿＿＿＿＿＿

项目	评估内容
主观资料 （subjective，S）	诊断/主要病史和体格检查概况＿＿＿＿＿＿＿＿＿＿＿＿＿＿＿＿＿ 既往的言语语言病理治疗＿＿＿＿＿＿＿＿＿＿＿＿＿＿＿＿＿＿ 疼痛报告＿＿＿＿＿＿＿＿＿＿＿＿＿＿＿＿＿＿＿＿＿＿＿＿＿

项目	评估内容
既往疾病史	□慢性阻塞性肺病、肺气肿、哮喘或其他呼吸道问题 □胃食管反流性疾病 □哽噎感 □短暂性缺血发作，脑血管意外 □其他神经学疾病 □认知障碍 □手术史 ____ □化疗/放疗 □吸入性肺炎史/误吸 □气管套管存在或其他影响吞咽的情况 □其他
患者的主诉	目前影响吞咽功能的药物使用情况□无/有 症状的发生：□突然　　　　□逐渐：开始 ____ 接着 ____ 症状：□进食固体差　　　□进食液体差　　　　□疲劳时差 　　　□口腔期出现症状　□导致体重减轻　　　□其他
客观资料 （objective，O）	一、吞咽造影检查 口腔期： ____ 　　　　　稀流质　　　浓流质　　　糊状食物（布丁）　　　固体食物 1. 唇闭锁食物摄入 2. 咀嚼 3. 食物从口腔内漏出唇外（量） 4. 口腔食物残留（量） 5. 向舌根部的移送 6. 向咽的移送 7. 其他（描述） ____ 　　咽期： ____ 　　　喉渗漏　　误吸　　隐性/显性　　残留（＋/－） ____

项目	评估内容
客观资料 （objective，O）	稀流质 　勺子 　一口量 　用吸管吸 　连续进食 　其他 浓流质 　勺子 　一口量 　用吸管吸 　连续进食 　其他 糊状食物（果酱） 　1/2 汤匙 　1 汤匙 　其他 固体食物 　软食 　硬食 混合液体/固体（特定） 　其他 食管期： 　上部食管括约肌的功能（环咽肌开放） 　□正常　　　　□开放不完全　　　□完全不开放 　食管的蠕动运动　□正常　　　　□异常（描述） 　姿势改良/代偿方法（选择所有提供的方法）： 　侧方吞咽　□患者不能完成　□有效　□无效 　点头吞咽　□患者不能完成　□有效　□无效 　交互吞咽　□患者不能完成　□有效　□无效 　多次吞咽　□患者不能完成　□有效　□无效 二、纤维电子喉镜检查 　□未检查　　　　　□声门闭合正常　　　□声门闭合瘫痪 　或异常 　□咽分泌物异常增多　□咽分泌物异常减少　□其他

续表

项目	评估内容
评估分析 （assessment，A）	□这患者（□有 □没有）明显误吸危险，吞咽功能（□异常 □正常） □患者有（□重度　　□中度　　□轻度）口腔期吞咽困难 □患者有（□重度　　□中度　　□轻度）咽腔期吞咽困难 1. 吞咽启动 　　□正常（在会厌软骨上的舌根部） 　　□吞咽启动轻度延迟（在会厌谷有短暂的滞留） 　　□吞咽启动中度延迟（在会厌谷、梨状窦有滞留） 　　□吞咽启动重度延迟（在梨状窦滞留时间长） 　　□缺乏反射 　　延迟导致：□无可见的影响　□气道渗漏　□气管误吸 2. 渗漏 　　□未观察到　　□隐性（无咳嗽）　　□显性（咳嗽） 3. 误吸 　　□未观察到　□轻微　□明显　□隐性　□显性 　　误吸发生在：□吞咽之前　□吞咽期间　□吞咽后 4. 残留 　　□正常 　　□轻微残留（只有涂布） 　　□中度残留（需要多次吞咽才能清除） 　　□严重残留（一半以上的食团仍留在咽腔） 5. 食管上括约肌/环咽肌的放松 　　□正常　　□未观察　□不开放　□部分开放 改善的预测（选择一项）：□极好　　□好　　□差 　　影响因素：
计划与建议 （plan，P）	1.□不能经口进食，改变营养方式 　　□不能经口进食，在　　　天内再评估 　　□经口进食以下食物　　　固体和　　　液体 　　□其他进食建议 2.□需要吞咽治疗＿＿＿次/周，持续＿＿＿周，达到下列目标＿＿＿。 　　□不建议做吞咽治疗，因为＿＿＿＿＿＿＿＿＿＿＿＿＿＿＿＿。 3. 专业性的参考建议 　　□考虑向消化科咨询，因为＿＿＿＿＿＿＿＿＿＿＿＿＿＿＿。 　　□考虑向耳鼻喉科咨询，因为＿＿＿＿＿＿＿＿＿＿＿＿＿。 　　□考虑向神经科咨询，因为＿＿＿＿＿＿＿＿＿＿＿＿＿＿。 　　□其他＿＿＿＿＿＿＿＿＿＿＿＿＿＿＿＿＿＿＿＿＿＿＿。 4. 患者教育 　　□向患者提供了与治疗有关的建议与教育 　　□其他

治疗师签名：

日期：＿＿＿＿年＿＿＿＿月＿＿＿＿日

附表 1-8　吞咽障碍造影评分量表（videofluoroscopic dysphagia scale，VDS）

项目	评分标准
1. 唇闭合	0＝正常（食团无溢出唇）；2＝不充分（＜50％食团从唇间溢出）；4＝不闭合（＞50％的食团从唇间溢出）
2. 食团成形	0＝正常（食团聚集在一起）；3＝不完全成形（小部分食物未聚集成食团）；6＝不成形（大部分食团分散于口腔中）
3. 咀嚼	0＝正常（快速、有效的咀嚼）；4－不充分咀嚼（小部分食团进入咽部前未被咀嚼）；8＝不咀嚼（大部分食团进入咽部前未被咀嚼）
4. 吞咽失用	0＝正常（舌、唇、下颌协调）；1.5＝轻度失用（舌、唇、下颌轻度不协调）；3＝中度失用（舌、唇、下颌中度不协调）；4.5＝重度失用（舌、唇、下颌重度不协调）
5. 舌与硬腭接触	0＝正常（舌与硬腭完全接触）；5＝不充分接触（舌与硬腭接触面积大于 50％）；10＝不接触（舌与硬腭接触面积小于 50％）
6. 食团后漏	0＝正常（整个食团控制在舌与软腭之间）；1.5＝小于 10％的食团后漏（诱发吞咽启动前小于 10％的食团通过舌根与下颌支的交点）；3＝10％～50％的食团后漏（诱发吞咽启动前 10％～50％的食团通过舌根与下颌支的交点）；4.5＝大于 50％的食团后漏（诱发吞咽启动前大于 50％的食团通过舌根与下颌支的交点）
7. 口腔运送时间	0＝正常（在舌推动下，食团开始变形，至食团头部到达舌根与下颌支交点的时间≤1.5 s）；3＝异常（在舌推动下，食团开始变形，食团头部达到舌根与下颌支交点的时间＞1.5 s）
8. 咽期吞咽启动	0＝正常（舌骨首次位移时，食团到达舌根与下颌支的交点）；4.5＝延迟（舌骨首次位移时，食团头部超过舌根与下颌支的交点）
9. 会厌谷残留	0＝正常（会厌谷无食团残留）；2＝少量残留（会厌谷食团残留量＜10％）；4＝中等量残留（会厌谷食团残留量 10％～50％）；6＝大量残留（会厌谷食团残留量＞50％）
10. 喉上抬	0＝正常（甲状软骨向上运动完全，构状软骨与会厌谷柄完全接近）；9＝异常（甲状软骨向上运动不完全，构状软骨与会厌谷柄不完全接近）

续表

项目	评分标准
11. 梨状隐窝残留	0＝正常（梨状隐窝无食团残留）；4.5＝少量残留（梨状隐窝食团残留量＜10%）；9＝中等量残留（梨状隐窝食团残留量10%～50%）；13.5＝大量残留（梨状隐窝食团残留量＞50%）
12. 咽后壁残留	0＝正常（咽后壁无食团残留）；9＝残留（咽后壁有食团残留）
13. 咽期通过时间	0＝正常（舌骨开始位移时至食团尾部到达上食管括约肌的时间小于1 s）；6＝异常（舌骨开始位移时至食团尾部到达上食管括约肌的时间大于1 s）
14. 误吸	0＝正常（食团未进入喉前庭）；6＝渗透（食团进入喉前庭未进入声门）；12＝误吸（食团进入声门）

附表1-9　纤维鼻咽内镜吞咽障碍严重程度量表

流程	发现	评分
唾液	穿透/误吸	6
布丁状半固体食物	穿透/误吸，保护性反射缺乏或减弱	5
布丁状半固体食物	穿透，保护性反射充分	4
液体	穿透/误吸，保护性反射缺乏或减弱	4
液体	穿透，保护性反射充分	3
软固体食物	穿透/误吸或者在会厌谷或梨状窝大量滞留	2
软固体食物	没有穿透或误吸，可以在会厌谷和梨状窝内有少量或中量的滞留	1

附表1-10　营养风险筛查工具评估表

患者资料					
病区		床号		住院号	
姓名		性别		年龄	
身高（cm）		体重（kg）		体重指数（BMI）	
血清白蛋白（g/L）		临床诊断			

疾病严重程度评分		
疾病严重程度	分数	若"是"请打钩
正常营养需要量	没有	0	
需要量轻度提高：髋关节骨折、慢性疾病有急性并发症者（肝硬化、慢性阻塞性肺疾病、血液透析、糖尿病、一般肿瘤患者）	轻度	1	
需要量中度增加：腹部大手术、卒中、重症肺炎、血液恶性肿瘤	中度	2	
需要量明显增加：颅脑损伤、骨髓移植、APACHE >10 的 ICU 患者	重度	3	
	合计		

营养状态受损评分		
营养状况指标（单选）	分数	若"是"请打钩
正常营养状态	没有	0	
3 个月内体重丢失>5%，或食物摄入比正常需要量低 25%～50%	轻度	1	
一般情况差或 2 个月内体重丢失>5%，或食物摄入比正常需要量低 50%～75%	中度	2	
BMI<18.5 kg/m² 且一般情况差，或 1 个月内体重丢失>5%（或 3 个月体重下降 15%），或者前 1 周食物摄入比正常需要量低 75%～100%	重度	3	
	合计		

年龄	
年龄超过 70 岁者总分加 1 分，以及年龄调整后总分	1

营养风险筛查评估结果
营养风险筛查总分
处理
总分≥3.0：患者有营养不良的风险，需营养支持治疗
总分<3.0：若患者将接受重大手术，则每周重新评估其营养状况
执行者：　　　　　　　　时间：

注：APACHE：急性生理学及慢性健康状况评分系统；ICU：重症监护病房。

附表 1-11　营养不良普遍筛查工具

评价维度	评分标准
BMI 测定	0 分＝BMI≥20.0 kg/m²
	1 分＝18.5 kg/m²≤BMI≤20.0 kg/m²
	2 分＝BMI≤18.5 kg/m²
最近体重丢失情况	0 分＝最近 3～6 个月内体重丢失在 5％或以内
	1 分＝最近 3～6 个月内体重丢失介于 5％～10％
	2 分＝最近 3～6 个月内体重丢失在 10％或以上
因急性疾病影响导致已经或有可能 5 d 以上没有营养摄入	0 分＝否
	2 分＝是
	总分＿＿＿＿＿＿＿

附录二　穴 位 定 位

风池：颈后枕骨之下，胸锁乳突肌上端与斜方肌上端之间的凹陷中。

翳风：在耳垂后，当乳突与下颌骨之间凹陷处。取正坐或侧伏，耳垂微向内折，于乳突前方凹陷处取穴。

完骨：在头部，耳后乳突的后下方凹陷处。

廉泉：位于人体的颈部，前正中线上，结喉上方，舌骨上缘凹陷处。

舌三针：廉泉穴及左右旁开各 1 寸。

地仓：在面部，口角外侧，上直瞳孔。

颊车：在面颊部，下颌角前上方，耳下大约一横指处，咀嚼时肌肉隆起时出现的凹陷处。

下关：在面部，在颧骨下缘中央与下颌切迹之间的凹陷中。

牵正：位于头面部，耳垂前方 0.5 寸，与耳垂中点相平。

天容：在下颌角的后方，胸锁乳突肌的前缘凹陷中。

天鼎：在颈外侧部，胸锁乳突肌后缘，当结喉旁，扶突穴与缺盆连线中点。

人迎：位于颈部，喉结旁，胸锁乳突肌的前缘，颈总动脉搏动处。

风府：在项部，后发际正中直上 1 寸，枕外隆凸直下，两侧斜方肌之间凹陷处。

行间：在足背侧，第 1、第 2 趾间，趾蹼缘的后方赤白肉际处。

太冲：足背第 1、第 2 跖骨间，跖骨底结合部前方凹陷中。

太溪：踝区内踝尖与跟腱之间的凹陷中。

中脘：脐中上 4 寸，前正中线上。

内关：位于前臂掌侧，曲泽与大陵的连线上，腕横纹上 2 寸，掌长肌腱与桡侧腕屈肌腱之间。

丰隆：小腿外侧，外踝尖上 8 寸，胫骨前肌的外缘。

气海：位于腹正中线脐下 1.5 寸。

血海：髌底内侧端上 2 寸，股内侧肌隆起处。

膈俞：位于背部第 7 胸椎棘突下，正中线旁开 1.5 寸处。

肾俞：位于腰部第 2 腰椎棘突下，正中线旁开 1.5 寸处。

百会：位于头顶正中线与两耳尖连线的交叉处，距前发际上 5 寸。

印堂：位于人体额部，在两眉头的中间。

天柱：位于后发际正中旁开 1.3 寸处。

肩髃：在肩部，三角肌上，臂外展，或向前平伸时，肩峰前下方凹陷处。

曲池：在肘横纹外侧端，屈肘，尺泽与肱骨外上髁连线中点。

外关：位于腕部背横纹上 2 寸，尺骨、桡骨两骨间。

合谷：在手背，第 1、第 2 掌骨间，第二掌骨桡侧的中点处。

环跳：在股外侧部，侧卧屈股，股骨大转子最凸点与骶管裂孔连线的外三分之一与中三分之一交点处。

阴陵泉：在小腿内侧，胫骨内侧下缘与胫骨内侧缘之间的凹陷中。

海泉：位于口腔内，舌下系带中点处。

上廉泉：位于颌下部，颈前正中线上，甲状软骨直上 1 寸处，取廉泉穴与下颌骨中点连线的中点，即下颌骨下 1 寸，廉泉穴上 1 寸，舌骨与下颌缘之间凹陷处。

阳陵泉：在小腿外侧，腓骨头前下方凹陷处。

大椎：后正中线上，位于第 7 颈椎棘突下凹陷中。

三阴交：小腿内侧，内踝尖上 3 寸，胫骨内侧面缘后际。

水沟：在人中沟中央的上 1/3 与下 2/3 交界处。

足三里：犊鼻下三寸，胫骨前缘旁开一横指。

极泉：位于腋窝顶点，腋动脉搏动处。

尺泽：在肘横纹中，肱二头肌腱桡侧凹陷处，微屈肘取穴。

委中：在膝后区，腘横纹中点。

神庭：前发际正中直上 0.5 寸。

玉液、金津：在口腔内，舌系带两侧静脉上，左为金津，右为玉液。

照海：在足内侧，内踝尖下方凹陷处。

涌泉：位于足底部，蜷足时足前部凹陷处，约足底第 2、第 3 跖趾缝纹头端与足跟连线的前 1/3 与后 2/3 交点上。

翳明：在翳风穴后 1 寸处。

供血：风池下 1.5 寸，平下口唇处。

吞咽：舌骨与喉结之间，正中线旁开 0.5 寸。

发音：喉结下 0.5 寸，正中线旁开 0.3 寸。

舌中：舌体上面正中处。

颈百劳：位于项部，大椎穴直上 2 寸，后正中线旁开 1 寸。

通里：腕横纹上 1 寸，尺侧腕屈肌腱的桡侧缘。

天突：在颈部，前正中线上，胸骨上窝中央。

哑门：在后发际正中，入发际 5 分凹陷中。

支沟：腕背侧远端横纹上 3 寸，尺骨与桡骨间隙中点。

天枢：腹部横平脐中，前正中线旁开 2 寸。

眼针疗法划分方法：

两眼向前平视，经瞳孔中心做一水平线并延长至内眦、外眦，再经瞳孔中心做水平线之垂直线，并延长过上、下眼眶。将眼区分成 4 个象限，再将每个象限分成两个相等的区，既将眼白睛分成八区，各区相等。为便于记忆将八区用八个数字代替，但 1、2、4、6、7 五个区是肺、大肠、肾、膀胱、肝、胆、心、小肠、脾、胃各占二分之一，平分秋色。3、5、8 区是上焦、中焦、下焦，自占一个整区。眼针穴不另取穴名，属于某区即名某区穴，如"上焦区""肝区"等，总名眼针"八区十三穴"。

参 考 文 献

[1] BAHIA MM, MOURÃO LF, CHUN RY. Dysarthria as a predictor of dysphagia following stroke[J].Neurorehabilitation,2016,38(2):155-162.

[2] BAKHTIYARI J,SARRAF P,NAKHOSTIN-ANSARI N,et al.Effects of early inter-vention of swallowing therapy on recovery from dysphagia following stroke [J].Iran J Neurol,2015,14(3):119-124.

[3] BCHOW MC,KWOK SM,LUK HW,et al.Effect of continuous oral suctioning on the development of ventilator-associated pneumonia:a pilot randomized controlled trial [J]. Int J Nurs Stud,2012,49(11):1333-1341.

[4] BELAFSKY PC,MOUADEB DA,REES CJ,et al.Validity and reliability of the Eating Assessment Tool (EAT10)[J].Ann Otol Rhinol Laryngol,2008,117(12):919-924.

[5] CORRIGAN ML,ESCURO AA,CELESTIN J,et al.Nutrition in the stroke patient.[J]. Nutrit Clin Pract Off Public Am Soc Parenteral Enteral Nutrit,2011,26(3):242.

[6] DEPIPPO KL, HOLAS MA, REDING MJ. The Burke dysphagia screening test: validation of its use in patients with stroke[J].Arch Phys Med Rehabil,1994,75(12): 1284-1286.

[7] DOU Z,ZU Y,WEN H,et al.The effect of different catheter balloon dilatation modes on cricopharyngeal dysfunction in patients with dysphagia [J].Dysphagia,2012,27(4): 514-520.

[8] FLEISS JL. The Design and Analysis of Clinical Experiment[M].New York:John Wiley Sons,1999.

[9] FLOWERS HL,SILVER, FL,FANG J,et al. The incidence, co-occurrence, and predictors of dysphagia,dysarthria,and aphasia after first-ever acute ischemic stroke[J]. Journal Communication Disorders,2013,46(3):238-248.

[10] GARCA A-PERIS P,VELASCO C,FRA AS SL.Role of the nutritional support team in the management of dysphagia[J].Nutr Hos,2014,29(2):13-21.

[11] GOTTLIEB D,KIPNIS M,SISTER E,et al.Validation of the 50 ml3 drinking test for evaluation of Post stroke dysphagia[J].Disabil Rehabil,1996,18(10):529-532.

[12] HAMDY SHAHEEN,张梦清,窦祖林.咽腔电刺激在神经源性吞咽障碍中的应用——从基础实验到临床研究[J].中华物理医学与康复杂志,2020,42(1):77-79.

[13] HOFFMAN M R,MIELENS J D,CIUCCI M R,et al.High-resolution manometry of pharyngeal swallow pressure events associated with effortful swallow and the Mendel-

sohn maneuver [J].Dysphagia,2012,27(3):418-426.

[14] HUYNH W,KRISHNAN AV,VUCIC S,et al.Motor cortex excitability in acute cerebellar infarct[J].Cerebellum,2013,12(6):826-834.

[15] JANG S,YANG HE,YANG HS,et al.Lesion characteristics of chronic dysphagia in patients with supratentorial stroke [J].AnnRehabil Med,2017,41(2):225-230.

[16] JERI A LOGGEMANN.吞咽障碍评估与治疗[M].盛华,周若绮,译.新北:心理出版社,2019:7.

[17] KERTSCHER B,SPEYER R,PALMIERI M,et al.Bedside screening to detect oropharyngeal dysphagia in patients with neurological disorders:an updated systematic review [J].Dysphagia,2014,29(2):204-212.

[18] KIDD D,LAW SON J,NESBITT R,et al.Aspiration in acute stroke:a clinical study with vide of luroscopy [J].QJM,1993,86(5):825-829.

[19] KUMAR S,WAGNER CW,FRAYNE C,et al.Noninvasive brain stimulation may improve stroke-related dysphagia:a pilot study[J].Stroke,2011,42(4):1035-1040.

[20] LI S,MA Z,TU S,et al.Altered resting-state functional and white matter tract connectivity in stroke patients with dysphagia [J]. Neurorehabilitation and Neural Repair,2014,28(3):260-272.

[21] LI S,YU J,DIAO Z,et al.Analysis on Nutritional Risk Screening and Influencing Factors of Hospitalized Patients in Central Urban Area[J].Journal of Huazhong university of Science and Technology (Medical sciences),2017,37(4):628-634.

[22] LI S,ZHOU M,YU B,et al.Altered default mode and affective network connectivity in stroke patients with and without dysphagia[J].J Rehabil Med,2014,46(2):126-131.

[23] LU C,PENG D,CHEN C,et al.Altered effective connectivity and anomalous anatomy in the basal ganglia-thalamocorti-cal circuit of stuttering speakers[J].Cortex,2010,46(1):49-67.

[24] MACRAE P R,DOELTGEN S H,JONES R D,et al.Intra-and inter-rater reliability for analysis of hyoid displacement measured with sonography[J].Journal of Clinical,2012,40(2):74-78.

[25] MANOLE A, FRATTA P, HOULDEN H. Recent advancesin bulbar syndromes:genentic causes and disease mechanisms[J].Currrent Opinion in Neurology,2014,27(5):506-514.

[26] MARLIS GONzA LEz-FERNANDEz, OTTENSTEIN L, ATANELOV L,et al.Dysphagia after stroke:An overview[J].Current Physical Medicine and Rehabilitation Reports,2013,1(10):187-196.

[27] MARTINO R, PRON G, DIAMANT N. Screening for oropharyngeal dysphagia in stroke:insufficient.

[28] MARTINO R,SILVER F, TEASELL R, et al. The Toronto Bedside Swallowing

Screening Test (TORBSST):development and validation of a dysphagia screening tool for patients with stroke[J].Stroke,2009,40(2):555-561.

[29] MICHOU E,MISTRY S,JEFFERSON S,et al.Characterizing the mechanisms of central and peripheral forms of neurostimulation in chronic dysphagic stroke patients [J].Brain Stimul,2014,7(1):66-73.

[30] PARK JW,KIM Y,OH JC,et al.Effortful swallowing training combined electrical stimulation in post-stroke dysphagia:a randomized controlled study [J].Dysphagia, 2012,27(4):521-527.

[31] PARK T,KIM Y,OH BM.Laryngeal Closure during Swallowing in Stroke Survivors with Cortical or Subcortical Lesion [J]. J StrokeCerebrovasc Dis,2017,26(3): 1766-1772.

[32] ROFES L,ARREOLA V,MUKHERGEE R,et al.Sensitivity and specificity of the Eating Assessment Tool and the Volume Viscosity Swallow Test for clinical evaluation of oropharyngeal dysphagia[J].Neurogastroenterol Motil,2014,26(9):1256-1265.

[33] SANDEEP,KUMAR,SELIM,et al.Medical complications after stroke[J].Lancet Neurology,2010,9(20):105-118.

[34] SATOH Y,TSUGI K,TSUGIMURA T,et al.Suppression of the swallowing reflex by stimulation of the red nucleus[J].Brain Research Bulletin,2015,116(7):25-33.

[35] SHAW SM,MARTINO,R.The normal swallowing:Muscular and neurophysiological control[J].Otolaryngologic Clinics of North America,2013,46(6):937-956.

[36] TAN C,LIU Y,LI W,et al.Tanscutaneous neuromuscular electrical stimulation can improve swallowing function in patients with dysphagia caused by non-stroke diseases:a meta-analysis[J].J Oral Rehabil,2013,40(6):472-480.

[37] YUAN Y,WANG J,WU D,et al.Effect of transcranial direct current stimulation on swallowing apraxia and cortical excitability in stroke patients[J].Topics in Stroke rehabilitation,2017,25(8):1-7.

[38] 安德连,窦祖林,卫小梅,等.容积-黏度测试在老年吞咽障碍患者中的应用[J],实用临床护理学杂志,2018,3(29):2-3.

[39] 曹芳,杨春林,李妍怡,等.脑卒中后假性延髓性麻痹致吞咽障碍治疗进展[J].中医药临床杂志,2020,32(9):1614-1618.

[40] 曾西,许予明.实用吞咽障碍治疗技术[M].1版.北京:人民卫生出版社,2014.

[41] 陈国强,刘国荣,王宝军.预防卒中相关性肺炎的管饲方法[J].国际脑血管病杂志,2013,21(5):389-391.

[42] 陈诗玲,倪光夏.针刺治疗神经性吞咽困难选穴规律文献研究[J].中医杂志,2015,56(15):1335-1338.

[43] 陈孝平,汪建平,赵继宗.外科学[M].9版.北京:人民卫生出版社,2018.

[44] 程茜,徐敏,冯威,等.认知行为治疗对喉癌患者心理状态影响的研究[J].全科护理,

2015,13(23):2301-2303.

[45] 程英升,尚克中.吞咽障碍的影像学检查[J].中国全科医学,2005(08):610-611.

[46] 程英升,尚克中.吞咽障碍患者的病史询问和临床检查[J].世界华人消化杂志,2002,10(11):1297-1298.

[47] 邓红琼,李宁.脑卒中后吞咽障碍的发生机制研究进展[J].中华老年心脑血管病杂志,2014,32(9):1000-1001.

[48] 邓娇,王敏华,王敏.脑卒中后吞咽障碍的康复治疗进展[J].中华全科医学,2015,13(5):819-821.

[49] 丁里,王拥军,王少石,等.卒中患者吞咽障碍和营养管理的中国专家共识(2013版)[J].中国卒中杂志,2013,8(12):973-983.

[50] 丁文龙,刘学政.系统解剖学[M].9版.北京:人民卫生出版社,2018.

[51] 窦祖林,温江梅,万桂芳,等.吞咽障碍评估与治疗[M].2版.北京:人民卫生出版社,2017.

[52] 窦祖林.吞咽障碍评估与治疗[M].2版.北京:人民卫生出版社,2017.

[53] 窦祖林.吞咽障碍评估与治疗[M].北京:人民卫生出版社,2009.

[54] 杜桦,钟洁,樊欣.重症脑卒中患者肠内营养误吸的护理干预[J].中国实用神经疾病杂志,2012,15(23):80-82.

[55] 房芳芳,王孝文,鞠学红.脑卒中后吞咽障碍的发生机制及康复治疗研究进展[J].山东医药,2019,59(31):103-106.

[56] 高树中,杨骏.针灸治疗学[M].北京:中国中医药出版社,2016.

[57] 高岩,齐洪阁.ICU脑卒中患者发生呼吸机相关性肺炎的危险因素分析[J].中国保健营养,2020,30(25):267.

[58] 胡凯丽."醒神解语"操对脑卒中吞咽障碍患者康复训练效果的应用研究[D].晋中:山西中医药大学,2020.

[59] 黄丹,李冰洁.脑卒中患者误吸风险评估进展[J].中国康复理论与实践,2012,18(1):62-63.

[60] 黄娣.认知功能训练对改善脑卒中后吞咽障碍患者功能的影响[J].中国实用神经疾病杂志,2011,14(24):69-70.

[61] 黄格朗,杨稀月,黄燕.超声测量舌骨-甲状软骨间距评估脑卒中后吞咽障碍的价值研究[J].中国全科医学,2020,23(18):2304-2308.

[62] 黄丽贤,姜辉,齐宝云,等.舌七针疗法取穴机理探析[J].中国中医基础医学杂志,2018,24(12):1764-1766.

[63] 黄玉芬.中医康复在脑卒中后吞咽障碍中的应用[J].中医临床研究,2020,12(16):126-129.

[64] 黄昭鸣,朱群怡,卢红云.言语治疗学[M].上海:华东师范大学出版社,2019.

[65] 纪红,茹红霞.导尿管球囊扩张法治疗环咽肌失弛缓引起吞咽障碍的疗效观察[J].中国康复医学杂志,2010,25(4):357-359.

[66] 姜安丽,曹梅娟,王芳,等.新编护理学基础[M].2 版.北京:人民卫生出版社,2013.

[67] 金培勇,王凯,吴耀亮,等.照顾者教育对改善脑卒中患者及其照顾者健康状况的效果[J].中国康复理论与实践,2012,18(7):649-651.

[68] 雷行华,何俊,刘春艳,等.调神益咽针刺对脑梗死后吞咽障碍患者的疗效研究[J].中国现代医学杂志,2018,28(14):107-111.

[69] 李超,曾妍,戴萌,等.不同病灶部位脑卒中患者吞咽障碍特点分析[J].中华物理医学与康复杂志,2018,40(1):20-23.

[70] 李静,刘睿,周婷,等.天突芒针弯刺联合康复训练治疗卒中后吞咽障碍的临床研究[J].中西医结合心脑血管病杂志,2020,18(15):2400-2403.

[71] 李可法.辨证治疗卒中后吞咽困难 160 例[J].实用中医内科杂志,2005(2):112-114.

[72] 李丽,李红晨.早期肠内营养支持对重症脑卒中患者炎症因子和免疫功能的影响[J].实用医学杂志,2015,31(23):3912-3914.

[73] 李胜利.言语治疗学[M].北京:华夏出版社,2004.

[74] 梁秀明.脑梗死合并吞咽障碍患者早期心理护理干预效果分析[J].临床医药文献电子杂志,2020,7(16):101-112.

[75] 刘爱华,白亚娟,张晓宇,等.人性化护理对脑卒中后吞咽障碍患者康复的效果观察[J].中国实用神经疾病杂志,2019,22(12):1377-1381.

[76] 刘春霞,冯杏梅.心理护理联合康复训练对改善脑卒中患者吞咽障碍效果观察[J].实用中医药杂志,2018,34(02):263.

[77] 罗杰,刘光健,何国厚,等.中国卒中患者院内感染相关危险因素的汇总分析[J].国际脑血管病杂志,2009,17(7):500-505.

[78] 马会靖,张春红,王东,等.脑梗死后吞咽障碍的中医证候分布特点及针刺治疗[J].吉林中医药,2017,37(10):1066-1069.

[79] 潘小红,刘峰.针药结合治疗假性延髓性麻痹临床疗效观察[J].针灸临床杂志,2005(1):14-15.

[80] 齐明,张根明.针灸治疗卒中后吞咽障碍疗效研究[J].北京中医药,2013,32(7):512-514.

[81] 乔婷婷,陈丹丹,郑蔚,等.脑卒中后遗症患者主要家庭照顾者照顾需求的研究[J].中国实用神经疾病杂志,2015,18(13):130-132.

[82] 屈凤英.早期肠内营养对 70 岁以上急性脑卒中伴吞咽困难患者氮平衡及预后的影响[J].中国慢性病预防与控制,2017,25(5):367-369.

[83] 申斌,于川,许世闻,等.益肾通窍针刺法对脑梗死后吞咽困难肺部感染的预防效果研究[J].中医外治杂志,2017,26(1):41-42.

[84] 沈文燕.舒适护理对吞咽障碍鼻饲患者负性情绪和应激反应的影响[J].系统医学,2019,4(22):178-180.

[85] 孙慧,时文莉,韩亚莲.脑卒中伴吞咽障碍患者的康复护理及心理护理分析[J].山西医药杂志,2020,49(6):750-752.

[86] 孙伟平,阿依古丽·艾山,刘冉,等.急性脑卒中患者发生误吸的危险因素分析[J].中国康复医学杂志,2010,25(2):131-134.

[87] 汤雅婷.护理心理学[M],北京:人民卫生出版社,2013.

[88] 唐桂华,马荣,丘东海,等.不同时期的肠内营养对脑卒中后吞咽障碍患者免疫功能、营养指标、神经功能缺损的影响[J].脑与神经疾病杂志,2017,25(06):340-343.

[89] 唐欣慧,谭杏媚,吴妙珠,等.容积-黏度吞咽试验在脑卒中吞咽障碍患者中的应用[J].护理实践与研究,2019,16(16):52-53.

[90] 唐志明,窦祖林.倡国际先进理念,促中国吞咽康复快速发展——日本第20届摄食吞咽障碍康复年会暨摄食吞咽障碍论坛侧记[J].中华物理医学杂志,2015,37(1):68-70.

[91] 吞咽障碍膳食营养管理中国专家共识(2019版)[J].中华物理医学与康复杂志,2019(12):881.

[92] 万桂芳,窦祖林,丘卫红,等.说话瓣膜的应用对气管切开并吞咽障碍患者渗漏和误吸的影响[J].中国康复医学杂志,2012,27(10):949-951.

[93] 汪洁.吞咽的生理机制及卒中后吞咽障碍[J].中国卒中杂志,2007,2(3):220-223.

[94] 王刚,黄葵.脑卒中吞咽障碍康复治疗进展[J].中国康复理论与实践,2016,22(2):160-163.

[95] 王海英,贝永红,刘月,等.进食训练管理联合心理干预对脑卒中吞咽障碍患者的影响[J].齐鲁护理杂志,2020,26(9):105-107.

[96] 王莉,纪美芳,朱毅,等.纤维内窥镜吞咽功能检查在吞咽障碍诊疗中的临床应用进展[J].中国康复理论与实践,2019,25(11):1309-1314.

[97] 王楠,张立新.延髓梗死后吞咽障碍的研究进展[J].中国康复理论与实践,2018,24(7):807-811.

[98] 王如密,李月裳,张长杰,等.多伦多床旁吞咽筛查试验在急性期脑卒中后吞咽障碍筛查中的筛检效果评价[J].中国康复医学杂志,2017,32(11):1250-1256.

[99] 王如蜜,熊雪红,张长杰,等.EAT-10中文版在急性期脑卒中后吞咽障碍评估中的信度效度评价[J].中南大学学报(医学版),2015,40(12):1391-1399.

[100] 王珊珊,顾莹,苗莉莉,等.舌压抗阻反馈训练系统联合球囊扩张术在环咽肌失弛缓症治疗上的疗效观察[J].中国康复,2020,35(01):31-34.

[101] 王庭槐.生理学[M].9版.北京:人民卫生出版社,2018.

[102] 王雨晨,邱秋,等.正常成人发音和鼓气过程中腭咽闭合的影像学比较研究[J].口腔医学,2019,39(5):418-420.

[103] 王贞.纤维内窥镜下吞咽功能检查法评估吞咽障碍方法研究[J].第9届北京国际康复论坛,2016,20(1):1015-1020.

[104] 卫小梅,戴萌,安德连,等.脑干病变后吞咽障碍患者咽肌及上食管括约肌运动协调性的特征研究[J].中国康复医学杂志,2020,35(3):265-271.

[105] 卫小梅,窦祖林,兰月,等.吞咽障碍干预的中枢神经通路调控机制[J].中华物理医学与康复杂志,2013,35(12):934-937.

[106] 吴霜.卒中后吞咽神经功能代偿与重塑的机制研究进展[J].中国康复,2020,35(4):212-216.

[107] 肖静怡,谢小华.脑卒中吞咽障碍识别与管理循证护理实践的研究进展[J].护理学报,2020,27(10):32-35.

[108] 谢晓燕,程元,程贤琴,等.早期吞咽功能训练对脑卒中气管切开患者快速康复的影响[J].昆明医科大学学报,2019,40(5):122-125.

[109] 徐海鹏,孔莹,刘刚,等.针刺兴奋法治疗假性延髓麻痹构音障碍疗效观察[J].上海针灸杂志,2019,38(1):63-67.

[110] 徐涵,吴霜.卒中后吞咽神经功能代偿与重塑的机制研究进展[J].中国康复,2020,35(4):212-216.

[111] 徐亮,杨巍.语言与大脑:简述语言习得的神经机制[J].宁波大学学报(教育科等版),2005,27(1):77-79.

[112] 许广亮.脑卒中患者照顾者的健康教育需求及其护理应对策略[J].中国实用医药,2015,10(21):248-249.

[113] 颜瑜,张继荣,吴珊.吞咽功能辅助检查的应用现状[J].中国康复,2017,32(3):244-248.

[114] 杨文爽,黄厚强,郑思琳.进食评估问卷调查工具-10对吞咽障碍筛检价值的Meta分析[J].现代临床护理,2017,16(8):25-30.

[115] 杨阳,郑谅,卢晶晶.郑谅教授运用舌三针埋线治疗脑卒中后吞咽障碍的治疗方案[J].针灸临床杂志,2019,35(7):76-79.

[116] 杨志宏,韩冰,王田.中药溻渍结合吞咽言语治疗仪治疗假性延髓性麻痹吞咽障碍的疗效观察[J].中医药导报,2017,23(6):99-100.

[117] 尹娥.脑卒中吞咽障碍患者功能训练与心理护理[J].临床医药文献电子杂志,2019,6(97):161.

[118] 于秉伦,师帅,张娜.电视透视检查吞咽试验(VFSS)检查脑卒中口咽期吞咽障碍的临床研究[J].影像研究与医学应用,2020,4(9):176-177.

[119] 俞陆子,周鸿飞.表面肌电图在卒中后吞咽障碍评定中的应用[J].亚太传统医药,2016,12(8):41-42.

[120] 袁莉.利咽通络穴位按摩法对脑卒中后吞咽困难的护理[J].继续医学教育,2020,34(9):124-125.

[121] 袁强,周红雨.卒中患者床旁吞咽评估研究[J].华西医学,2009,24(1):35-37.

[122] 袁英,汪洁,黄小波,等.吞咽功能的中枢及周围神经调控机制[J].中国康复医学杂志,2018,33(12):101-104.

[123] 袁英,汪洁,黄小波,等.吞咽功能的中枢及周围神经调控机制[J].中国康复医学杂志,2018,33(12):1479-1482.

[124] 袁影,钱小路,闫文敏,等.火针疗法治疗脑卒中后假性延髓性麻痹致吞咽困难的临床研究[J].上海中医药杂志,2018,52(2):67-70.

[125] 张杰,李进让.成人反复唾液吞咽试验观察[J].中国耳鼻咽喉头颈外科.2013,20(7):
373-375.

[126] 张曼,李春梅.醒脑开窍针刺法联合冰刺激治疗卒中后吞咽障碍临床研究[J].针灸临床杂志,2018,34(6):27-30.

[127] 张平.针灸治疗脑卒中后吞咽障碍的临床疗效[J].中国中医药现代远程教育,2018,16(18):115-116.

[128] 张庆诗,刘洪臣.咀嚼运动的中枢调控[J].口腔颌面修复学杂志,2003,4(1):61-63.

[129] 张新颜,闫福岭,郭怡菁,等.卒中后吞咽障碍的筛查工具[J].国际脑血管病杂志,2012,20(6):456-460.

[130] 张祎辰,高正玉,王强,等.环咽肌失弛缓症的研究进展[J].中国康复理论与实践,2020,26(3):339-343.

[131] 张英,颜慰安.心理护理对脑卒中后吞咽障碍患者功能恢复的影响[J].当代护士(中旬刊),2019,26(3):138-139.

[132] 张迎梅,曹结卿,胡采霞.中医康复治疗脑梗死后吞咽障碍临床观察[J].新中医,2018,50(11):210-213.

[133] 招少枫,窦祖林,何怀,等.脑卒中后吞咽障碍患者发生相关性肺炎的危险因素分析[J].中国康复,2013,28(6):439-442.

[134] 招少枫,何怀,窦祖林,等.梯度柠檬酸咳嗽反射试验在脑卒中误吸筛查中的临床价值[J].中国康复医学杂志,2015,30(40):349-354.

[135] 赵东,朱晶,胡克.卒中相关性肺炎与卒中诱导的免疫抑制[J].中华内科杂志,2020,59(5):395-399.

[136] 赵晓鹏,谢颖,李增宁.WS/T558-2017《脑卒中患者膳食指导》解读[J].河北医科大学学报,2018,39(12):1368-1370.

[137] 赵晓芸,陈冬琴.发病部位对脑梗死患者吞咽功能的影响[J].中国实用神经疾病杂志,2015,000(14):59-60.

[138] 赵性泉,张婧.脑卒中后吞咽障碍的诊断与治疗[M].北京:科学技术文献出版社,2011.

[139] 《中国脑卒中防治报告》编写组.《中国脑卒中防治报告2019》概要[J].中国脑血管病杂志,2020,17(5):272-281.

[140] 中国吞咽障碍康复评估与治疗专家共识组.中国吞咽障碍康复评估与治疗专家共识(2013年版)[J].中华物理医学与康复杂志,2013,35(12):924.

[141] 中国吞咽障碍康复评估与治疗专家共识组.中国吞咽障碍评估与治疗专家共识(2017年版)[J].中华物理医学与康复杂志,2017(12):881-892.

[142] 中国吞咽障碍康复评估与治疗专家共识组.中国吞咽障碍评估与治疗专家共识(2017年版)第二部分 治疗与康复管理篇[J].中华物理医学与康复杂志,2018,40(1):1-10.

[143] 中国吞咽障碍康复评估与治疗专家共识组.中国吞咽障碍评估与治疗专家共识(2017年版)第一部分 评估篇[J].中华物理医学与康复杂志,2017,39(12):881-892.

[144] 中国吞咽障碍膳食营养管理专家共识组.吞咽障碍膳食营养管理中国专家共识(2019版)[J].中华物理医学与康复杂志,2019,41(12):881-888.

[145] 中国卒中吞咽障碍与营养管理共识专家组,中国卒中学会,国家神经系统疾病临床医学研究中心,国家神经系统疾病医疗质量控制中心.中国卒中吞咽障碍与营养管理手册[J].中国卒中杂志,2019,14(11):1153-1169.

[146] 中国卒中学会急救医学分会,中华医学会急诊医学分会卒中学组,中国老年医学学会急诊医学分会,急救与创伤研究教育部重点实验室.卒中相关性肺炎诊治中国专家共识(2019更新版)[J].中国急救医学,2019,39(12):1135-1143.

[147] 中华医学会肠外肠内营养学分会.成人口服营养补充专家共识[J].中华胃肠外科杂志,2017,20(4):361-365.

[148] 周芳,马艳,李洁,等.食物性状改良对脑卒中吞咽障碍患者误吸的影响[J].中华物理医学与康复杂志,2019,41(12):913-915.

[149] 周立富,王淑娟,元小冬,等.急性脑梗死患者吞咽相关中枢功能重组及其偏侧性分析[J].中华物理医学与康复杂志,2017,39(12):908-911.

[150] 庄任,方罡,贺颖超,等.表面肌电图技术在脑卒中后吞咽障碍评估中的应用[J].中国临床研究,2019,32(4):493-496.

[151] 卒中患者吞咽障碍和营养管理中国专家组.卒中患者吞咽障碍和营养管理的中国专家共识(2013版)[J].中国卒中杂志,2013,8(12):973-983.